Tesarz / Zhang (Hrsg.)

Schmerz
aus Perspektive der
Traditionellen Chinesischen Medizin

Jonas Tesarz
Prof. (univ.) Dr. med. Jonas Tesarz ist Facharzt für Innere Medizin sowie für Psychosomatische Medizin und Psychotherapie und seit November 2024 Direktor der Klinik für Psychosomatische Medizin und Psychotherapie der Universitätsmedizin der Johannes Gutenberg-Universität Mainz.

Ying Zhang
Dr. med. Ying Zhang ist in der Provinz Yunnan geboren und hat ihr Medizinstudium in Shanghai, VR China, abgeschlossen. Sie ist Fachärztin für Innere Medizin und macht ihre Facharztweiterbildung für Psychosomatische Medizin und Psychotherapie am Universitätsklinikum Heidelberg.

Schmerz

aus Perspektive der Traditionellen Chinesischen Medizin

Eine transkulturelle Betrachtung

Herausgegeben von
Jonas Tesarz
Ying Zhang

Königshausen & Neumann

Unser aufrichtiger Dank gilt allen Autoren, die ihre wertvollen Beiträge für diesen Band unentgeltlich zur Verfügung gestellt haben. Ihre Expertise und ihr Engagement haben dieses Werk bereichert und es uns ermöglicht, eine Vielzahl von Perspektiven auf den Schmerz aus der Sicht der Traditionellen Chinesischen Medizin zusammenzutragen.

Im vorliegenden Beitrag sind, sofern nicht mehrere generische Bezeichnungen Verwendung finden, das weibliche, nichtbinäre und diverse Geschlecht in der maskulinen Form impliziert.

Deutsch-Chinesisches Alumni-Netzwerk in der Psychosomatischen Medizin und Psychotherapie gefördert durch das Bundesministerium für Bildung und Forschung (BMBF, FKZ: 01DO17043A)

Bibliografische Information der Deutschen Nationalbibliothek

Die Deutsche Nationalbibliothek verzeichnet diese Publikation in der Deutschen Nationalbibliografie; detaillierte bibliografische Daten sind im Internet über http://dnb.d-nb.de abrufbar.

Verlag Königshausen & Neumann GmbH
Leistenstraße 7
D-97082 Würzburg
info@koenigshausen-neumann.de

Umschlag: skh-softics / coverart

Druck: docupoint, Magdeburg
Printed in Germany

ISBN 978-3-8260-7815-6
eISBN 978-3-8260-8409-6

www.koenigshausen-neumann.de
www.ebook.de
www.buchhandel.de
www.buchkatalog.de

Inhaltsverzeichnis

Schmerztherapie in der Traditionellen Chinesischen Medizin

Von der Theorie zur Praxis

Jonas Tesarz, Ying Zhang

Vorwort

Schmerz aus Perspektive der Traditionellen Chinesischen Medizin Eine transkulturelle Betrachtung

Wenn man die Rationalitäten und Wahrscheinlichkeiten in Betracht zieht, unter denen dieses Buch entstanden ist, stößt man auf ein Paradoxon: Nach aller Logik dürfte dieses Buch eigentlich gar nicht existieren. Kein Planungskomitee hatte seine Entstehung vorgesehen, keine vorherige Agenda hatte seinen Inhalt skizziert. Bis zu den letzten Momenten vor der Fertigstellung blieb ungewiss, welche Gestalt es schließlich annehmen würde. Letztendlich obliegt es dem Urteil des Lesers, welchen Wert dieses Werk in seinem persönlichen Erleben einnehmen wird. Es war eine unerwartete Folge sowohl unglücklicher als auch glücklicher Zufälle, die uns dazu brachten, einen Buchband zusammenzustellen, der nicht nur eine transkulturelle Perspektive auf das universelle Phänomen des Schmerzes ermöglicht, sondern dessen Entstehungsgeschichte selbst aus einem transkulturellen, deutsch-chinesischen Dialog hervorgegangen ist.

Warum der Schmerz? Und warum Schmerz aus Perspektive der Traditionellen Chinesischen Medizin? Schmerz ist eine globale Erfahrung, eine interdisziplinäre Herausforderung und ein kulturelles Leitthema. Schmerz als ein universelles Phänomen einerseits und andererseits die Traditionelle Chinesische Medizin als einer der wahrscheinlich umfassendsten schmerzmedizinischen Kulturschätze überhaupt laden geradezu ein zu einer interkulturellen Analyse. Dieses Buch versteht sich jedoch nicht als Kulturanalyse per se – für eine solche sei auf Werke wie David Le Bretons „Kulturgeschichte des Schmerzes“ oder David B. Morris’ „Geschichte des Schmerzes“ verwiesen. Vielmehr geht es uns darum, das Phänomen Schmerz durch eine Vielfalt von Perspektiven aus unterschiedlichen kulturellen und medizinischen Kontexten zu beleuchten und damit das Verständnis von Gesundheit und Krankheit zu erweitern. Die Texte sind daher nicht als „Lernmaterial“ gedacht, sondern vielmehr als „Arbeitsmaterial“. Durch das kritische „Arbeiten“ mit den Texten – d.h. der kritischen Auseinandersetzung mit den darin gebotenen unterschiedlichen Meinungen, Perspektiven und Fallberichten – soll es dem Leser ermöglicht werden, sein eigenes Verständnis des Phänomens Schmerz zu erweitern.

Die Umsetzung dieser interkulturellen Analysen erwies sich von Beginn an als Herausforderung. Doch es waren gerade die anfänglichen Schwierigkeiten und interkulturellen Missverständnisse, die letztendlich den fruchtbaren Dialog, dem dieser Buchband zugrunde liegt, überhaupt erst angestoßen haben. Wir erkannten, dass das Thema Schmerz, obwohl es eine allgemein menschliche Erfahrung ist, durch die Linse verschiedener Kulturen sehr aufschlussreich interpretiert werden kann. Das Zustandekommen dieses Buches ist somit nicht nur der Intention seiner Autoren zu verdanken, sondern auch dem Aufeinandertreffen unterschiedlicher Sichtweisen, die schließlich ein gemeinsames Ziel fanden. Die Leserinnen und Leser dürfen sich auf eine außergewöhnliche Auseinandersetzung mit dem Thema Schmerz freuen, angereichert durch die Perspektive der Traditionellen Chinesischen Medizin, kurz TCM, und präsentiert in einem Kontext, der kulturelle Grenzen überschreitet.

Unsere Kollegen aus China, die dort westliche Medizin studiert haben, berichten, dass die westliche Medizin in ihrem Land – dem Land, in das die westliche Medizin importiert wurde – als besonders privilegiert gilt. Obwohl die TCM tief im Alltag verwurzelt ist und von Patientinnen und Patienten geschätzt und in Anspruch genommen wird, entscheiden sich die meisten Medizinstudierenden gegen ein Hauptfach in diesem Bereich. Somit nimmt die westliche Medizin gegenüber der TCM eine immer dominantere Rolle ein. Ironischerweise scheint in Europa eine genau spiegelbildliche Entwicklung zu beobachten zu sein. Hier hat die TCM in Deutschland in den letzten Jahren an Bedeutung gewonnen. Immer mehr Menschen in Deutschland wenden sich alternativen Heilmethoden zu und interessieren sich für die Anwendung von TCM-Praktiken. Akupunktur, eine der bekanntesten Techniken der TCM, wird in Deutschland zunehmend von den Krankenkassen erstattet, insbesondere bei Indikationen wie chronischen Schmerzen. Auch andere TCM-Behandlungen werden teilweise von den Krankenkassen übernommen, wobei die Kostenübernahme und die Bedingungen je nach Krankenkasse variieren können. In Deutschland gibt es Ausbildungs- und Studiengänge für TCM, die sowohl zur Standardisierung der Praxis als auch zur Ausbildung qualifizierter Fachkräfte beitragen. Diese Entwicklung mag auf den ersten Blick paradox erscheinen, spiegelt aber das tiefe Bedürfnis und den Ehrgeiz aller Kulturen wider, fremde Kulturen zu erforschen, zu verstehen und sich mit ihnen auseinanderzusetzen – alles mit dem Ziel, neue Ansätze zu entwickeln, die menschliches Leid lindern können.

Der entscheidende Ausgangspunkt, der letztendlich zur Entstehung dieses Buches führte, war die Gründung des Deutsch-Chinesischen Alumninetzwerks für Psychosomatische Medizin und Psychotherapie (DCAPP). Diese Initiative, ins Leben gerufen vom Bundesministerium für Bildung und Forschung im Jahr 2017, symbolisiert ein ambitioniertes Unterfangen, mit dem Ziel, eine Brücke zwischen den akademischen und klinischen Welten Deutschlands und Chinas zu schlagen. Die Initiative wurde mit der Vision gestartet, den Austausch und die Zusammenarbeit in den Bereichen der psychosomatischen Medizin und Psychotherapie zu intensivieren.

Die Gründung von DCAPP fördert den Austausch zwischen medizinischen Fachrichtungen in Deutschland und China. Das Netzwerk vereint Experten, Forscher und Praktiker beider Länder, ermöglicht den Wissensaustausch und die Zusammenarbeit an Forschungsprojekten sowie neuen Behandlungsmethoden. Die Unterstützung durch das

Bundesministerium für Bildung und Forschung betont die Bedeutung dieser transkulturellen Zusammenarbeit. Das Ziel ist die Verbesserung der Patientenversorgung, die Überwindung kultureller Hürden und ein besseres Verständnis verschiedener Ansätze in der Gesundheits- und Krankheitsbehandlung.

Unsere Einbindung in das DCAPP ermöglichte uns einen tiefen und differenzierten Einblick in das chinesische Gesundheitssystem. Während unserer Zeit im DCAPP hatten wir die einmalige Gelegenheit, das chinesische Gesundheitssystem sowohl in der modernen Medizin als auch in der TCM aus nächster Nähe und von Innen heraus kennen zu lernen. Als Fachärzte für Psychosomatik und Psychotherapie, die in verschiedenen medizinischen Disziplinen ausgebildet wurden, war es uns ein besonderes Anliegen, unser Verständnis der TCM zu vertiefen. Wir nahmen jede Gelegenheit wahr, in TCM-Kliniken zu hospitieren und waren beeindruckt von der Symbiose moderner Technologien mit traditionellen Heilmethoden. So beobachteten wir beispielsweise den Einsatz modernster Geräte zur Herstellung individueller Teerezepturen, die auf komplexen Temperaturmustern basieren und in einer Art und Weise präsentiert werden, die an westliche Infusionstherapien erinnert. Bemerkenswert war auch die Vielfalt der TCM-Apotheken, die von Hornissenwaben bis zu getrockneten Tausendfüßlern eine breite Palette von Inhaltsstoffen anboten. Diese Erlebnisse weckten Assoziationen zu den Ursprüngen der westlichen Medizin, wie sie im Deutschen Apotheken-Museum zu bewundern sind, wo eine ähnliche Vielfalt an Rohstoffen aus dem Mineral-, Tier- und Pflanzenreich zu finden ist, wie sie in den westlichen Apotheken des 18. Jahrhunderts üblich waren. Diese Parallelen zur chinesischen Pharmakologie der TCM unterstreichen den Ansatz, dass sorgfältig ausgewählte Naturstoffe kombiniert werden können, um das körperliche Gleichgewicht wiederherzustellen und die Gesundheit zu fördern. Es ist faszinierend zu beobachten, wie sich diese Traditionen im Laufe der Jahrhunderte entwickelt und angepasst haben, dabei aber ihre Grundprinzipien beibehalten haben.

Was uns jedoch besonders überraschte, waren die Gemeinsamkeiten zwischen der TCM und den Methoden, die wir aus unserer eigenen medizinischen Ausbildung schmerztherapeutischer Techniken in der westlichen Medizin kannten. In einer Secondhand-Buchhandlung stießen wir beispielsweise auf TCM-Bücher, die Abbildungen von manualtherapeutischen Techniken zeigten, die genau denen entsprachen, die ich in meiner chirotherapeutischen Ausbildung gelernt hatte. Es war erstaunlich zu sehen, dass verschiedene medizinische Traditionen, die unabhängig voneinander und in verschiedenen Teilen der Welt entwickelt wurden, zu ähnlichen Methoden bei der Behandlung von Schmerzen gekommen sind. Diese Erfahrungen lassen vermuten, dass es, trotz der Unterschiede in den Ansätzen, eine gemeinsame Basis gibt – das Bestreben, Schmerzen zu lindern und die Gesundheit zu fördern.

In diesem Kontext entstand nun die Idee für das vorliegende Buch, als ein direktes Ergebnis der fruchtbaren Zusammenarbeit und des intensiven Wissensaustauschs, ermöglicht durch die gemeinsamen Projekte des DCAPP. Die Entstehung dieses Buches fällt dabei in eine Epoche globaler Umwälzungen, markiert insbesondere durch eine weltumspannende Pandemie und signifikante Veränderungen in Chinas Rolle auf der internationalen Bühne. Diese Ereignisse hinterließen ihre Spuren in den deutsch-chinesischen Beziehungen und warfen Fragen bezüglich ihrer zukünftigen Ausrichtung auf. Vor Ausbruch der Pandemie existierte in Deutschland ein starkes Interesse, die Beziehungen zu China zu intensivieren und den gegenseitigen Austausch zu vertiefen. Die pandemiebedingten Umstände und deren geopolitischen Konsequenzen setzten diesen Bestrebungen jedoch ein jähes Ende, was in einer merklichen Abkühlung des Austauschs resultierte. Ironischerweise lieferte eben diese Unterbrechung den Anstoß zur Entstehung des Buches. Was zunächst als Begleitwerk zu einem Fachkongress des DCAPP gedacht war, um die Kernideen und Beiträge der Teilnehmenden zu bündeln und einem weiteren Kreis zugänglich zu machen, musste aufgrund der Pandemie und politischen Veränderungen in beiden Ländern, nicht zuletzt aufgrund von Reisebeschränkungen, neu gedacht werden. So verwandelte sich das ursprüngliche Anliegen eines Kongress begleitenden Abstractbandes in die Idee für das vorliegende Buch, das nun unabhängig von dem geplanten Kongress als eigenständiger Buchband sein eigenes Leben führt. Allerdings gestaltete sich die Zusammenarbeit zwischen den deutschen und chinesischen Partnern nicht immer einfach. Kulturelle Unterschiede führten zu Missverständnissen: Während die chinesischen Partner im Bestreben um Harmonie manchmal unkonkrete Zusagen machten, tendierte die deutsche Seite dazu, in direkter Konfrontation auf Termine und Fristen zu drängen. Diese Herangehensweise führte dazu, dass viele chinesische Partner sich zurückzogen, was wiederum zahlreiche Absagen und unvollständige Beiträge nach sich zog. So kam es, dass der ursprünglich geplante Kongressband nicht in der angedachten Form realisiert werden konnte.

Unabhängig von diesen Herausforderungen blieb jedoch das Ziel bestehen, ein Werk zu schaffen, das die transkulturelle Betrachtung des Phänomen Schmerz ermöglicht und dabei den fachlichen Austausch fördert. Dieses Buch ist somit nicht nur das Ergebnis klinischer Erfahrungen und wissenschaftlicher Bemühungen, sondern auch Zeugnis der Anpassungsfähigkeit und des Durchhaltevermögens aller Beteiligten in einem von Unsicherheit geprägten Umfeld.

Das dritte entscheidende Element, das unseren Weg zur Fertigstellung dieses Buches prägte, war die weitreichende Verfügbarkeit von Künstlicher Intelligenz (KI) und fortschrittlichen Textverarbeitungsprogrammen. Diese Technologien haben eine signifikante Effizienzsteigerung und Beschleunigung unserer Arbeitsprozesse ermöglicht. In einer Situation, in der wir mit unvollständigen Manuskripten und der Herausforderung interkultureller Missverständnisse konfrontiert waren, bot die technologische Entwicklung uns die Möglichkeit, aus dem Vorhandenen ein einzigartiges Werk zu schaffen. Durch den Einsatz von KI-Software wie OpenAI, DeepL, SciteAI oder Perplexity konnten wir vorhandene Texte der Autoren, ältere eigene Beiträge sowie neue Einsendungen zu einem stimmigen Gesamtwerk vereinen. Ein besonderer Aspekt unseres Projekts war die Nutzung von KI zur Generierung von Bildern, die den „Blick des Internets“ auf unsere Thematik reflektieren. Diese Bilder, basierend auf den Trainingsdaten der KI-Programme, bereichern das Buch um eine abstrakte visuelle Dimension, die traditionelle mit digitaler Kunst vereint. Dank dieser modernen Technologien konnten wir die vorhandenen Ressourcen optimieren und gleichzeitig eine neue Ebene der Darstellung erschließen, die ohne KI nicht möglich gewesen wäre. Obwohl einige Texte oder Abschnitte bereits in anderen Veröffentlichungen der Autoren zu finden waren, haben wir mit gezieltem Fokus das Thema Schmerz und die Sichtweise der TCM neu beleuchtet. So gelang es uns, trotz aller Herausforderungen, eine innovative und facettenreiche Betrachtung zu realisieren, die den Leserinnen und Lesern neue Einsichten und Perspektiven bietet.

Bei der Konzeption dieses Buches haben wir bewusst einen anderen Ansatz gewählt als üblich für Lehrbücher oder Sammelwerke mit einem einheitlichen thematischen Leitfaden. Statt einer einheitlichen Darstellung präsentieren wir eine Vielzahl von Perspektiven, die verschiedene thematische Schwerpunkte setzen und ein breites Spektrum an Diagnose- und Therapieansätzen des Schmerzes aus der Sicht der TCM beleuchten. Dies ermöglicht es die Leserinnen und den Lesern, selbst zu erkennen, welche Konzepte und Methoden sich über verschiedene Schulen und Autoren hinweg als gemeinsame Basis herauskristallisieren und was eher spezifischen Ausgestaltungen oder Interpretationen entspringt. Obwohl die dabei entstehenden Redundanzen auf den ersten Blick enttäuschend wirken könnten, bieten sie doch eine didaktische Chance. Durch die mehrfache Beleuchtung bestimmter Aspekte können die zentralen Ideen und Konzepte auch ohne große Anstrengung vertieft werden.

Zunächst werden wir einen kurzen Einblick in die historische Entwicklung der TCM und ihre Sicht auf den Schmerz geben. Hierbei wird auf die Wurzeln der TCM eingegangen sowie auf die geographischen und klimatischen Besonderheiten, unter denen sich die TCM entwickelt hat. Als weiterer Auftakt wird ein Dialog zwischen einem erfahrenen traditionell chinesischen Schmerztherapeuten und Vertretern der Westlichen Medizin abgebildet, in dem nicht nur die chinesischen Begriffe für Schmerz erklärt werden, sondern auch die Perspektive der TCM auf das Symptom Schmerz beleuchtet wird. Im Anschluss daran werden zwei Artikel vorgestellt, die einen Einblick in aktuelle Integrationsversuche bieten, die TCM aus dem Verständnis der westlichen Medizin heraus zu erklären. Die Artikel „Chinesische Medizin als Modell der Systembiologie und ihre Sicht auf den Schmerz“ sowie „Leitbahnen („Meridiane“) als neurosensorische Organe im System der homöostatischen Regulation" zeigen exemplarisch Versuche, das westliche Verständnis von Körperaufbau und -funktionen in die TCM zu integrieren. Diese theoretischen Aufsätze werden ergänzt durch praxisnahe Beiträge zu den Themen „Stress & Schmerz“ aus der Perspektive der TCM, sowie einen körpertherapeutischen Beitrag zu „Körperhaltung, Erleben, Ausdrucksverhalten und Schmerz“. Weitere Beiträge befassen sich mit „Qìgōng als begleitendes Therapieverfahren in der Schmerztherapie“, den „Physikalischen Therapieformen der TCM in der Behandlung von Schmerzen“ und der „Chinesischen Pflanzenheilkunde in der Schmerztherapie“. Abschließend versucht der Band, den Schritt von der Theorie zur Praxis herzustellen und gibt Einblick in die „Schmerztherapie mit Chinesischer Medizin in der Onkologie“.

Unser Ziel ist es, Lesern ein umfassendes Bild der TCM in der Schmerzbehandlung zu vermitteln, indem wir sowohl Gemeinsamkeiten als auch Vielfalt dieser Praxis würdigen. Wir laden Leser dazu ein, aktiv über die Inhalte nachzudenken und ein tieferes Verständnis für die verschiedenen Ansätze der TCM zu entwickeln. Bleiben Sie beim Lesen stets kritisch und bereichern Sie Ihr Wissen nicht nur durch die reine Rezeption der Inhalte, sondern durch die tiefgehende, reflektierte und insbesondere kritische Auseinandersetzung mit ihnen.

Christoph Janke, Nuno Correia, Sebastian Kirch, Anna Maimer, Maria João Santos, Clara Greten, Henry Johannes Greten

Die Historische Entwicklung der Traditionellen Chinesischen Medizin und ihre Sicht auf den Schmerz

Prolog

Die geschichtliche Entwicklung der Chinesischen Medizin (CM) umfasst mehrere tausend Jahre einer wechselvollen Geschichte eines ganzen Kontinents. Das schließt die geschichtliche Entwicklung von mindestens 56 ethnischen Gruppen ein, sowie Textquellen und literarische Zeugnisse, deren Ursprünge noch vor dem Alten Testament liegen. Die Materialien, Methoden und Arzneimittel, die die CM einsetzt kommen aus Gebieten, die von Sibirien bis an das tropische südchinesische Meer reichen. Angesichts dieser zeitlichen und geographischen Dimensionen ist es erstaunlich, dass sich trotz dieser komplexen Vielfalt ein in sich relativ geschlossener medizinischer Kanon erhalten hat, der sich auf zentrale Bücher und Schriften bezieht, von denen wir vier ausdrücklich beispielhaft nennen.

Das **Buch der Wandlungen (I Ging)** kann man als das alte chinesische Weisheitsbuch bezeichnen, es wird entsprechend seiner Bedeutung für die chinesische Kultur auch die "Bibel Chinas" genannt. Es stellt das älteste Buch der Menschheit dar und beruht auf einem Welt- und Geschichtsbild, das in der chinesischen Philosophie und den chinesischen Wissenschaften von besonderer Bedeutung ist. In ihm findet sich die erste systematische Betrachtung von *yin* und *yang* als binäres Zahlensystem, auf das schon Gottfried Wilhelm Leibniz (1646–1716) in seinem Hauptwerk, der Theodizee, Bezug nimmt. Sein Postulat vom Gesetz einer prästabilisierten Harmonie der Weltvorgänge soll auf dieses Buch zurückgehen. Mit dem I Ging hat sich auch Carl Gustav Jung (1875–1961) beschäftigt und es in sein therapeutisches Denken und Handeln integriert. Insofern kann man sagen, dass die Perzeption der Chinesischen Kultur in der westlichen Psychotherapie von Anfang an eine gewisse Tradition hat.

Unter die zentralen Klassiker, die sich im engeren Sinne mit der Medizin befassen, gehört zweifellos das **Buch des Gelben Kaisers zur Inneren Medizin (*Huangdi Nei Jing*)** mit seinem Anhang Einfache Fragen (Su Wen), das seit über 2000 Jahren ein Standardwerk der Ausbildung der CM darstellt. Es ist als Fragment einer größeren Textsammlung entstanden und enthält bereits alle heutigen wesentlichen medizinischen Grundpostulate der CM. Aus diesen haben sich später die sogenannten Leitkriterien entwickelt, die das Rückgrat der chinesischen Physiologie, Pathophysiologie und der Diagnostik darstellen.

Ein weiterer wichtiger medizinischer Klassiker ist das **Buch von den kälteinduzierten Erkrankungen (Shang Han Lun)** von Zhang Zhongjing (ca. 150–219 n.Chr.), das man als eine Abhandlung über die Verlaufsstadien von Abwehrprozessen verstehen kann. Aus zeitgenössischer Sicht könnte man die in diesem Buch enthaltene **sechs Stadien** Theorie **(Algor-laedens-Theorie),** als eine frühe Form der neuroimmunologischen Systematik verstehen, als Kategorisierung der Symptome des Abwehrsystems, der Infektiologie und der Neuroimmunologie von Autoimmunerkrankungen. Auch dieses Buch gilt heute noch als Standardwerk in der Ausbildung der TCM. Beide hier genannten Bücher bedürfen noch einer grundlegenden medizinischen Auslegung.

Der dritte große Klassiker ist die **Pharmakopöe Ben Cao Gang Mu** (Li Shizhen 1518–1593), die die enorme Menge der Arzneistoffe ordnet und nach deren Hauptanwendung kategorisiert. Die chinesische Arzneitherapie stellt in China etwa 80 % des Behandlungsumfangs der TCM dar, während bei uns der Behandlungsumfang eher auf die Verfahren der Akupunktur und verwandter Reflextherapien entfällt. Insofern kommt diesem Buch eine grundlegende Bedeutung zu.

Vor dem Hintergrund des Niedergangs der chinesischen Kultur im 19. Jahrhundert wird verständlich, wie die Medizin selbst in China Anfang des 20. Jahrhunderts sich auf einem gewissen Tiefstand befand. Das äußerte sich u.a. in der heterogenen Qualität der CM in der damaligen Zeit. Die Gründung einer Vereinigung der chinesischen „TCM-Ärzte" wurde amtlich untersagt, und in den 20er Jahren wurde sogar der Versuch unternommen, die CM gänzlich zu verbieten.

Nach dem Großen Krieg in den 1940er Jahren entwickelte sich eine Periode außerordentlich problematischer sozialer und ökonomischer Verhältnisse in China. In dieser humanitären Notlage bediente man sich der CM zur Sicherstellung einer rudimentären medizinischen Versorgung weiter Bevölkerungskreise. So wurden die alten Klassiker wieder aufgelegt und mit großem Elan an der Entwicklung von TCM-Universitäten gearbeitet.

In den 50er bis 70er Jahren entstand dann im engeren Sinne der Kanon dessen, was die Wahrnehmung der TCM im Westen heute noch bestimmt. Ein Schlüsselereignis dieser Entwicklung war Nixons Reise nach China 1972 und die dadurch erfolgende Öffnung Chinas zum Westen. Durch Presseberichte entwickelte sich unmittelbar ein starkes Interesse an Akupunktur. So öffnete man ein Derivat der damaligen Dreimonatskurse für sogenannte Barfußärzte auch für westliche Ärzte und Laien. Diese Kurse zielten stark auf die symptomatische Behandlung alltäglicher Beschwerden der überwiegend ländlichen Bevölkerung ab. Sie verfügten ihrem Zweck entsprechend nur über einen stark reduzierten Zugang zu den theoretischen Grundlagen der TCM. Sie bestimmen de facto noch heute den Inhalt eines Teils der westlichen Akupunkturausbildung. Es begann eine intensive Perzeption vor allem der Akupunktur im Westen.

Drei verbreitete Ansätze der Akupunkturanwendung kann man heute unterscheiden:

(1) Ein Ansatz war davon geprägt, dass man sich auf das stark reduzierte Theoriefundament stützte, von dem man annahm, dass es die „Originalform“ der klassischen Vorbilder wiedergeben würde. Diese häufig als **„Fünf-Elemente-Lehre“** bezeichnete Wirktheorie wird bis heute im Westen zu Recht eher skeptisch beurteilt.

(2) Dem gegenüber entwickelte sich im Westen eine **sog. medizinische Akupunktur**, die weitgehend losgelöst von den diagnostischen Grundlagen ausgeführt wird und sich lange einer geordneten Beweisführung entzog.

(3) Diesem Mangel versuchte man zu begegnen, indem **sog. klassische Syndrome** formuliert wurden. Sie sollen häufige symptomatische Muster beschreiben, um eine genauere Therapie zu ermöglichen. Auch diese Form hat sich nicht wirklich durchgesetzt, woran ihre immer noch ungenügende theoretische Grundlage einen Anteil hat. Zudem werden darin in China häufige Symptome behandelt, deren Symptomatologie aber bei uns weniger häufig oder sogar atypisch zu sein scheinen.

Aus heutiger Sicht ergeben sich bei der Integration der CM drei wesentliche Forderungen:

(1) **Eine rational zugängliche Form der Theoriebildung** und eine dem westlichen Arzt verständliche Übertragung der wesentlichen Fachbegriffe wie *yin, yang*, Wandlungsphasen („Elemente“), des „Organ“begriffs, des Begriffs der Energie, des *„qi“* und der wesentlichen funktionellen Konzepte der CM (ein gebräuchliches west-östliches Glossar unter dgtcm.de).

(2) **Ein eindeutiger Wirknachweis** aller Verfahren. Hier ist im Bereich der Akupunktur durch die Einführung der Doppelverblindung (Hauer, Greten et al. 2003) eine Versachlichung der Diskussion möglich geworden.

(3) **Einführung sinnvoller Qualitätskontrolle** und Einbeziehung der laufend sich erweiternden wesentlichen Kenntnisse der Chinesischem Medizin und ihrer Verfahren.

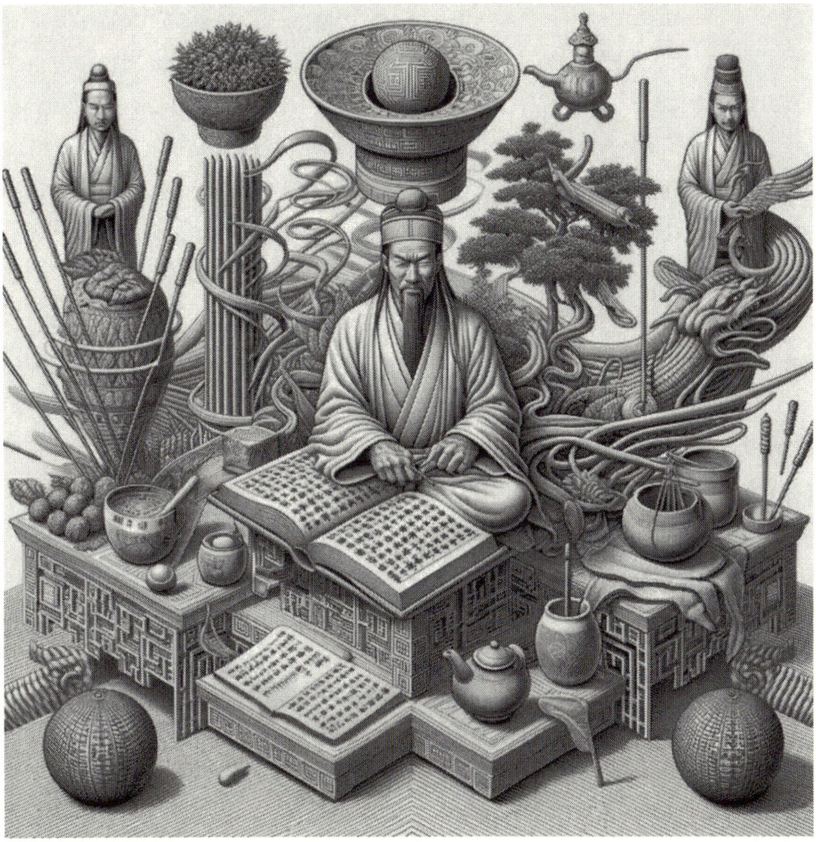

Abb. 1: *Zeitströme der Heilkunst. Digitales Bild. Erstellt von ChatGPT 4.0. in 01/2024.*

Einleitung

Die Traditionelle Chinesische Medizin (TCM) blickt auf eine lange und sehr vielfältige Entwicklung zurück, die stark von den Besonderheiten Chinas geprägt wurde. Die Erkenntnisse und Praktiken rund um den Schmerz in der TCM können nur im Kontext dieser historischen Entwicklung und unter Berücksichtigung der chinesischen Kultur verstanden werden. Während die Medizin in Europa ihren bekannten eigenen Weg nahm, entwickelte sich die Chinesische Medizin (CM) unter gänzlich anderen Voraussetzungen. Der Einfachheit halber verwenden wir für die Bezeichnung ‚CM‘, die Bezeichnung ‚Traditional East Asian Medicine‘ (TEAM), die ‚Korean Oriental Medicine‘ (KOM) und verwandte summarisch die Bezeichnung CM oder TCM. Das zeigt bereits an, wie vielfältig die Gesamtentwicklung dieser Medizinformen sich vollzogen hat. Das gewaltige Land China, seine Jahrtausende alte Geschichte und die beeindruckende Leistungsfähigkeit der chinesischen Kultur spielen eine entscheidende Rolle in der Entwicklung der TCM.

Mit der Zeit haben sich verschiedene Versionen der CM herausgebildet, sei es die „5 Elemente“ Akupunktur Chinas der 50er bis 70er Jahre, die westliche rezeptbasierte Akupunktur („medizinische Akupunktur“), oder die phänomenologische Form ohne feste Theorie („Akupunktur nach Syndromen“).

Durch die enge Zusammenarbeit junger Biowissenschaftler mit Sinologen und Neurowissenschaftlern entwickelte sich schließlich eine wissenschaftlich fundierte Form der TCM, die die Fachbegriffe dieser Heilkunst auch dem westlichen Arzt rational zugänglich macht. Alle diese Entwicklungen sind das Ergebnis einer historischen Gesamtentwicklung, bei der sich die CM in der Summe versachlicht und entmystifiziert hat.

Der Begriff der wissenschaftlichen TCM deutet einerseits an, dass wir die TCM inzwischen westlich-wissenschaftlich gut untersuchen können. Ein zweiter Aspekt des Begriffes besteht darin, dass sich die TCM auf einem inhärenten wissenschaftlichen Betrachtungssystem beruht. Die Grundlagen dieses Systems sind bereits im ältesten Buch der Menschheit, dem I Ging erkennbar.

Um die tiefgreifende Komplexität der TCM im Kontext von Schmerz daher vollständig verstehen zu können, ist es unerlässlich, die Besonderheiten Chinas auf den unterschiedlichen Ebenen zu verstehen – die quantitativen, räumlich-klimatischen wie auch historischen und kulturellen Eigenheiten Chinas zu betrachten.

Quantitative Ebene

Historisch betrachtet hat China, allein durch seine Größe, eine beeindruckende Vielfalt an traditionell-chinesischen Verfahren für die Schmerzbehandlung hervorgebracht.

China, mit seiner beeindruckenden Bevölkerungszahl von rund 1,3 Milliarden Menschen, bietet eine schier unglaubliche kulturelle Tradition und Tiefe. Diese kulturelle Tiefe, gepaart mit dem enormen Humankapital seiner immensen Bevölkerung, hat im Laufe der Jahrhunderte zu einer unglaublichen Vielfalt an medizinischen Erkenntnissen geführt. Während genaue Bevölkerungszahlen aus früheren Zeiten fehlen, lässt sich dennoch vermuten, dass China während der Entstehungszeit TCM deutlich bevölkerungsreicher war als Europa. Dieses immense menschliche Potenzial, in Kombination mit der Möglichkeit der systematischen Aufzeichnung von Wissen und gut organisierten kaiserlichen Archiven, hat eine Fülle von medizinischen Erkenntnissen hervorgebracht und dokumentiert, insbesondere im Bereich der Schmerztherapie. So soll etwa der legendäre Arzt Hua Tuo schon in der Antike Darmoperationen durchgeführt haben, und die Patienten sollen drei Wochen nach den Eingriffen schmerzfrei gewesen sein.

Betrachtet man parallel hierzu Europa, so ist die Geschichte der medizinischen Entwicklung unbestreitbar. Im Unterschied zu China war sie jedoch durch die zersplitterten Königreiche und fehlenden zentralisierten Archive weniger systematisch und organisiert. Während China von einem zentralisierten kaiserlichen System profitierte, das den Austausch und die Archivierung von medizinischem Wissen förderte, waren die europäischen Nationen häufig in kleinere Regionen unterteilt, in denen das medizinische Wissen oft nicht weit verbreitet oder dokumentiert wurde. Zusätzlich gab es durch die großen Kriege in Europa auch immer wieder große kulturelle Einbrüche und Wissensverluste.

Auch die USA, obwohl sie zu dieser Zeit noch nicht in ihrer heutigen Form existierten, können als Vergleich herangezogen werden. In späteren Jahrhunderten, als die USA sich zu einer Großmacht entwickelten, konzentrierten sie sich hauptsächlich auf westliche medizinische Verfahren und Techniken. Obwohl sie heute ein Mekka für medizinische Forschung und Innovation sind, war ihre Herangehensweise an die Medizin historisch gesehen weniger holistisch und integrativ als die der TCM.

Zusammenfassend lässt sich sagen, dass die schiere Größe Chinas und seine reiche kulturelle Geschichte es dem Land ermöglicht haben, eine beeindruckende Vielfalt an traditionell-chinesischen Verfahren zur Schmerzbehandlung zu entwickeln.

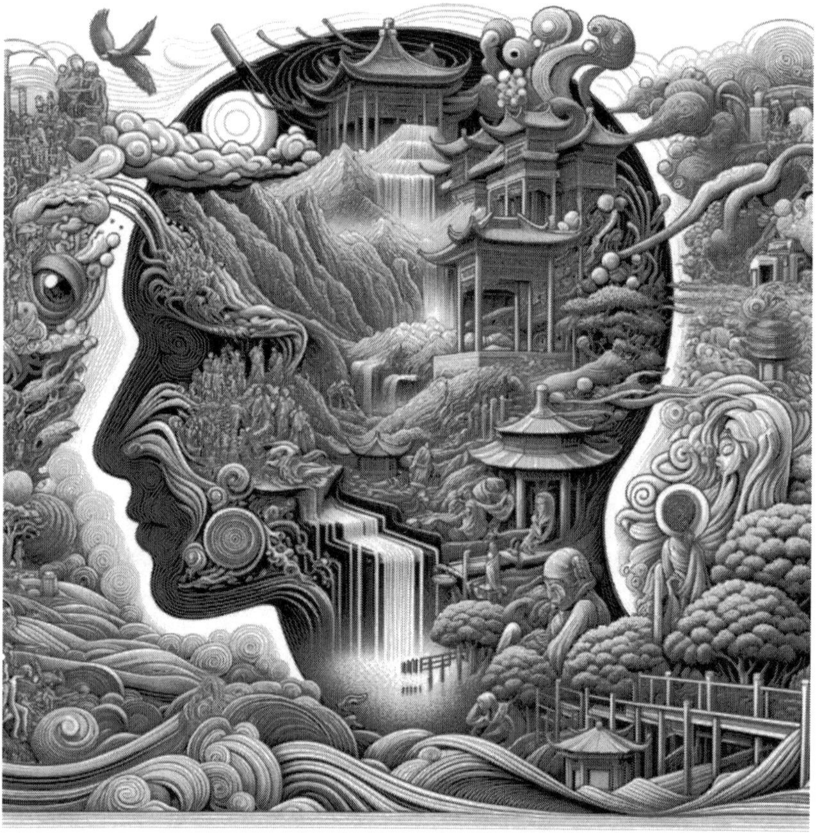

Abb. 2: *Zeitströme der Heilkunst. Digitales Bild. Erstellt von ChatGPT 4.0. in 01/2024.*

Räumlich-klimatische Dimension

Die TCM ist ein Zeugnis dafür, wie die geographische und klimatische Vielfalt eines Landes maßgeblich die Entstehung und Entwicklung von medizinischen Praktiken beeinflussen kann. China, ein Land von enormer Größe und geographischer Diversität, hat eine Fülle von TCM-Verfahren zur Schmerzbehandlung hervorgebracht, die tief in seiner räumlich-klimatischen Voraussetzung begründet ist.

Die klimatische Vielfalt Chinas spielt eine zentrale Rolle bei der Entwicklung der TCM. Von den nahezu sibirischen Bedingungen im Norden, wo die Temperaturen extrem fallen und der Boden von dichtem Schnee bedeckt ist, bis hin zu den subtropischen Zonen im Süden mit ihren heißen und feuchten Bedingungen, deckt China eine erstaunliche Bandbreite an Klimazonen ab. Diese Zonen bieten nicht nur unterschiedliche Lebensbedingungen für die Menschen, sondern auch für eine Vielzahl von Pflanzen und Tieren, die im Laufe der Jahrhunderte in der TCM auch außerhalb ihrer ursprünglichen Verbreitung überall in China genutzt wurden.

Viele der in der TCM verwendeten Heilmittel sind pflanzlichen Ursprungs. Es ist nicht verwunderlich, dass diese klimatischen Unterschiede in verschiedenen Regionen zu unterschiedlichen Pflanzenformen führen. Zum Beispiel gedeihen im kühlen Norden Pflanzen, die sich an niedrigere Temperaturen anpassen können, während der feuchte und warme Süden eine völlig andere Palette von Pflanzen bietet. Das bedeutet zugleich, dass die sekundären Pflanzenstoffe, die die Grundlage der Heilpflanzenwirkung darstellen, außerordentlich vielfältig sind.

Die Nutzung dieser pflanzlichen Ressourcen aus verschiedenen Teilen Chinas hat zu einer umfangreichen Materia Medica geführt, einem systematischen Katalog von Pflanzen, Mineralien und Tieren, die in der TCM für verschiedene medizinische Zwecke verwendet werden. Beispielsweise wird die in den südlichen Regionen Chinas heimische Pflanze Corydalis Yanhusuo traditionell zur Schmerzlinderung verwendet. Ihr Wirkstoff, Dehydrocorybulbin, wurde in der

TCM seit Jahrhunderten zur Behandlung von Schmerzzuständen eingesetzt.

Die TCM hat nicht nur Heilmittel aus den verschiedenen Klimazonen genutzt, sondern auch die Kombinationsmöglichkeiten dieser Mittel systematisch untersucht. Dabei wurden genaue Indikationen für die Anwendung, Dosierung und Verabreichungsweise festgelegt. Diese systematische Untersuchung und Klassifizierung hat dazu beigetragen, dass man fernab vom Wuchsort Kombinationen von Heilpflanzen findet, die bei der Individualisierung der Therapie jedes einzelnen Patienten sehr nützlich sein können.

Darüber hinaus hat die räumlich-klimatische Situation in China auch zur Entwicklung verschiedener TCM-Techniken wie Akupunktur, Tuina-Massage und Qi Gong beigetragen. Diese Techniken berücksichtigen die klimatischen Bedingungen und passen die Behandlung entsprechend an, um die therapeutischen Erfolge zu optimieren. Zusammenfassend lässt sich sagen, dass die räumlich-klimatische Dimension Chinas einen wesentlichen Einfluss auf die Entwicklung der TCM und insbesondere auf die Behandlung von Schmerzen hatte. Durch die Nutzung der reichen pflanzlichen Ressourcen, die in den verschiedenen Klimazonen des Landes zu finden sind, und die systematische Untersuchung ihrer Anwendungen hat die TCM eine tiefe und detaillierte Kenntnis der Schmerzbehandlung entwickelt, die bis heute in der modernen Medizin geschätzt wird.

Die Historische Entwicklung

Die Geschichte der TCM reicht weit zurück, möglicherweise sogar 8000 Jahre, wie Gräberfunde von steinernen Akupunkturnadeln vermuten lassen. Diese Technik setzt ein tiefgreifendes Wissen über Reflexologie, Physiologie und Anatomie voraus, was darauf hindeutet, dass die Medizin zu diesem Zeitpunkt bereits recht weit entwickelt gewesen sein könnte. Gleichzeitig deutet das Alter dieser Funde darauf hin, dass die Wurzel der TCM im Dunkel der Geschichte liegen. Wir wissen also wenig über die frühen historischen Ursprünge dieser Heilkunst. Doch trotz ihrer antiken Wurzeln, ist der Beginn ihrer dokumentierten Praxis in etwa auf die Zeit eines spezifischen Werks zurückzuführen – den *Huangdi Nei Jing*, den „Klassiker der inneren Krankheiten" des Gelben Kaisers. Das *Huangdi Nei Jing* entstand im dritten vorchristlichen Jahrhundert, etwa zur gleichen Zeit wie die Feldzüge Alexanders des Großen, und stellt eine wichtige Wegmarke in der historischen Entwicklung der CM dar. Dieses monumentale Werk überliefert nicht nur das medizinische Denken und den medizinischen Diskurs der damaligen Zeit, sondern wirkt bis heute nach und bietet tiefe – und manchmal auch schwer verständliche – Einblicke in die traditionelle chinesische Sichtweise von Krankheiten und deren Behandlung.

Das *Huangdi Nei Jing*, wörtlich übersetzt „Innerer Klassiker des Gelben Kaisers", besteht aus einer Sammlung von Texten bzw. Abhandlungen, die über zwei Jahrtausende beinahe durchgehend als grundlegende Lehrquelle der CM dienten. Diese Textsammlung ist zu einem Teil in Frage-Antwort-Form verfasst, wobei der legendäre Gelbe Kaiser mit sechs seiner ebenso mythischen Minister diskutiert. Insofern erinnert diese Form der Darstellung kanonischen Wissens ein wenig an die Discorsi von Galileo Galilei, der sein umstrittenes Lehrbuch ebenfalls in Form von Lehrgesprächen, also Diskursen, italienisch discorsi, verfasste. Das *Huangdi Nei Jing* behandelt das umfangreiche Wissen über die menschliche Physiologie, Pathologie und Diagnosemethoden und widmet sich ausführlich der Akupunkturtherapie, einer der bekanntesten Behandlungsmethoden der TCM.

Besonders interessant für unser Thema ist die Art und Weise, wie der *Huangdi Nei Jing* Schmerz betrachtet. Aus der Sicht der TCM ist Schmerz nicht nur ein Symptom, sondern ein Hinweis auf ein Ungleichgewicht im Gesamtsystem des Körpers. Das Wort Ungleichgewicht deutet schon darauf hin, dass der TCM ein Gleichgewichtsmodell der Lebensfunktionen zugrunde liegt. Gelegentlich wird in diesem Zusammenhang vom Gleichgewicht von einer „Harmonie von yin und yang" übersetzt. Das klingt schwammig, mystisch und esoterisch, aber genau das ist in Bezug auf die medizinische Theorie nicht gemeint.

Tatsächlich werden wir näher erarbeiten müssen, in welcher Weise sich hinter diesen Begriffen eine technische Beschreibung des Regulationsvorganges im Menschen verbirgt, und dass die Begriffe yin und yang eine technische Dimension als binäre Zahlen und Verlaufsrichtung von regulierten Lebensprozessen ausdrücken können. Das hat also – ganz unpoetisch – mit dem Fach MSR (Messen, Steuern, Regeln) zu tun, das wir nicht nur aus den technischen Studien wie den Ingenieurswissenschaften kennen, sondern das auch jeder Mechatroniker oder Heizungsbauer kennt. Denn diese Gleichgewichte werden nicht zufällig erzeugt, sondern sind Folge eines Regulationsvorganges. Es gibt also einen gesunden Sollzustand des Körpers, der irgendwie in Unordnung gebracht wird. Aber wie geschieht das?

Dieses Ungleichgewicht – oder diese Dysregulation der Lebensvorgänge – kann durch verschiedene Faktoren verursacht werden, die man in innere und äußere pathogene Faktoren (Wirkkräfte, lat. Agenzien) einteilt.

Die inneren pathogenen Faktoren sind die Emotionen, im Wortsinne Heraus-bewegtheiten des Innenlebens aus dem gut regulierten Mitten-Zustand. Hier zeigt sich ein Gleichgewichtsmodell der emotionalen Autoregulation, das in PTTCM, der Psychotherapie nach der TCM genutzt wird, um emotionale Gleichgewichtszustände zu beschreiben, die sich im Körper äußern.

Das bedeutet zugleich, dass die Entwicklung von Schmerzen ausgesprochen stark vom Persönlichkeitstyp abhängig ist. Im Inneren Klassiker des gelben Kaisers werden bereits 25 Typen unterschieden.

Die äußeren Faktoren, die die Dysregulation oder Disharmonie der Funktionen bewirken gehören Faktoren wie „Kälte“ oder „Wind“. An diesen Beispielen kann man bereits ein Grundproblem der Übersetzung der Fachbegriffe erkennen.

Der Begriff „durch Kälte verursacht“ bezieht sich primär auf Beschwerden, die durch äußere Einwirkung von Kälte schlimmer werden oder werden würden. Studien legen nahe, dass es sich um Beschwerden handelt, deren pathophysiologische Ursache eine meist vegetativ bedingte Mikrozirkulationsstörung der Gewebe darstellt. Sie werden deshalb regelmäßig durch Wärmeanwendung besser.

Die **Übersetzung „Wind“** wirkt ebenfalls zunächst etwas unverständlich. Gemeint ist eine körperliche Reaktion „als ob Zugluft eingewirkt habe“. Man nennt sie manchmal auch die Cabrio-Reaktion, denn ihre Folgen ähneln einer zu langen Fahrt im offenen Wagen: Tränen der Augen, laufende Nase, geschwollene Mandeln, wie sie typischerweise einer Reaktion des Ganglion pterygopalatinum ähneln, verbunden mit Muskelkrämpfen wie bei Torticollis oder Ischialgie – Überhaupt kann und sollte man die Begriffe der TCM in die Sprache der Physiologie übersetzen, was zweifellos möglich ist (siehe beispielsweise im Glossar dgtcm.de).

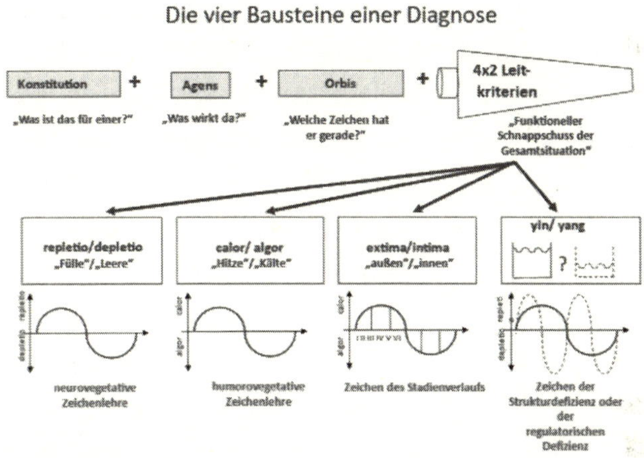

Abb. 3: *Schema der TCM Diagnose aus Konstitution, pathogenem Faktor und dem entstehendem aktuellen Dysregulationsmuster. Diese Muster werden nach Leibesregionen benannt, die dabei symptomatisch werden können. Diese drei Bausteine der Diagnose werden zuerst erhoben und später in das regulative Gesamtbild eingeordnet. Hierzu gibt es ein übergreifendes System der Beurteilung des Regulationszustandes, das man die Leitkriterien nennt. (aus „Kursbuch Traditionelle Chinesische Medizin“, 3. Auflage, Thieme Verlag)*

Durch das Verständnis der Ursachen des Schmerzes aus einer holistischen Perspektive bietet der *Huangdi Nei Jing* Ansätze zur Behandlung von Schmerzen, die über die symptomatische Behandlung hinausgehen und auch funktionelle Störungen klar kategorisieren.

Die Entstehung des Huangdi Nei Jing lässt neben der inhaltlichen Interpretation zwei weitere Schlüsse zu: Zum einen zeigt es, dass es zu dieser Zeit eine offizielle staatliche Struktur gab, um medizinisches Wissen zu sammeln und die Qualität der Medizin zu sichern. Dies ist nicht zu unterschätzen, wenn man bedenkt, wie viel europäisches Wissen gerade in dieser Zeit verloren ging. Andererseits deutet es darauf hin, dass damals auch die Notwendigkeit gesehen wurde, Wissen zu archivieren. Eine Notwendigkeit, die darauf hindeutet, dass gerade zu dieser Zeit die Gefahr des Verlustes von medizinischem Wissen erkannt wurde und es deshalb wichtig ist, dieses Wissen zu bewahren.

Überhaupt kann die Geschichte der TCM als eine Serie von Zusammenstellungen von medizinischem Wissen gesehen werden, die sowohl alte als auch neue Erkenntnisse integrierte. Das *Huangdi Nei Jing* ist ein perfektes Beispiel dafür, da es „angeblich" die Weisheit eines längst verstorbenen Kaisers aufgriff, um seine Ansichten zu legitimieren. Selbst heute gibt es Tendenzen, die TCM als unverändert seit 2300 Jahren darzustellen, obwohl sie sich ständig weiterentwickelt hat. Durch die Jahrhunderte hat sie verschiedene Techniken und Philosophien integriert, um Schmerzen zu verstehen und zu behandeln, was sie zu einem wertvollen Bestandteil der globalen Medizin macht.

Die Historische Entwicklung der TCM und ihre Beziehung zum Schmerz

Die tiefgreifenden Traditionen der CM gehen weit über einfache technische Postulate hinaus und entfalten sich in einer weitreichenden Geschichte, die von verschiedenen Praktiken, Philosophien und Entwicklungen geprägt ist.

Zur Zeit der Entstehung des Neuen Testaments (50–100 n.Chr.) verfasste Zhang Zhongjing ein bahnbrechendes Werk: den „Klassiker der durch Kälte induzierten Krankheiten" auch bekannt als „Shang

Han Lun“. Im Kern geht es hierin um die entscheidende Rolle der Mikrozirkulation (Xue, „Blut“) – bei der Entstehung von Krankheiten. Zwar sind die Begriffe „qi“ und „xue“, die das Fundament vieler TCM-Theorien bilden, bereits in älteren Schriften erwähnt, doch ihre genaue Rolle und Bedeutung wurde möglicherweise erst nach und nach genauer definiert und verstanden.

- **„Qi“** (sprich tschi) ist eine Wirkkraft, die man manchmal als Lebensenergie oder Lebenskraft übersetzt. Sie ist die treibende Kraft hinter allen Lebensprozessen im Körper, analog der Wirkkraft des neurovegetativen Systems in der westlichen Medizin, das wie eine Software den Zellenstaat des Körpers steuert, aktiviert und deaktiviert und damit auch die Vigilanzkurve steuert, die wir aus der circadianen Tageskurve der westlichen Physiologie kennen.
- **„Xue“** (sprich ßjö) bedeutet wörtlich Blut, und gemeint ist die Wirkkraft der Mikrozirkulation, die die Gewebe nährt, befeuchtet, und erwärmt. In der westlichen Medizin entspricht das in etwa der Wirkung des Wechselspiels von Plasmabestandteilen, Blutzellen, Endothel und den Zielzellen der Gewebe, wie wir später erläutern (Kap. 2).

Zhang Zhongjing legte das Hauptaugenmerk in der Entstehung von Krankheit auf das Eindringen von algor („Kälteschutzreflex“), das eine reaktive Mehrdurchblutung oder „Hitze“ (calor) auslöst, die maßgeblich für viele akute Schmerzsymptome verantwortlich ist. Zhangs Werk legte den Grundstein für viele spätere Erkenntnisse in der TCM, einschließlich des Leitbahnsystems.

Ein weiterer wichtiger Beitrag zur TCM stammt von Hua Tuo, einem Zeitgenossen von Zhang. Hua Tuo war nicht nur für seine Arzneimittelbehandlungen bekannt, sondern auch als Pionier der Anästhesie. Er führte Operationen durch, nach denen die Patienten innerhalb von drei Wochen schmerzfrei waren. Seine Methoden und Berichte über Heilerfolge bieten einen wertvollen Einblick in den Stand der CM zu dieser Zeit.

Leider wurde sein umfangreiches medizinisches Werk vor seiner Hinrichtung zerstört. Trotz dieses Verlusts trug Hua Tuo durch seine

Praktiken und Methoden maßgeblich zur Entwicklung der Schmerztherapie in der TCM bei.

Im 6. Jahrhundert erweiterte Huangfu Mi das Wissen über die Akupunktur mit seinem Buch **„Systematischer Klassiker der Aku-Moxi-Therapie“.** Darin beschrieb er bereits 354 der heute 372 anerkannten Akupunkturpunkte. Diese Punkte sind entscheidend für die Schmerzlinderung und andere therapeutische Anwendungen in der TCM. Nach westlichem Verständnis sind es die Auslösepunkte für vegetative Heilreflexe, die einen großen Teil der TCM Ausbildung ausmachen.

Ein weiterer bedeutender Beitrag stammt von Chao Yuanfang, der im Jahr 610 n.Chr. eine Enzyklopädie verfasste, in der die Differentialdiagnose von 1720 Krankheitsbildern enthalten ist. Dies unterstreicht die enorme Tiefe und Breite des Wissens über Krankheiten und ihre Behandlungen in der TCM.

Sun Simo, geboren Ende des 6. Jahrhunderts, schrieb in seinem hundertjährigen Leben ein umfassendes Werk über verschiedene medizinische Praktiken. Sein Fokus lag auch auf Ethik und den Grundlagen der Medizin, was die tiefgreifende Philosophie und den ganzheitlichen Ansatz der TCM unterstreicht.

„Von Dynastien zu Revolutionen: Die Reise der TCM durch die Jahrhunderte“

Doch auch in den folgenden Jahrhunderten entwickelte sich die TCM kontinuierlich fort. Bereits im 7. Jahrhundert etablierte sich in der chinesischen Hauptstadt das „oberste Medizinbüro“, was die hohe Wertschätzung der medizinischen Forschung und Praxis in dieser Zeit widerspiegelt. Wang Bing, der im Jahr 762 n.Chr. das *Huangdi Nei Jing* Su Wen erweiterte, legte besonderen Wert auf die Phasenenergetik, die wesentlich zum Verständnis von Schmerz und dessen Behandlung beitrug.

Mit der Gründung der „Großen Medizinischen Verwaltung“ im Jahr 1078 und der damit verbundenen Medizinschule sowie dem Verlag wurde die medizinische Forschung weiter institutionalisiert. Der fortschreitende Buchdruck spielte eine wichtige Rolle bei der Verbreitung des medizinischen Wissens. Allerdings gab es auch Schattenseiten dieser Entwicklung: Nicht immer waren die erstellten Werke von hoher Qualität, und nicht selten wurden sie von medizinisch ungebildeten Beamten verfasst, was die Qualität der CM insgesamt nicht verbesserte.

Jedoch begann im 12. Jahrhundert ein Niedergang der CM, der durch die Bildung von Unterschulen und den Verfall der wissenschaftlichen Medizin zur reinen Buchgelehrsamkeit geprägt war. Der erneute Aufschwung im 16. Jahrhundert, mit dem von **Li Shizhen** verfassten Arzneibuch **Bencao Gangmu**, führte jedoch zu einem tieferen Verständnis und einer verbesserten Therapie von Schmerz. Dieses Werk haben wir schon einleitend als epochemachende und wichtige Quelle erwähnt.

Das 19. Jahrhundert brachte der CM erneut Rückschläge. Die zunehmende Ausbreitung von Seuchen und die Einführung der westlichen Medizin führten dazu, dass die TCM zunehmend in den Hintergrund geriet. Es kam sogar zu einem zeitweiligen Verbot der CM, welches jedoch wegen der dringenden Notwendigkeit einer flächendeckenden medizinischen Versorgung aufgehoben wurde. Mao Zedong erkannte in den 1940er Jahren die Bedeutung der TCM für die medizinische Versorgung der Bevölkerung. Er betonte die Notwendigkeit der Zusammenarbeit zwischen modernen Ärzten und traditionellen Heilern, um die Gesundheitsversorgung des Volkes sicherzustellen. Dies führte zur Gründung von Akademien für CM in den 1950er Jahren und zur Neuauflage klassischer medizinischer Werke der TCM.

TCM im Wandel: Die Kombination von Althergebrachtem und Neuerungen im 20. Jahrhundert

Im Laufe der 50er und 60er Jahre wurde in China ein bemerkenswertes Bestreben unternommen, die TCM wiederherzustellen. Diese Bemühungen resultierten in einer erneuten Blütezeit der CM, ein beachtlicher Fortschritt im Vergleich zum Niedergang im 19. Jahrhundert. In

Anbetracht der Herausforderungen, die die WHO damals sah – die Unfähigkeit, die Weltbevölkerung ausreichend mit moderner Medizin und Nahrung zu versorgen – wurde den Entwicklungsländern geraten, ihre eigenen traditionellen Behandlungsmethoden zu stärken. Hierbei entstand der Begriff „TCM", welcher eine Neuinterpretation der alten chinesischen Heilkunst aus dieser Zeit darstellt.

Diese erneuerte Form der TCM betonte besonders die Diagnostik nach den acht Leitkriterien. Die Aku-Moxa-Therapie, eine Form der Schmerztherapie, setzte das Leitbahnsystem als eine Art „Flusslandschaft" in den Fokus, wobei sie die Systematik des „Kälte"-Schädigungsprinzips des Shang Han Lung nutzte. Diese Neuinterpretation zeichnete sich durch ihre Einfachheit aus, was eine rasche Verbreitung in China ermöglichte. Sie kombinierte moderne und traditionelle Aspekte, um den Gesundheitsdienst zu erweitern.

Historisch betrachtet, hat die CM sowohl in der Theorie als auch in der Literatur viele Höhepunkte erlebt. Trotz der enormen Menge an Literatur, die über einen Zeitraum von mehr als 2300 Jahren gesammelt wurde, ist es bemerkenswert, wie beständig und konsistent diese war. Die Vorstellung, dass die CM lediglich auf Ahnenkult und Hexerei basiert, ist ein veraltetes Bild aus dem frühen 20. Jahrhundert und kann als obsolet betrachtet werden.

Tatsächlich hat die chinesische Kultur weit vor der westlichen Welt zahlreiche technologische und kulturelle Fortschritte gemacht, von hochentwickelten chemischen Prozessen bis hin zu beeindruckenden Bauwerken wie der Großen Mauer. Die Annahme, dass die Medizin, die so eng mit dem menschlichen Wohlsein verbunden ist, hinter anderen wissenschaftlichen Errungenschaften zurückbleiben würde, ist schwer vorstellbar. Allerdings besteht die Gefahr, dass die aktuell exportierte „Version" der TCM oder die im Westen geprägte Akupunkturausbildung ein verzerrtes Bild der tatsächlichen CM vermittelt und deren Ruf auch schädigen könnte. Es ist unerlässlich, den wahren Wert und die Tiefe der CM in ihrem historischen, kulturellen und vor allem technisch-physiologischen Kontext zu verstehen, um sie angemessen einschätzen zu können, ihre Möglichkeiten und Grenzen zu erkennen.

Im Verlauf der Geschichte wurde die TCM verschiedenen Veränderungen und Herausforderungen unterzogen. Besonders im 20. Jahrhundert geriet die Überlieferung dieser Medizin in den Hintergrund, da viele Ärzte, die sich mit der TCM beschäftigten, aufgrund religiöser Ansichten oder mangelnder Kooperation mit den herrschenden Autoritäten verfolgt, in Arbeitslager geschickt oder sogar zum Schweigen gebracht wurden. Trotz dieser Rückschläge existieren bis heute verschiedene Auffassungen von CM nebeneinander, die jeweils unter unterschiedlichen Bedingungen und in unterschiedlichen Zeiten entstanden sind. Diese Unterschiede können zu scheinbaren Widersprüchen in der Terminologie führen. Jedoch wird bei näherer Betrachtung deutlich, dass sich diese Widersprüche meist durch den Kontext und den technisch-praktischen Gebrauch aufklären lassen.

Bemerkenswert ist, wie diese Begriffe trotz der verschiedenen Interpretationen eine kohärente und präzise diagnostische und praktische Basis bieten, die ein sich dynamisch entwickelndes System bildet. Es ist wichtig anzumerken, dass der Begriff „TCM“ erst in den 1960er Jahren von der WHO eingeführt wurde und eine pragmatische Rekonstruktion der klassischen CM darstellt.

Die chinesische Regierung erkannte nach dem Krieg die Bedeutung der TCM und bemühte sich, sie einem breiten Bevölkerungsspektrum zugänglich zu machen. Ein besonderer Schritt in diese Richtung war die Entsendung von sogenannten „Barfußärzten“ in bedürftige Regionen. Diese Mediziner, oft mit einer 100-tägigen Ausbildung, in der sie die wichtigsten 100 Punkte der Akupunktur und symptomatische Behandlungsmethoden lernten, arbeiteten meist autonom und ähnelten den im Westen bekannten Gemeindeschwestern oder -helfern.

Als sich China in den 1970er Jahren dem Westen zu öffnen begann, gewann die Akupunktur durch Sensationsberichte in den Medien an Popularität. Viele der Akupunkturprogramme, die im Westen angeboten werden, basieren auf dem Barfußarzt-Programm, welches ursprünglich als Nothilfeprogramm in China in den 1950er und 1960er Jahren entstand. Es wird jedoch sowohl in China als auch im Westen erkannt, dass diese vereinfachte Form der Akupunktur und TCM oft nur in vermindertem Umfang wirkt, weshalb es Bestrebungen gibt, wieder zu ihren diagnostischen Prinzipien zurückzukehren, um tiefer gehende und nachhaltigere Behandlungsansätze – nicht zuletzt im Bereich Schmerztherapie – zu ermöglichen.

Zurück zur Tradition in der TCM

In der jüngeren Geschichte der TCM wurde die Akupunktur oft in Kombination mit westlichen Diagnosen verschrieben. Jedoch zeigte sich, dass die Rezept-Akupunktur oft nicht die gewünschten Ergebnisse erzielte. Vor allem in China haben diese Erfahrungen staatliche Stellen dazu motiviert, die Ausbildung wieder näher an den traditionellen Regeln der TCM zu orientieren, anstatt sie an westlichen Diagnosemethoden auszurichten.

Ein Grund dafür liegt in der Art und Weise, wie die Akupunktur in der TCM funktioniert. Die Akupunktur ist eine Reflextherapie, die auf der Idee basiert, dass bestimmte Punkte am Körper, wenn sie stimuliert werden, reflektorische Reaktionen auslösen können, die therapeutische Wirkung haben. Das bedeutet, dass ein Akupunkturpunkt, der beispielsweise sekretionsmindernd wirkt, bei einer laufenden Nase bei Rhinitis effektiv sein kann. Wenn jedoch der Patient eine trockene Nase, den sogenannten „Stockschnupfen“, hat, wird die Akupunktur an diesem Punkt nicht funktionieren.

Dies verdeutlicht ein grundsätzliches Problem bei der Anwendung der Akupunktur basierend auf rein westlichen Diagnosen: Sie berücksichtigt nicht den reflektorischen Ausgangszustand des Patienten oder die spezifische reflektorische Funktion des Akupunkturpunktes. Das Ergebnis ist oft heterogen, in denen einige Patienten von der Behandlung profitieren, während andere keine Besserung erfahren. Diese unterschiedlichen Ergebnisse führen oft zu der Annahme, dass Akupunktur möglicherweise nur ein Placebo-Effekt ist. Dabei ist das Problem nicht die Akupunktur selbst, sondern vielmehr die Diagnosemethode.

Die Unterscheidung zwischen „Respondern“ und „Non-Respondern“ ist in vielen Fälle möglicherweise sogar irreführend. Es wäre nach den vorliegenden Studienergebnissen der ersten doppelverblindeten Versuche zutreffender, von Patienten mit korrekten und inkorrekten Diagnosen zu sprechen. Denn Akupunktur zeigt hohe Wirksamkeit, wenn das vegetative Regulationsmuster des Patienten mit der angewandten Behandlung übereinstimmt. In Bezug auf Schmerz und Schmerztherapie zeigt dies die Notwendigkeit einer genauen und individuellen Diagnose in der TCM, um die bestmögliche Behandlung für jeden einzelnen Patienten sicherzustellen.

Denn die **Diagnose der TCM** verstehen wir heute als eine **Systematik der Befindlichkeiten und Befunde eines Patienten mit dem Ziel, den funktionellen vegetativen Status zu ermitteln.** Aus einer Befindlichkeit wird also ein Befund, und die Befindlichkeit wird überwiegend vom Vegetativum bewirkt. Das ist das Prinzip, mit dem wir in den Befindlichkeiten des Patienten einen Spiegel der vegetativen Steuerung erkennen und definieren können. Die körpersprachlichen Zeichen des Patienten zu erkennen und die richtigen Befindlichkeiten zu erheben ist durchaus eine erlernbare Kunst, deren Grundlagen rational und systematisch erworben werden können.

Daraus erst ergeben sich die therapeutischen Entscheidungen, die zur Auswahl der richtigen Therapien führen. Dazu steht dem Behandler nicht nur die Akupunktur zur Verfügung, sondern eine ganze Palette therapeutischer Verfahren:

- Reflextherapien wie die Akupunktur und die Chinesische Manuelle Therapie mit ihren Unterformen
- die chinesischen Gesundheitsübungen wie Qigong und Taichi, die wir heute als traditionelle vegetative Biofeedbackübungen verstehen können (KB S)
- die chinesische Arzneitherapie, (Po zit) eine systematische Multitarget-Therapie
- die chinesische Ernährungslehre

- die Psychotherapie der TCM (Greten1985, zusammengefasst KB S)
- die Musik- und Klangtherapie, die derzeit intensiv erforscht wird (Schneider et al.)

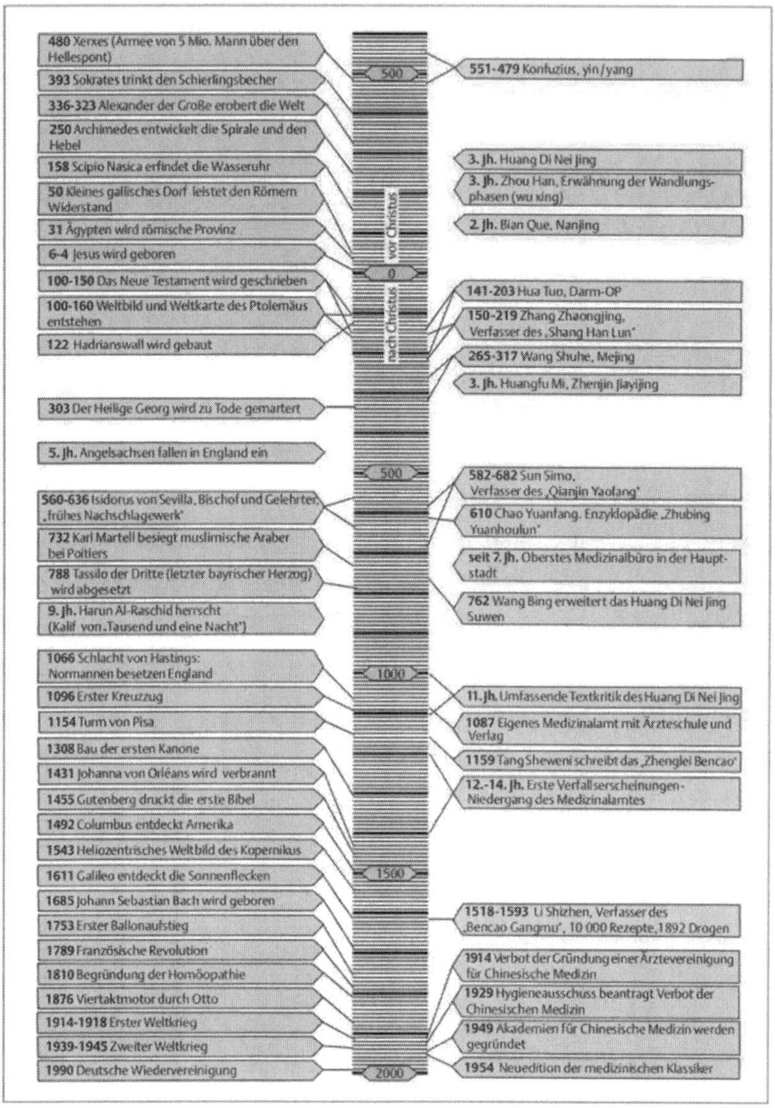

Abb. 4: *Zeitstrahl. Entwicklung der Chinesischen Medizin in Korrelation zu wichtigen Ereignissen der europäischen Geschichte. Wollte man auch den Zeitraum der ersten Akupunkturbehandlungen 6000–4000 v.Chr. eintragen, müsste der Zeitstrahl zwei bis drei Buchlängen über den Oberrand hinausragen. (aus „Kursbuch Traditionelle Chinesische Medizin", 3. Auflage, Thieme Verlag)*

Referenzen

Greten, H.J. (2017). Kursbuch Traditionelle Chinesische Medizin (Textbook of Traditional Chinese Medicine) (3rd ed). Thieme.

Ulf Bernhard Krause, Tao Lu, Bernhard Weiß, Fritjof Nelting

„Solange Sie noch Probleme haben, ist alles gut"

Schmerz und Schmerzbehandlung in der Traditionellen Chinesischen Medizin

Prolog

Dieses Kapitel folgt weitgehend dem Transkript eines gemeinsamen Gespräches von Fritjof Nelting, Tao Lu und Ulf Bernhard Krause vom 23.02.2023, das dann in den folgenden Wochen durch schriftliche Ergänzungen von Bernhard Weiß erweitert und abgerundet wurde. Dieses Vorgehen erschien bei der Behandlung des Themas "Schmerz in der Traditionellen Chinesischen Medizin(TCM)" in besonderer Weise passend, da auch die grundlegende schriftliche Quelle der TCM das „Huang di nei jing" 黄帝内经 oder ‚Der Klassiker der Inneren Medizin des Gelben Kaisers' in Dialogform verfasst ist.

Der Text wurde dann redaktionell von Ulf Bernhard Krause für das aktuelle Buchprojekt bearbeitet. Ziel der Redaktion war einerseits die größtmögliche transkulturelle Verständlichkeit anderseits aber auch eine Bewahrung der Eigentümlichkeiten traditionell chinesischer Wege bei der Vermittlung von Wissen.

Im modernen westlichen Denken geht es meist um eine – möglichst schon auf den ersten Blick erkennbare – Folgerichtigkeit in der Darstellung abstrakter Zusammenhänge. Der traditionell chinesische Diskurs scheint sich dagegen eher als eine unmittelbare Manifestation des dao 道 zu verstehen, des ursprünglichen Energieflusses und seiner Verzweigungen in yin 阴 und yang 阳. Diese können zwar begrifflich differenziert werden, bleiben dabei aber immer untrennbar und unmittelbar aufeinander bezogen – so wie auch der Fluss des Dialoges selbst.

Als wesentliches Mittel erscheint dabei der Gebrauch von Metaphern, um sich mit deren Hilfe auf ganzheitliche Prozesse beziehen zu können, die sich der analytisch zergliedernden Logik und Sprache des westlichen Denkens entziehen. Dies mag ein Grund sein, warum die traditionell orientierte chinesische Didaktik oft einen eher assoziativen Charakter zeigt, der die Zuhörenden herausfordert, das Gesagte erst einmal als Gegebenes hinzunehmen und dann in einem schrittweisen Prozess des Ausprobierens in die eigene Denkweise, Haltung und Praxis zu integrieren.

Grundlegende Konzepte von Schmerz

Fritjof Nelting: Schön, dass wir hier zusammengekommen sind, um über dieses so wichtige Thema zu sprechen. Und hoffentlich werden wir dabei auch einige wichtige Fragen bezüglich der Behandlung dieses ja häufig sehr quälenden Phänomens klären können.

Ulf Bernhard Krause: Was ist denn das grundlegende Konzept von Schmerz in der Traditionellen Chinesischen Medizin (TCM)? Gibt es im Chinesischen zum Beispiel eines oder mehrere Worte für Schmerz?

Tao Lu: Schmerzen sind ein ganz spezielles Thema in der TCM. Verschiedene chinesische Mediziner haben Schmerzen in der modernen Zeit zu erklären versucht. Aber Erklärungen innerhalb der TCM, egal von wem sie kommen, müssen immer einen engen Bezug zum Ursprung belegen können.

Was ist dieser Ursprung? Der Ursprung der TCM ist ein Buch mit dem Titel „Huang di nei jing“ (黄帝内经) und kann mit *‚Klassisches Buch des Gelben Kaisers zur Inneren Medizin‘* übersetzt werden[1]. Die-

1 Der „Huang di Nei jing“, oft einfach als „Neijing“ bezeichnet, ist ein grundlegendes klassisches Werk der TCM. Das Buch wird oft dem legendären Kaiser Huangdi zugeschrieben und besteht aus zwei Teilen: dem „Suwen“ (Grundlegende Fragen) und dem „Lingshu“ (Achse des Geistes). Der Text, der auf eine Zeitspanne von mehreren Jahrhunderten zurückgeht (etwa zwischen dem 2. Jahrhundert v.Chr. und dem 2. Jahrhundert n.Chr.), behandelt eine Vielzahl von medizinischen Themen, einschließlich Theorie, Diagnostik und Behandlung. Für Fachleute in der

ses Lehrbuch muss jeder Student an der Universität lesen, es studieren und die Details daraus lernen.

Die chinesischen Mediziner versuchen dann, daraus neue Konzepte oder neue Therapiemodelle zu entwickeln. In China muss die wichtigste theoretische Grundlage immer dieses Buch sein, das ist also ganz anders als hier in Deutschland. Für die Praxis der westlichen Medizin sind die medizinischen Schriften von Hippokrates oder Galen heute eher uninteressant. Aber für uns in China ist es sehr wichtig sich auf die antiken Quellen zu beziehen und dort gute Argumente für unsere heutigen Therapieansätze zu finden. Das gilt auch für die Behandlung von Schmerzen, denn es gibt im Huang Di Bei Jing mehrere wichtige Kapitel spezifisch nur über dieses Thema.

Ich möchte aber mit der Erklärung von zwei chinesischen Zeichen beginnen, damit das grundlegende chinesische Konzept von Schmerzen besser verständlich wird. Das deutsche Wort „Schmerz" kann Übersetzung für zwei chinesische Worte sein. Das eine ist teng 疼, das andere tong 痛 – der äußere Teil des Zeichens 疒 hat immer mit Krankheit zu tun. Der innere Teil des Zeichens von teng, der dann die spezifische Bedeutung gibt, ist dong 冬 bzw. auf Deutsch der Winter. Bei tong bedeutet der innere Teil 甬 dagegen „Weg" oder „der kleine Weg". Das Wort dao 道, das ja auch in Europa als Teil von dao de jing 道德经, des ‚Klassischen Buches von Weg und Tugend', sehr bekannt ist, würde im Gegensatz dazu „breiter Weg" bzw. „Drei-Tage-Weg" bedeuten.

Die genaue Aussprache von teng (zweiter Ton - aufsteigend) und tong (vierter Ton – absteigend) spielt dabei eine ganz große Rolle.

TCM ist der „Huang di Nei jing" eine wichtige Referenz, die oft als „Bibel" der TCM bezeichnet wird. Auch wenn es aufgrund seiner antiken Sprache und seines tiefen philosophischen Inhalts manchmal schwer verständlich ist, bleibt es ein zentrales Werk, das die Grundlagen und Prinzipien der TCM festlegt.

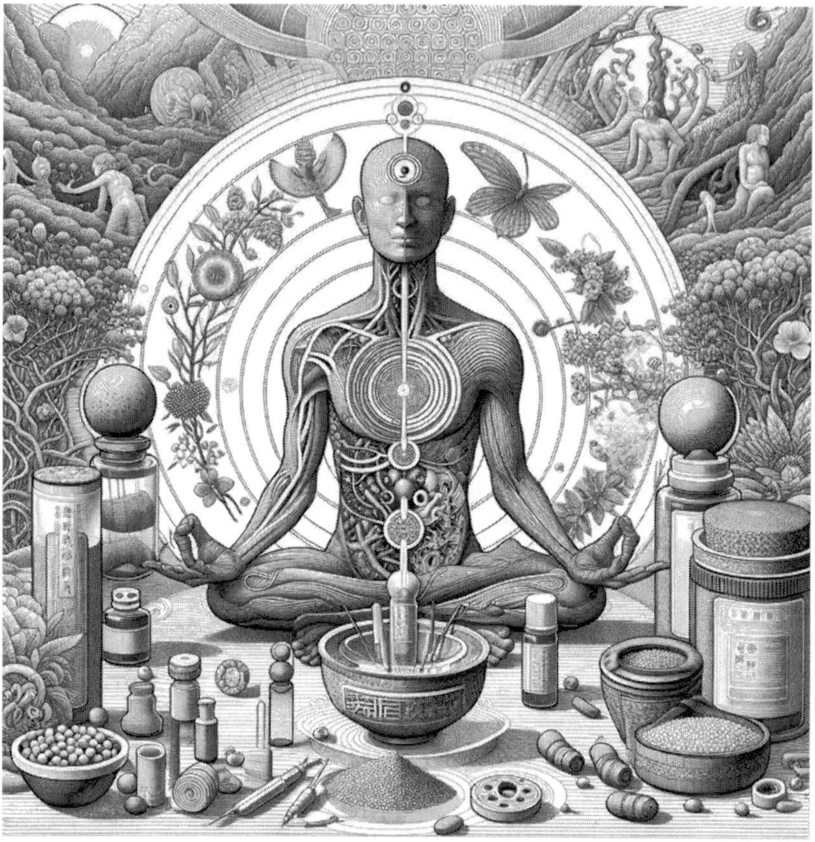

Abb. 1: Historischer Ursprung der TCM. Digitales Bild. Erstellt von ChatGPT 4.0. in 01/2024.

Fritjof Nelting: Dies ist aber nur im Chinesischen wirklich nachvollziehbar, wo vereinfacht gesagt anders als in den meisten europäischen Sprachen auch die Tonhöhe der gesprochenen Silben eine bedeutungstragende Funktion hat. Also z.B. 好 hao im dritten Ton (ab- und wieder aufsteigend) heißt „gut“, 号 hao im vierten Ton (absteigend) aber „Name“ oder auch „Nummer“.

Tao Lu: Der gleichbleibend hohe erste und der aufsteigende zweite Ton stehen für das Prinzip von yang, während der erst ab- dann aufsteigende dritte und der absteigende vierte Ton dann für das komplementäre Prinzip yin stehen.

Wenn Schmerzen starke yang-Eigenschaften haben, heißt das, dass sie akut beginnen, sehr intensiv erlebt werden und heftig ausstrahlen. Ein Beispiel sind typische akute Zahnschmerzen: Man hat Zahnschmerzen, weil sich im Zahnfleisch Eiter gesammelt und sich der Druck im Gewebe innerhalb von kurzer Zeit stark erhöht hat. Daher hat man sehr schlimme, akute Schmerzen. Die Schmerzen beginnen innerhalb von kurzer Zeit und man kann die Schmerzen bereits an ihrem Beginn schon nicht mehr aushalten. Diese Schmerzen sind teng, weil teng-Schmerzen yang-Schmerzen sind. Dann sagt man *(spielerisch schmerzhaft gequält)* „teng, teng, teng!"

Tong hingegen ist etwas ganz anderes. Tong-Schmerzen sind yin-Schmerzen. Yin-Schmerz bedeutet etwas chronisches, etwas sozusagen nicht so lautes, aber ständig und kontinuierlich auftretendes, etwas langsam und schleichend beginnendes. Man bemerkt diese tong-Schmerzen vielleicht nicht so rasch und ist nicht sofort so sehr in Mitleidenschaft gezogen, aber der Schmerz ist immer da und wird mit der Zeit immer schlimmer.

Ein Beispiel dafür wären Schmerzen bei chronischer Karies. Die kariösen Veränderungen am Zahn sind am Anfang nur gering, man spürt zu Beginn nur eine gewisse Empfindlichkeit, aber die Empfindlichkeit wird immer schlimmer, wenn die Karies nicht entfernt wird. Vielleicht gibt es dabei auch Schmerzpausen, aber die Karies an sich ist auch dann nicht wirklich weg – das ist tong.

Ein anders Beispiel sind Bauchschmerzen, was ist bei Bauchschmerzen dann teng und was tong? Könnt Ihr Euch das vorstellen?

Fritjof Nelting: Akute Schmerzen bei Entzündung und im Gegensatz dazu chronischer Reflux von Magensäure in die Speiseröhre?

Tao Lu: Ursache für typische akute Bauchschmerzen kann z.B. eine Blinddarmentzündung sein. Das werden innerhalb von kurzer Zeit schlimme Schmerzen, das ist dann teng.

Patienten mit Depressionen leiden hingegen oft unter tong-Schmerzen. Sie erleben einen übermäßigen Druck, ein ständiges unangenehmes Gefühl. Wenn man damit zu einem westlich orientierten Arzt geht und es untersuchen lässt, kann es sein, dass ein Reflux und ein Helicobacter-pylori-Besiedlung im Magen und oberen Darmbereich nachgewiesen wird.

Dieser tong-Schmerz geht in manchen Situationen auch durch leichtes Drücken oder durch das Behandeln mit einer Wärmflasche wieder weg. Bei einer akuten und einer chronischen Krankheit verhält und fühlt der Patient sich jeweils ganz anders.

Fritjof Nelting: Das heißt, Kinder bewegen sich normalerweise im Bereich teng?

Tao Lu: Nein, nicht unbedingt.

Fritjof Nelting: Aber doch recht häufig, oder? Zum Beispiel, wenn sie sich das Knie aufgeschürft haben.

Tao Lu: Genau, bei solchen Unfällen ja.

Fritjof Nelting: Oder auch, wenn der Bauch auf einmal sehr weh tut und sie weinen. Das sind dann häufig sehr akute, aber nur kurz anhaltende und nicht sehr schlimme Geschichten.

Ulf Bernhard Krause: Wenn wir die Frage stellen, ob es im Sinne der TCM eher um eine Fülle- oder eine Leere-Problematik geht, wie würdest Du das jeweils einordnen?

Tao Lu: Ja, genau, bei welchem Schmerz ist etwas zu viel? Fülle ist teng. Aber was ist zu viel? Das kann man am Zeichen erkennen. Enthalten ist das Zeichen für dong. Dong heißt Winter. Und was gibt es im Winter sehr viel?

Fritjof Nelting: Kälte.

Tao Lu: In dem Fall ist dann die Kälte zu viel. Doch warum löst die Kälte den Schmerz aus? In der TCM wird gesagt, Kälte sei für zusammenziehende Wirkungen zuständig, Kälte löst das Zusammenziehen aus.

Wie verhält man sich also, wenn man Kälte begegnet? Man friert und zuckt zusammen vor Kälte. Oder, wenn man schwimmen geht, und das Wasser warm ist, draußen ist es aber kalt, dann bekommt man eine Gänsehaut, wenn man aus dem Wasser herauskommt. Das zeigt dann jeweils die zusammenziehende Wirkung der Kälte. Deswegen löst Kälte auch sehr starke Schmerzen aus, wenn sich im Körper plötzlich die Blutgefäße zusammenziehen. Gleiches gilt für heftig zusammengezogene Muskeln. Das sind alles Schmerzen, die durch Kälte verursacht werden. Kälte löst dann das schmerzhafte Zusammenziehen aus.

Fritjof Nelting: Aber Kälte nicht unbedingt im Sinne einer bestimmten Temperatur, sondern eher die Wirkung wie Kälte.

Tao Lu: Es geht um den Kontakt mit Kälte. Als Beispiel: Kinder spielen draußen und haben gerade vorher etwas gegessen. Während sie spielen, ist es draußen kalt. In der Kälte haben sie viel kalte Luft geschluckt und leiden hinterher an Bauchschmerzen.

Fritjof Nelting: Wenn man es aber andersrum dreht - und das gibt es im Nordosten von China ja auch sehr häufig - und geht in ein Eisbad oder badet in einem eisigen See, dann gehe ich ganz bewusst in die Kälte hinein. Das wird ja von vielen als sehr positiv bewertet. Im Deutschen nennen wir das, einen hormetischen Reiz setzen – also uns einer kurzzeitigen Entbehrung wie Hunger oder sogar Sauerstoffmangel aussetzen. Wie würde das die TCM sehen?

Tao Lu: Genau, das ist auch im heutigen China ein sehr umstrittenes Thema. Ist das Baden im eiskalten Wasser gesund oder ungesund? Viele Menschen glauben, dass es im Winter die Gesundheit fördern kann, einfach in einen See zu springen und dann für ein paar Minuten darin zu bleiben. Aber aus der Sicht von TCM ist es das nicht unbedingt so. Natürlich, es gibt Menschen, die können auch ohne Schäden in kaltem Wasser schwimmen, aber für die meisten Leute ist so etwas aus der Sicht der TCM zu heftig, denn eiskaltes Wasser ist immer ein Schock.

Fritjof Nelting: Eine heftige Belastung, das stimmt.

Tao Lu: Es ist ein echter Schock, auch wenn man mit eiskaltem Wasser duscht. Die Sportler, die das regelmäßig machen, tun das auch nicht auf einmal im Winter, sondern beginnen damit schon im Herbst, indem sie die Temperatur beim Duschen jeden Tag etwas herunterregulieren. Dann hat der Körper sich schon einmal an das kalte Wasser gewöhnt.

Das ist bei den anderen, die nur gelegentlich ins kalte Wasser springen, aber gerade nicht der Fall. Für sie ist es vielmehr ein Schock. Und dieser Schock ist ein echtes Problem, für den Körper als Ganzes und besonders für das Herz. Ob das kalte Duschen gesund oder ungesund ist, ist ja auch von der jeweiligen körperlichen Konstitution abhängig. Zum Beispiel unsere Patienten, die an Depression leiden und keine Kraft haben, keine Lust mehr verspüren, die probieren auch, wie von Ärzten oder von Freunden empfohlen die Wirkung von kaltem Duschen für sich aus ... *(zu Fritjof Nelting)* Hast Du schon mal kalt geduscht?

Fritjof Nelting: Ich dusche regelmäßig kalt.

Tao Lu: Dann weißt du bestimmt, ob dein Körper üblicher Weise kalt oder warm ist nach dem kalten Duschen?

Fritjof Nelting: Mir wird warm.

Tao Lu: Genau, das ist richtig. Woher kommt die Wärme? Kommt sie aus dem kalten Wasser?

Fritjof Nelting: Nein. Der Körper wird durch den Kältereiz nur angeregt, selbst Wärme zu produzieren.

Tao Lu: Genau, das ist deine eigene Energie, weil dein Körper wie eine Heizung reagiert, aber eben automatisch, ohne dass Du darüber nachdenken müsstest. Wenn ein Heizungssystem bemerkt, dass es im Zimmer zu kalt wird, dann fährt es hoch und produziert Wärme. Aber eigentlich könnte man sich diese für das Heizen verbrauchte Energie sparen. Hast du darüber schon mal nachgedacht? Diese Energie ist eigentlich – sagen wir einmal – für ein ganzes Jahr gedacht, aber wenn die Heizung wieder und wieder anspringt, dann reicht der Vorrat an Energie eben nur noch für ein halbes Jahr aus. Deswegen ist das kalte Duschen nicht so sparsam für den Körper.

Es gibt auch die Vorstellung, wenn ich regelmäßig zu einem Aderlass oder zur Blutspende gehe, dann wird der Körper angeregt, neues Blut zu produzieren und dadurch würde der Körper gereinigt. Aber aus der Sicht der TCM ist es anders. Ich kenne viele Patienten, die an Blutmangel leiden, eben weil sie regelmäßig Blut gespendet haben. Denn woher kommt das Blut? Das neue Blut muss der Körper selbst produzieren und der Körper ist so gesehen eine Fabrik. Die Fabrik braucht zur Produktion zwei Dinge, das eine ist die Energie, das andere sind die Rohstoffe. Nur wenn beides vorhanden ist, dann kann die Fabrik bzw. unser Körper etwas produzieren.

Fritjof Nelting: Können wir diese Überlegung auch auf den Bereich Schmerzen übertragen? Die Frage wie kommt die Energie in Körper? Kann ich mir das leisten oder nicht? Wie esse ich, wie bewege ich mich? Wenn ich mich also in einer guten Weise bewege, dann kann unsere innere Fabrik auch gut arbeiten, wenn ich immer nur sitze, wird die Fabrik wahrscheinlich nicht mehr so gut funktionieren. Und wenn ich schlecht esse, kommt keine oder die falsche Energie in die Fabrik?

Tao Lu: Der Körper ist in gewisser Hinsicht wie ein Auto. Wenn man ein neues Auto gekauft hat, kümmert man sich um das Auto, damit das Auto „gesund“ bleibt. Sollte das Auto dann immer in der Garage stehen bleiben? Nein, weil man weiß, wenn das Auto nur steht, geht es schneller kaputt. Das Auto muss auch gefahren werden, richtig? Aber wenn das Auto zu viel gefahren wird, ist seine Lebenserwartung auch nicht unbedingt sehr hoch. Das Fahren in einem guten Maß ist also sehr wichtig und dann auch gesundheitlich das Richtige. Für den Körper gilt das Gleiche, nur zu Hause zu bleiben und auf dem Bett zu liegen, ist problematisch.

Fritjof Nelting: Nur Leistungssport zu betreiben, ist aber auch nicht gut.

Tao Lu: Im Wasser schwimmen, besonders im kalten Wasser schwimmen, ist auch eine Leistung, die den Körper fordert. Der Körper braucht eine Standard-Körpertemperatur von 36 bis 37 Grad. Man benötigt diese Temperatur konstant. Wenn diese nicht mehr gegeben ist, dann fordert das den Körper und dessen Heizungssystem und eventuell auch dessen innere Klimaanlage. Wenn aber die Körpertemperatur konstant bleibt, müssen diese beiden Systeme nicht oder nur ganz wenig arbeiten. Dann spart man seine Energie und diese kann dann für andere Aufgaben eingeplant und genutzt werden.

Ulf Bernhard Krause: Wenn wir noch einmal zurück zum Schmerz kommen. Also ich finde das ist ungeheuer spannend, diese zwei Konzepte von teng und tong. Tao, vielleicht kannst du nochmal beide Konzepte beschreiben. Am besten vielleicht im Kontext der Vorstellungen von yin und yang. Vielleicht könnten wir auch so etwas wie eine schematische Darstellung daraus generieren, in der wir diese abstrakten Konzepte anhand von praktischen Beispielen darstellen, um die jeweiligen Eigenschaften noch einmal in ihrer Gegensätzlichkeit herauszuarbeiten.

Tao Lü: Tong sind charakteristische yin-Schmerzen. Welche Ursache haben sie? Das kann man auch an den Zeichen erkennen. Der innere Teil von tong ist der Weg. Es gibt ja viele verschiedene Wege, die Wege im Körper sind so kompliziert, noch komplizierter als das deutsche Autobahnnetz. Es gibt Energie-Bahnen, es gibt Blut-Bahnen, es gibt auch unterschiedliche andere Flüssigkeitsbahnen. Wenn eine davon blockiert wird, dann kann die Energie, das Blut oder die Flüssigkeit nicht mehr gut durch den Körper fließen. Das löst dann den Schmerz aus.

Fritjof Nelting: Also könnte man sagen, dass dann ein tong-Schmerz auf diese Weise zu einem teng-Schmerz werden kann. Erst sind die

Bahnen noch nicht verstopft, es ist nur ein bisschen schmerzhaft oder vielleicht nur unangenehm. Und irgendwann verstopfen die Bahnen dann und der Schmerz wird akut.

Tao Lu: Das ist dann ein allmählicher Prozess, genau. Dieser Stau ist nur ganz selten komplett, sondern es ist meist ein langsamer Verlauf hin zu immer mehr Stauung. Deswegen sind die Schmerzen auch anfangs nur sehr milde, aber werden dann immer heftiger, auch weil in diesem Prozess immer mehr Energie gebraucht wird. Der Körper versucht selbst den Stau zu beheben quasi die Baustelle aufzuräumen. Aber manchmal ist die Aufräumgeschwindigkeit langsamer als der Prozess der zunehmenden Stauung und deswegen wird der Körper schwächer. Wenn der Körper selbst schwach ist, dann ist der Körper auch leichter durch Kälte angreifbar, dann gelangt Kälte schneller in den Organismus und löst in der Folge dann yang-, also teng-Schmerzen aus. Und deswegen, versucht man dann therapeutisch in einem ersten Schritt die Kälte aus dem Körper herauszuziehen.

Zum Beispiel bei Rückenschmerzen, da ist der Körper sehr kalt, wenn man ihn anfasst, dort kann man dann zuerst Schröpfgläser auf die schmerzende Stelle aufsetzen, um die Kälte herauszuziehen. Aber manchmal reicht das nicht, und wenn man die Stelle danach anfasst, ist sie trotzdem noch eiskalt und bei manchen Patienten sind dann auch viele Flüssigkeitstropfen sichtbar.

Fritjof Nelting: Hat man dann die Kälte an die Oberfläche gezogen?

Tao Lu: Genau, so kann man sich das vorstellen! Also die Kälte wird sozusagen nach außen gezogen. Und das wird ein- bis zweimal gemacht. Wenn die akute Phase dann vorbei ist, sollte man wieder Wärme zuführen, denn die Wärme fördert die Durchblutung, fördert die Bereitstellung von Energie bzw. treibt die Energie an und so kann sie dann auch wieder besser durch den Körper fließen.

Dao 道	
Tong 痛	Teng 疼
Yin 阴-Aspekt von Schmerz	Yang 阳-Aspekt von Schmerz
Allmählicher Beginn	Rascher Beginn
Oft erst unmerklich, dann langsam schlimmer werdend	Von Beginn an heftig
Eher emotionaler, „psychosomatischer" Schmerz	Eher körperlicher, „organischer" Schmerz
Eher Zeichen für längerfristige energetische Blockade	Eher Zeichen für akute körperliche Schädigung
Z.B. Behandlung mit Tuina, Blutstau lösen, aber auch: Qi Gong und Meditation	Z.B. Behandlung mit Schröpfen bei „Kälte-Fülle", Akupunktur
Behandlung eher systemisch	Behandlung eher lokal
Signal des shen 神, um Verhaltensänderungen zu bewirken	

Tabelle 1: Die unterschiedlichen Aspekte von Schmerz in der TCM

Legende: Wichtig ist im Blick zu behalten, dass sich die Angaben entsprechend der Struktur der TCM nur auf Tendenzen beziehen können und niemals absolut und ausschließlich verstanden werden dürfen, zumal beide Formen von Schmerz in einander übergehen können.

Behandlungsansätze für die unterschiedlichen Formen von Schmerz

Ulf Bernhard Krause: Teng-Schmerz ist also Kältefülle – da ist Schröpfen indiziert. Und bei tong-Schmerz, was würdest du da machen?

Tao Lu: Da ist alles ein bisschen anders, denn tong ist ein langsamer Prozess. Das heißt, wenn ein Patient zu mir kommt, kann es sein, dass der Schmerz gerade erst angefangen hat, der Patient hat also nur leichte Schmerzen. Aber er spürt sie schon, vielleicht auch weil die Empfindlichkeit für Schmerzen von Person zu Person unterschiedlich ist. Bei anderen kann es sein, dass die Schmerzen sich schon seit Jahren angestaut haben und dementsprechend schon stärker sind.

Bei solchen Patienten ist das Therapiekonzept dann natürlich anders. Wenn der Patient die Schmerzen noch nicht sehr heftig spürt, habe ich noch Zeit. Dann kann ich zuerst damit anfangen, die Stauungen aufzuräumen, natürlich mit dem Ziel, dass die Energie wieder fließt und dann die Schmerzen dadurch automatisch gelindert werden. Aber wenn die Patienten mit heftigen Schmerzen zu mir kommen, in dem Fall sollte ich natürlich zuerst einmal etwas gegen diese akuten Schmerzen tun. Ursache kann zum Beispiel ein Blutstau sein.

Ein Patient von mir hatte Knieschmerzen. Diese Schmerzen bestanden schon seit Jahrzehnten, aber im Winter war der Schmerz plötzlich stärker geworden und der Patient – ein befreundeter QiGong-Lehrer konnte nicht mehr gut stehen und QiGong üben. Er ist zu mir gekommen und ich habe ihn untersucht und festgestellt, dass es lokale Anzeichen für einen Blutstau gab.

Also, was habe ich gemacht? Ich habe erst einmal vorsichtig das Blut herausgelassen – einfach die Stelle angestochen, so dass das Blut mit einem gewissen Druck herausgekommen ist. Und das Blut war alles schwarzes Blut, dunkelrot bis fast schwarz. Das kam durch die Vermischung des Blutes mit Kälte, denn Kälte verändert manchmal auch die Blutfarbe durch dessen Stagnation im akuten Stau. Nachdem wir das ein- oder zweimal gemacht hatten, haben sich die Schmerzen deutlich gebessert.

Das war also ein Beispiel für akute Schmerzen, wenn diese zu einem Stau führen. Das heißt, diese tong-Schmerzen, können milde, chronische Schmerzen sein, aber wenn der Stau sehr stark ist, dann können die Schmerzen auch sehr viel stärker werden, aber das ist dann meist ein längerer Prozess bis dahin.

Ulf Bernhard Krause: Mit diesem Blut herauslassen meinst du keinen Aderlass im westlichen Sinne, oder? Also im westlichen Sinne würde es ja bedeuten, eine relativ gut zugängliche Vene zu öffnen, und viel Blut. ...

Tao Lu: Nein, nein, nein, diesen Aderlass meine ich damit nicht. Aderlass ist bei uns eine Therapie, nicht um so viel Blut wie möglich herauszulassen, sondern um Bedingungen zu schaffen, damit aus dem Körper das angestaute Blut rausfließen kann. Deswegen ist zuerst wichtig, wo wird das gemacht? Man muss diesen Bereich genau lokalisieren, damit man weiß, da ist die Stelle, wo ich stechen soll. Und dann auch der Bluttest, wir haben natürlich auch eine Regel, wie viel Blut fließen soll oder darf, damit eben nicht zu viel Blut den Körper verlässt. Und es ist auch geregelt, wie oft dieser Vorgang wiederholt werden kann. Und alles natürlich nur unter strenger Beachtung medizinischer Vorsichtsmaßnahmen.

Ulf Bernhard Krause: Das ist also ein kleiner Einstich, genau an der Stelle, wo der Schmerz lokalisiert ist.

Tao Lu: Ja, genau. Es geht darum Blut herauszulassen, das vom Körper nicht mehr genutzt werden kann und sich deshalb aufstaut. Ziel ist, durch das Ableiten des gestauten Bluts den Blutkreislauf wiederherzustellen.

Ulf Bernhard Krause: Und die Idee ist dementsprechend, dass eigentlich nur verändertes Blut herauskommt.

Tao Lu: Genau, Blut, das stagniert.

Ulf Bernhard Krause: Das erinnert mich etwas an die lokale Behandlung mit Heparin-Salbe in der westlichen Medizin.

Fritjof Nelting: Ich habe eine Verständnisfrage. So wie ich die TCM immer verstanden habe, ist die Basis ja Ernährung und Bewegung, also auch QiGong und Tuina, und im akuten oder im sich zuspitzenden Fall dann eher Kräuter und Akupunktur.

Und würde man dann sagen, dass im tong-Bereich eher sanfte Regulation gefragt ist, in einem breiten und ganzheitlich aufgestellten Setting, und demgegenüber bei teng-Schmerz zunächst Akupunktur und Schröpfen indiziert ist?

Tao Lu: Um die Frage nach der jeweils passenden Behandlungsstrategie zu beantworten, brauchen wir verschiedene Unterscheidungen vorab. Z.B. eine Antwort auf die Frage: Was staut sich dort? Patienten mit Blutstau oder gestauter Gallenflüssigkeit sehen wir bei uns in der Klinik nur sehr selten. Patienten im psychosomatischen Setting leiden meist unter einem Energiestau.

Für akuten Blutstau ist als Sofortmaßnahme der vorsichtige Blutauslass indiziert, aber bei einem chronischen Energiestau kann man mit einer solchen Methode keine Sofortwirkung erzielen. Man muss bedenken, woher kommt dieser Stau? Was ist das für eine Energie? Das ist dann häufig von den Patienten seit langer Zeit angesammelter Stress, persönlicher Druck, Emotionen, seelische Verletzungen, die die Menschen nicht loslassen können.

Als Beispiel: *(schaut zu Fritjof)* Ich habe Ärger mit dir, aber du bist mein Chef und ich kann diesen Ärger also nicht offen äußern.

Fritjof Nelting: Haha, aber jetzt bei laufendem Mikrofon können wir doch über alles reden …

Tao Lu *(lacht)***:** Ja, aber bei vielen von unseren Patienten kommt es dazu, dass der Ärger einfach heruntergeschluckt wird. Wenn man Ärger herunterschluckt, ich weiß nicht, ob ihr das schon einmal erlebt habt, bekommt man erstmal einen dicken Hals, einen roten Kopf und man empfindet einen starken Druck auf dem Brustkorb.

Fritjof Nelting: Im Deutschen gibt es ja die Redewendung, „einen dicken Hals bekommen", „sauer zu werden" oder „etwas in sich hineinzufressen".

Tao Lu: Genau und da empfinden die Patienten dann einen starken Druck. Und wenn sich ein solcher Ärger immer wieder wiederholt, weitet sich dieser Druck auf den Magen aus. Dann fällt es den Betroffenen schwer zu essen, sie haben oft keinen Appetit. Und ein solcher Stau, solcher Ärger, solche Trauer und Sorgen, solche Angst, die nicht losgelassen werden können, werden immer mehr in sich hineingefressen. Bei solch ausgeprägten Blockaden bringt Schröpfen nicht mehr so viel, dafür gibt es andere spezifische Therapieansätze.

Bernhard Weiß: Ich finde es ungemein nützlich, wie die TCM Emotionen in das System der Gesamtregulation logisch einordnet. Emotionen sind Teil der Gesamtregulation, Zorn z.B. ist die mit der Wandlungsphase Holz assoziierte Emotion, die Phase der Energiebereitstellung, bzw. der ansteigenden Energie im Zyklus der Wandlungsphasen.

Ohne Zorn im weitesten Sinne wären wir überhaupt nicht handlungsfähig, denn in seiner nicht-pathologischen Form ist er auch Initiative und Impuls überhaupt. Denn wenn Zorn nicht gelebt wird, staut sich diese Energie auf und das wirkt sich auf das Gefüge der Gesamtregulation aus. Das macht sich auf verschiedenen Ebenen bemerkbar und lässt sich vor allem auch anhand körperlich-funktioneller Zeichen ablesen, wie z.B. einer Tendenz zur Inspiration in den Brustkorb und einem erhöhten Muskeltonus.

Trauer hingegen ist in ihrer energetischen Richtung genau entgegengesetzt, sie ist assoziiert mit der Wandlungsphase Metall, die Phase der Entspannung, des Rückzugs und der Abschlaffung. Sie zeigt sich eher in einer Expirationshaltung mit vermindertem Tonus. Zorn ist also yang und Trauer yin, und weil sie einander in der energetischen Direktionalität entgegengesetzt sind, ergänzen, bedingen und kontrollieren sie einander auch. Die Ursache für unterdrücktem, aufgestauten Zorn kann daher, und so ist es in der Praxis auch sehr oft, tiefe Trauer im weitesten Sinne sein. Schuldgefühle oder die Angst und konkrete Erfahrung, verlassen zu werden sind mit der Trauer verwandte emotionale Zustände. Chronische Trauer bzw. tiefer emotionaler Schmerz blockiert die Wandlungsphase Metall und in der Folge blockiert auch der entgegengesetzte Pol der Achse, die Wandlungsphase Holz. Denn beide Pole wahren immer ihre Mitte.

Ganz konkret äußert sich das z.B. so, dass jemand, die oder der Angst hat verlassen oder zurückgewiesen zu werden, die Tendenz hat seine Wut gegenüber anderen zurückzuhalten und lieber bei sich zu behalten. Aufgestauter Zorn sammelt sich an, oft uneingestanden oder sogar unbemerkt. „Zorn kenne ich nicht“ oder „ich werde fast nie wütend“ sagen die Menschen dann manchmal. Wenn man aber genauer hinschaut, sie untersucht und anfasst, stellt man fest, dass die Muskulatur wie gepanzert ist und sie nur sehr flach atmen. Ganz oft haben sie ein typisches Haltungsmuster, sie sind wie zusammengesunken und gleichzeitig wie aufgestaut, also ob sie gleichzeitig ein- und ausatmen möchten und so verharren. Aus Sicht der TCM ist dies ein Ausdruck der blockierten Holz-Metall-Achse.

Ulf Bernhard Krause: Hochinteressant und ein ganz wichtiger Brückenschlag zwischen Traditionell Chinesischer und westlicher psychosomatischer Medizin. Ich denke eine Frage, die sich direkt an das gerade Gesagte anschließt ist, ob es im Chinesischen unterschiedliche Begriffe für körperlichen und emotionalen Schmerz gibt?

Tao Lu: Ja, emotionale Schmerzen haben wir natürlich auch sehr oft, das sind dann oft auch sehr typische Schmerzen. Aber diese Schmerzen sind dann tong und nicht teng. Manchmal sagt man umgangssprachlich „wo xin tong 我心痛“, das bedeutet übersetzt so viel wie Herzschmerz (xin 心 ist gleichermaßen das Wort für Herz und Geist). In dem Wort versteckt sich ja schon ein gewisser Sinn der Schmerzen – das wäre dann tong. Niemand sagt in solch einer Situation „wo xin teng 我心疼“, denn das würde einen Herzinfarkt bedeuten.

Fritjof Nelting: Und wenn ich sage, „wo xin teng ni 我心疼你“? Es würde dann aber um den Schmerz einer anderen Person gehen, den ich mitfühle. Dann würde ich xin und teng zusammennehmen?

Tao Lu: Das kann man tatsächlich so sagen. Aber dann muss die Person dahinterstehen.

Fritjof Nelting: Also quasi „ich leide mit Dir“. Oder auch „Du tust mir leid“.

Tao Lu: Ja genau, das ist auf Deiner eigenen Seite dann aber trotzdem tong. Wenn ich sage „wo xin teng 我心疼“, dann heißt das, ich habe eigene körperlich erlebte Beschwerden. Und die Beschwerden beziehen sich auf einen Bereich, der sich zusammenkrampft, wo der Schmerz ist. Das ist „wo xin teng 我心疼“. Man sagte hier nie „wo xin tong 我心痛“. Wenn man "wo xin tong 我心痛“ sagt, ist ein emotional erlebter Schmerz gemeint.

In der TCM muss der Schmerz immer zurückgeführt werden auf das Herz. Teng und tong können einmal mit Winter und Kälte (teng) und einmal mit Weg und Stau (tong) übersetzt werden. Aber in der Realität wird auch bei vielen Patienten, selbst wenn sie vor allem über körperliche Beschwerden berichten (teng) auch ein Stau (tong) erkennbar.

Es kann sogar sein, dass der Patient subjektiv gar nicht unter Schmerzen leidet. Deswegen musste ich auch erst googeln, um Schmerzen aus Sicht der westlichen Medizin zu verstehen. Dabei habe ich gelesen, dass Schmerzen eine unangenehme Wahrnehmungs- und Gefühlserfahrung sind verbunden mit tatsächlicher oder möglicher Gewebeschädigung oder der Vorstellung einer solchen. Der Schmerz ist in der westlichen Sicht also immer verbunden mit tatsächlicher oder möglicher Gewebeschädigung.

Aber in der Realität ist das nicht immer zutreffend. Zum Beispiel ich habe letztens im Fernsehen einen Bericht über die Erdbeben in der Türkei gesehen. Ein Vater konnte sich aus den Ruinen retten, aber seine Tochter war immer noch eingeschlossen. Er hat dann versucht Hilfe zu holen, aber es kam keine, und so musste er selbst etwas tun. Er hat dann gehört, wie die Tochter rief „Papa, Papa, hilf mir“ und so hat er versucht mit der Hand die Steine und den Schutt wegzuräumen. Dadurch hat seine Hand angefangen zu bluten und er hat sogar seine Fingernägel verloren, aber in diesem Moment hat er das versucht zu ignorieren und machte weiter und er spürte seine Schmerzen nicht einmal.

Ulf Bernhard Krause: Das wäre dann ja auch unwesentlich für das chinesische Konzept von teng und tong.

Tao Lu: Das gilt auch für Sportarten wie Fußball oder andere sportliche Wettbewerbe. Wenn diese sehr intensiv ausgetragen werden, kann es sein, dass ein Sportler sich verletzt, trotzdem spielt sie oder er weiter, z.B. nachdem der Schmerz durch Vereisung gelindert wurde. Ist der Schmerz dann nicht mehr da, oder ist die Verletzung schon geheilt? Natürlich nicht, aber die Schmerzen werden nicht mehr gespürt.

Ich habe etwas Vergleichbares auch einmal in einem Film gesehen. Es war ein alter Kriegsfilm. Zwar hatte die eine Gruppe von Soldaten eine Schlacht gewonnen, aber als der Kampf vorbei war sagte ein Soldat zu einem anderen: „Guck mal nach Deiner Verletzung“. Dieser schaute nach und sah, dass er schwer verletzt war. Er hatte das bis dahin aber gar nicht wahrgenommen, aber als er die Wunde dann sah, wurde er sofort bewusstlos. Das wäre ein typisches Beispiel für die Rolle von Schmerz.

Die Rolle von shen für die Entstehung und Behandlung von Schmerz

Editorische Notiz: Aus Gründen der Lesbarkeit und in Würdigung der traditionellen Sichtweisen haben wir bei der Wiedergabe der metaphorischen Beschreibung der inneren Regulation männliche Formen („der König“, „die Soldaten“) verwendet. Dies soll aber nicht einer patriarchalisch geprägten Vorstellung von einer Vorrangigkeit des Männlichen in Fragen der Regulation das Wort reden. Vielmehr würden wir auch entsprechend der Sichtweise Carl Gustav Jungs genauso von einem Anima- wie einem Animus-Anteil von shen ausgehen.

Tao Lu: Wenn wir uns wieder dem schon erwähnten klassischen Buch der TCM zuwenden, gibt es dort den bekannten Ausdruck “zhu tong yang chuang 诸痛痒疮”, der so viel bedeutet wie „die Schmerzen, der Juckreiz, die Hautentzündung“. Dieser Satz geht dann weiter mit „jie shu yu xin 皆属于心“, was besagt, dass für all dies das Herz zuständig ist.

Hier kommen wir zur Rolle von shen 神, einem anderen chinesischen Begriff für Herz, der mehr noch als xin 心 eine übergeordnete geistig-spirituelle Qualität anspricht.

Doch was ist damit gemeint, was versteht man hier unter dem Herz? Das muss man ein bisschen erklären. Herz in der TCM ist nicht das Organ Herz im Sinne der westlichen Naturwissenschaften. Obwohl wir dieses auch Herz nennen würden, aber das ist in diesem Kontext nicht gemeint.

Herz bedeutet vielmehr eine Funktion in unserem Organismus und diese Funktion ist die oberste der Funktionen und steht damit auch über allen anderen körperlichen und seelischen Funktionen. Das Herz steht ganz oben. Diese Funktion hat die oberste Position und besitzt damit auch maximale Macht in unserem Organismus.

So wie der Chef in einer Firma oder der König eines Landes. Und der Sitz von solch einem König befindet sich im Zentrum – das ist in unserem menschlichen Organismus sehr herznah. Deswegen bezeichnete man diese Funktion in der Antike mit dem Namen „Herz".

Ulf Bernhard Krause: Wie heißt dieser Bereich auf Chinesisch?

Tao Lu: Der Bereich um den Punkt shen feng 神封 oder shen cang 神藏, also versiegeltes oder verstecktes shen. Das Herz ist ein Teil davon, es gibt aber noch einen anderen Teil, eben das shen. Ja manchmal wird auch von xin shen 心神 gesprochen, also Herz und shen zusammen.

Im ‚Klassiker der Inneren Medizin' wird genau das beschrieben. Für Schmerzen, Juckreiz usw. ist das Herz, shen, zuständig. Das heißt aber natürlich nicht, dass es ursächlich etwas mit dem Körperschaden zu tun hat.

Ulf Bernhard Krause: Und wie ist die Rolle des Herzens dann?

Tao Lu: Das nimmt die Königsrolle ein, steht also ganz oben.

Ulf Bernhard Krause: Aber welche Rolle spielt das Herz dafür, dass der Schmerz entsteht?

Tao Lu: Der Schmerz ist ein wichtiges Werkzeug des Herzes, ein Signal. Das heißt, der König hat einen Überblick über den gesamten Körper.

Vielleicht habt Ihr das schon einmal gehört? Jemand hatte keine Beschwerden, aber bei Gesundheits-Check mit 40 oder 50 Jahren hat der behandelnde Arzt dann einen Magentumor festgestellt. Ein Magentumor ist eine große Gefahr, aber trotzdem hatte diese Person kaum Schmerzen. Warum ist das so? Es gibt auch Leute, die jeden Tag Magenschmerzen haben, aber bei denen es nur um eine ganz oberflächliche Entzündung der Magenschleimhaut geht, nicht unbedingt ein ganz schlimmes Problem.

Ulf Bernhard Krause: Und wie würdest Du in diesen Situationen die unterschiedliche Rolle des Herzens sehen? Bei der einen, die keinen Schmerz hat, und bei der anderen, die an Schmerzen leidet.

Tao Lu: Bei der Person, die immer mal wieder Schmerzen hat, bei der kann der Körper noch Schmerzen zeigen, der König arbeitet also noch, das Herz funktioniert. Es kann also noch ungehindert signalisieren, dass ein Problem entstanden ist. Deswegen, wenn eine leichte Entzündung besteht, dann gibt der König sofort das Signal: Pass auf, da gibt es ein Problem und du musst dich darum kümmern! Als Signal an uns.

Aber die andere Person, die an dem Tumor leidet, spürt nichts. Warum? Der König arbeitet nicht mehr.

Fritjof Nelting: Könnte man da den Begriff ma mu 麻木 benutzen? Also übersetzt, wenn ein Mensch nicht mehr wahrnehmungsfähig ist, dann ist in der traditionell chinesischen Vorstellung der König oder das Herz gestört.

Tao Lu: Ma mu steht im Chinesischen für das deutsche Wort „taub". Taub heißt keine Reaktion. Keine Reaktion auf Äußeres genauso wie auf Inneres.

Als Beispiel: Wir haben oft Patienten in unterschiedlichen Phasen eines Bandscheibenvorfalls. Der Schmerz am Anfang war nur ein bisschen unangenehm oder eher eine Art Anspannung. Wenn in dieser Phase nicht angemessen behandelt wird, dann kommt die nächste Phase. Dabei kommt es zu schwereren Schmerzen. Wenn auch in dieser Phase nicht richtig behandelt wird, dann kommt die nächste Phase. Was ist die nächste Phase? Taubheit, kein Gefühl mehr, das plötzliche Wechselspiel von Schmerz, schwerem Schmerz und gar keinen Empfindungen mehr.

Ulf Bernhard Krause: Dann stellt der König seine Arbeit ein.

Tao Lu: Genau, dann stellt er sie ein und arbeitet nicht mehr.

Ulf Bernhard Krause: Das passt ja auch wirklich gut zu dem komplexitätstheoretischen Konzept, dass für Gesundheit Feedback-Kreisläufe und Differenzierungsfähigkeit entscheidend sind. Das wären wesentliche Funktionen des Frontalhirns, das, glaube ich, in der Sicht der westlichen Medizin viele Eigenschaften von shen manifestiert.

Tao Lu: Die Patienten in der Klinik kommen ja oft mit sehr vielen verschiedenen Beschwerden zu uns, aber ich sage zu diesen Patienten im Sinne einer großen Erleichterung: „Solange Sie noch Probleme haben können, solange ist noch alles gut."

Dann fragt der Patient automatisch: „Was wäre denn nicht gut?" Dann sage ich: „Wenn plötzlich von einem Augenblick zum nächsten keine Probleme mehr erkennbar sind – das wäre dann gefährlich."

Bernhard Weiß: Im Prinzip kehre ich damit die Aufmerksamkeit um – weg von der Verstrickung in scheinbar viele verschiedene unlösbare Probleme hin zur Fähigkeit der wirklichen Wahrnehmung dieser Probleme. Statt mich in Problemen zu verlieren, kann ich sie nun integrieren. In der Wahrnehmung selbst, im Lichte von shen, der geistigen Ordnungskraft, findet alles seinen Platz, selbst der Schmerz.

Ulf Bernhard Krause: So zu denken, wird den meisten Patienten bei uns aber sicherlich einigermaßen fremd sein. In den Ursprüngen des westlichen Denkens wird Schmerz ja oft als eine göttlich verhängte

Strafe gesehen. Zum Beispiel in der Schöpfungsgeschichte der jüdischen Tora gibt es diesen Satz: „Unter Schmerzen sollst Du Deine Kinder gebären". Und dies als Strafe für das Essen der Frucht vom Baum der Erkenntnis. Gibt es in China ähnliche Konzepte?

Tao Lu: Nein, wie gesagt, in China heißt es eher „Gott sei Dank, wenn man noch Schmerzen hat". Natürlich sind Schmerzen ein höchst unangenehmes Signal. Aber wer legt fest, dass ein Signal als angenehm empfunden werden muss? Ich meine stellt euch einmal vor, alle Signale wären angenehm, dann würden wir wahrscheinlich nicht handeln. Aber dem Körper geht es in diesem Moment des Schmerzes ja nicht gut und deswegen muss es ein unangenehmes Signal geben, damit wir bemerken, da stimmt etwas nicht. Dann habe ich etwas zu tun. Wenn alles gut ist, dann muss man nichts mehr tun.

Nach der westlichen Definition sind Schmerzen eine unangenehme Wahrnehmung. Manche Schmerzen können auch angenehm sein.

Ulf Bernhard Krause: Kannst du dafür ein Beispiel nennen?

Tao Lu: Natürlich. Wir haben manchmal Patienten, z.B. junge Mädchen, die sich selbst Verletzungen zufügen. Das tut weh. Ja. Aber wenn wir fragen, warum sie das machen, dann sagen sie manchmal, sie fühlen sich dabei gut, fast erleichtert, manche Patienten sagen sogar euphorisch.

Ulf Bernhard Krause: Wie würdest du das deuten im Sinne der TCM?

Tao Lu: Das bedeutet dann, dass der König, also das Herz oder shen, mit diesem Verhalten versucht, etwas zu korrigieren. Aber eben durch eine Verletzung, in dem Fall eine Selbstverletzung. Warum tut der König das? Weil er vorher schon bestimmte andere Signale geschickt hat, die aber zu nichts geführt haben. Letztendlich versucht er durch dieses Verhalten weiter vor Gefahren zu warnen.

Bernhard Weiß: Bei der Selbstverletzung dient der Schmerz dazu, dem von Emotionen überforderten Herz wieder eine Richtung, einen Fokus zu geben. Ein Wahrnehmungsfokus hat eine beruhigende, absenkende Wirkung auf das Gesamtsystem. In seiner Funktion der Wahrnehmung und der Herstellung eines Fokus reguliert das Herz den Energiefluss nach unten. Im System der Wandlungsphasen gehört das Herz zur Wandlungsphase Feuer, der zweiten yang-Phase nach Holz. Während Holz die Energie bereitstellt, sie also ansteigt und Aktivität ermöglicht, ist Feuer die Phase der Aktivität selbst. Aktivität heißt auch, die Energie wird auf ein Ziel hin ausgerichtet. Es ist die Funktion des Herzens, geistige Präsenz herzustellen, die Kräfte und Fähigkeiten zu ordnen und auf die gegenwärtigen Anforderungen auszurichten, damit die Aktivität mit einem Sinn erfüllt ist. Bin ich dazu nicht in der Lage, weil das Herz überfordert ist, kann ich mich auch nur sehr schlecht selbst beruhigen. Ein starker Schmerzreiz, der die emotionale Überforderung für einen Augenblick übertönt, kann dann für einen Moment geistige Präsenz und Fokus wiederherstellen, natürlich nur für diesen kurzen Moment. Der wird dann manchmal euphorisch erlebt. Freude, Lust und Euphorie werden mit der Wandlungsphase Feuer assoziiert. Das System reguliert sich für einen Augenblick herunter.

Ulf Bernhard Krause: Wobei das Ziel in der westlichen Psychotherapie dann ja ist, andere nicht destruktive Signalwege für Anspannung, Erschöpfung und Stress zu etablieren, die den erlebten inneren oder äußeren Konflikt ins Bewusstsein bringen und so die Selbstregulation des Organismus ermöglichen.

Fritjof Nelting: Als wir im Frühjahr 2004 die erste Klinik gegründet haben, war der erste Satz auf unserer Homepage: Der Körper spricht eine ehrliche Sprache, wir müssen ihn nur lernen zu verstehen. Und das ist ja im Prinzip ein ganz gutes Beispiel dafür, dass wir sagen, der Körper spricht zu uns. Und wenn wir nicht zuhören, benutzt er eine andere noch deutlichere Form der Kommunikation.

Ulf Bernhard Krause: Was mich an der Stelle interessieren würde, es gibt ja auch Menschen, die sich zum Beispiel bei sexuellen Praktiken

Schmerz zufügen lassen. Ist das auch so zu deuten wie bei der Selbstverletzung oder gibt es dafür noch ein anderes Konzept in der TCM?

Tao Lu: Warum die Leute das machen, weiß ich nicht genau. Vielleicht hat einfach jede und jeder da ihre und seine eigenen Themen. Aber wenn ich ganz allgemein durch eine Verletzung eine Erleichterung erfahre oder Stress abbaue, dann hat das immer mit dem Herz zu tun. Das Herz sieht sich dann gezwungen, auf diese Weise ein anderes Signal, ein stärkeres Signal zu schicken. Es gibt keinen König, der seinem eigenen Land schaden möchte, aber manchmal muss er ihm – zumindest vordergründig – schaden, wenn alles andere nichts gebracht hat.

Ulf Bernhard Krause: Vielleicht erleben Menschen, die durch die Übernahme einer hohen Verantwortung ihr Herz, ihren inneren König oder westlich gesprochen ihr Frontalhirn extrem beansprucht haben, es als Erleichterung, sich für eine Zeitlang anderen Herrschern auszuliefern.

Fritjof Nelting: Vielleicht ist das auch ähnlich wie beim Drogenkonsum. Irgendwann brauchst du mehr Reiz, damit überhaupt noch eine Wahrnehmung stattfindet.

Tao Lu: Genau, und wenn der Körper nichts mehr spürt, wird es gefährlich. Denn der König kann dann auch nichts mehr spüren. Das Herz ist für das Fühlen zuständig und es spürt im Körper dann nichts mehr. Das shen wird getrennt vom Körper. Dann kann der König das Land also nicht mehr regieren, dafür bräuchte er eine sichere Verbindung zu den Gefühlen. Denn nur durch diese Gefühle, kann er sich mit dem Körper verbinden.

Ulf Bernhard Krause: Hat sich die Sichtweise auf Schmerz in den vergangenen 100 Jahren in China verändert?

Tao Lu: Ja, natürlich. Worüber ich hier gesprochenen habe, ist TCM. Es ist schon ca. 100 Jahre her, dass die westliche Medizin in China eingeführt wurde. Die westliche Medizin hat heute einen hohen Stellenwert in China, bei der Regierung, aber auch bei weiten Teilen der Bevölkerung und innerhalb des Gesundheitssystems. Daher gleicht sich das Verständnis von Schmerzen in China langsam an die westliche Medizin an.

Diejenigen, die TCM praktizieren, wissen aber immer noch, dass Schmerzen eine sehr wichtige Schutzfunktion einnehmen, Schutz durch die körpereigene Wahrnehmung. Und hinter dieser Körperwahrnehmung steht das Herz, shen.

Schmerzen sind also ein wichtiges Werkzeug des Körpers, um anzuzeigen, da ist ein Stau oder da ist zu viel Kälte.

Aber zum Beispiel ein Gallenstein, der den Fluss der Galle blockiert kann zunächst auch ohne Schmerzen vorhanden sein. Entweder gibt es dann für den Organismus noch andere Aufgaben, die dringender sind als der Gallenstein. Denn Schmerzen zu signalisieren, das kostet Energie. Und Energie im Körper ist nicht unendlich viel vorhanden. Der König muss seine Soldaten sozusagen losschicken, um etwas zu signalisieren, aber er hat nicht beliebig viele Soldaten, er muss also sparsam mit ihnen umgehen. Und entweder hat der König genug Soldaten, um etwas zu signalisieren, aber es gibt andere Aufgaben, die noch wichtiger sind und um die er sich erst einmal kümmern muss. Oder als zweite Möglichkeit, die Bahn der Soldaten, die er schickt, ist blockiert z.B. bei geschwächten Abwehrkräften. Es gibt also unterschiedliche Möglichkeiten, warum auch bestehende Störungen keine Beschwerden verursachen.

Ulf Bernhard Krause: Das erscheint mir sehr wichtig als grundlegendes Konzept für das Auftreten von Schmerzen und anderen bewussten Symptomen. Wir beobachten das auch häufig in der Klinik, dass Menschen, die nach langer Zeit endlich wieder einmal zur Ruhe kommen und sich in ersten Schritten erholen, dann erst anfangen zu spüren, was für Störungen eigentlich schon die ganze Zeit über bestanden haben. Viele Menschen flüchten sich nach einer gewissen Selbstschädigung über längere Zeit dann geradezu in den Stress, der durch die Ausschüttung von Stresshormonen wie Adrenalin und Cortisol, vielleicht auch körpereigenen Opioiden, zu einer kurzfristigen Schmerzlinderung führt, dabei das eigentlich Problem aber natürlich immer weiter verschlimmert. Manche Menschen werden auf diese Weise geradezu stress-süchtig. Das ist dann – um in Deinem Bild zu bleiben – ähnlich wie in einem Krieg, wo Erfolge an strategisch wenig bedeutenden Frontabschnitten über die fatale Gesamtsituation hinwegtäuschen sollen.

Transkulturelle Aspekte im Umgang mit Schmerz

Fritjof Nelting: Ein Aspekt, warum die westliche Medizin ja sowohl im Westen wie auch in Asien so viel Anklang findet ist, dass sie in der Lage ist Probleme sehr schnell zu lösen - zumindest vordergründig. Westliche Medikamente z.B. Opiate ermöglichen eine sehr rasche Schmerzlinderung. Aber gleichzeitig werden nur die bewussten Symptome vermindert, das Grundproblem aber nicht angegangen. Also im Westen haben wir uns, würde ich sagen, fast schon daran gewöhnt, dass das der übliche Umgang mit Symptomen ist.

(Zu Tao Lu) Wie ist in Deiner Wahrnehmung der Umgang mit westlicher Medizin in China? Wie steht dort die Diskussion dazu, auch die kulturelle und gesellschaftliche?

Tao Lu: Nehmen wir das Beispiel eines Sportlers, der auf dem Fußballplatz kniet, weil er nicht mehr stehen kann. Sofort kommt die ärztliche Fachperson mit einem Koffer zu ihm gelaufen, mit einer Sprühflasche. Nach der Behandlung mit dem Eis-Spray kann der Sportler sofort aufstehen und auch wieder laufen. Hat er deshalb keine Probleme mehr? Es scheint, als wären die Schmerzen plötzlich verschwunden. Die Frage ist aber, ist der Knöchel wirklich wieder gesund wie vorher? Ist die Verletzung wirklich verheilt? Natürlich nicht. Aber warum kann er wieder laufen? Auf Chinesisch sagen wir dazu, das Herz, das shen, wird gelähmt.

Es kann durchaus sein, dass man den Schmerz in der nächsten Minute wieder spürt. Aber wenn ich sage, das Herz ist gelähmt, könnte man es vergleichen, als wenn unser Bundeskanzler Herr Scholz oder Frau Merkel blockiert und akut nicht handlungsfähig sind.

Es ist eine Ausnahmesituation auf dem Fußballplatz, der Spieler muss laufen, denn er muss weiterspielen – anders geht es in dem Fall nicht. Gott sei Dank, gibt es diese Sprühdose und so kann man auch innerhalb von kurzer Zeit die Schmerzen loswerden. Aber man sollte sich an so ein Vorgehen nicht gewöhnen. Das heißt, man sollte nicht denken, wenn ich keine Schmerzen mehr habe, dann habe ich auch kein Problem mehr.

Vielleicht ist das Signal des Herzens aber auch nur blockiert. Der König möchte das Problem eigentlich lösen, um sein Land wieder zu normalisieren. Was es dann tun kann, ist andere Maßnahmen zu ergreifen, oder es macht die Schmerzen schlimmer, denn weniger ausgeprägte Schmerzen bringen offensichtlich nichts. Das ist auch ein Schaden, denn diese erzwungenen Maßnahmen benötigen dann mehr Energie und sind aufwendig. Eigentlich könnte diese Energie gespart werden.

Ja, kann sein, dass auch Menschen in China für akute Situationen westliche Medikamente und Schmerzmittel einnehmen, denn es kann einen hohen Wert haben, die Schmerzen in kurzer Zeit zu lindern. Aber gleichzeitig versuchen wir natürlich auch zu verstehen, wofür steht das Signal der Schmerzen, was ist der Sinn dahinter? Deswegen gibt es in China auch in Kliniken für TCM, Ärzte, die bei akuten Schmerzen gerne die westlichen Schmerzmittel benutzen, weil das praktisch und schnell ist und sie anschließend die Interventionen aus der TCM weiter fortsetzen können. Aber es gibt auch einige Ärzte, die genug Erfahrungen mit Akupunktur oder mit Kräutertherapie haben, um auch solche akuten Schmerzen wirksam zu lindern. Diese gibt es auch, aber sie sind eher nicht so sehr verbreitet, denn diese Technik ist eine Kunst.

Ulf Bernhard Krause: Was würden diese in so einem Fall machen?

Tao Lu: Kräuter oder Akupunktur zur Anwendung bringen. Aber manche der Kräuter die gegen solche akuten Schmerzen wirksam sind, sind nach westlicher Vorstellung giftig …

Ulf Bernhard Krause: … weshalb wir sie in der Klinik nicht anwenden und auch nicht anderweitig empfehlen würden.

Tao Lu: Weil sie so stark sind, können sie solch eine schwierige Aufgabe erfüllen. Viele von den milderen Kräutern, schaffen das nicht.

Die Praxis der Schmerzbehandlung

Ulf Bernhard Krause: Ich würden jetzt gerne auf die praktische Seite zu sprechen kommen und würde gerne von diesem eher konzeptuellen Teil zu dem praktischen Teil unseres Gespräches überleiten mit der Frage: Welche Behandlungsformen sind aus der chinesischen Antike bekannt? Welche Behandlungsformen werden z.B. im „Huang di nei jing" empfohlen, und was davon wird heute noch angewandt bzw. was hat sich verändert?

Tao Lu: Im „Huang di nei jing" werden nicht so viele Therapieformen genannt, dort wird eher über das Prinzip gesprochen. Aber aufbauend auf diesem Prinzip wurden später viele Therapieformen entwickelt. In den alten chinesischen Büchern gab es das Wort Tumor nicht. Es gibt aber einen anderen Begriff, der heißt „Ansammlung". „Ansammlung" kann heute mit Tumor übersetzt werden.

Ulf Bernhard Krause: Wie sagt man das auf Chinesisch?

Tao Lu: Ji ju 积聚. Es kann als eine formhafte Ansammlung verstanden bzw. übersetzt werden. Also zum Beispiel ein Tumor, man kann ihn sehen, er hat eine Form. Eine nicht formhafte Ansammlung besteht nur aus Energie. Es gibt natürlich verschiedene Therapieformen und auch bei solchen formhaften Ansammlungen sind die Therapieansätze sehr unterschiedlich. Bei der nicht formhaften Ansammlung, zum Beispiel einer energetischen Blockade, kann man mit einer Tuina-Therapie schon vieles erreichen, dazu sage ich auch manchmal „Bohnen“.

Ulf Bernhard Krause: Ah okay, das sind also die „Bohnen“ von denen Du im Team öfters sprichst. Du erwähnst dann aber auch „Gurken“.

Tao Lu: „Gurken“ sind mehrere „Bohnen“ zusammen.

Ulf Bernhard Krause *(lacht):* Jetzt habe ich endlich herausgefunden, was es mit den „Bohnen“ und „Gurken“ auf sich hat.

Tao Lu: Genau, das sind energetische Blockaden.

Eine formhafte Ansammlung dagegen kann ein Tumor sein oder auch ein Lipom, eine Ansammlung von Schleim oder ein Gebärmuttertumor, eine Blutansammlung oder auch eine Zyste. Diese haben alle eine Form und man könnte sie alle auch entfernen. Für solche Formen könnte in der TCM eine Therapie mit Kräutern genutzt werden. Dafür gibt es sehr komplizierte Prinzipien. Manche traditionell chinesisch arbeitenden Ärzte fordern eher eine Arbeit mit yang-Energie, andere lehnen dies ab und sagen, dass die Energie besser „in unterschiedliche Richtungen getrieben“ werden solle.

Ulf Bernhard Krause: Treiben ist eher yin-orientiert?

Tao Lu: Yin wird getrieben.

Ulf Bernhard Krause: Okay, klar dann verstehe ich, was du meinst. Yang wäre der eher als aktiv erkennbare Aspekt, yin erscheint zumindest nach außen eher passiv, also hier getrieben.

Tao Lu: Ji ju 积聚, also bei diesen formhaften Ansammlungen, dort ist überall zu viel yin. Yin han 阴寒, also yin und Kälte. Deswegen nutzen viele Ärzte yang, weil yin und han, also yin und „Kälte“ sehr oft zusammenkommen.

Ulf Bernhard Krause: Also im ‚Gelben Kaiser' sind eher Konzepte benannt und dann gibt es aber auch noch zusätzlich Bücher, die konkrete Behandlungsformen beschreiben?

Tao Lu: In den medizinischen Erfahrungsbüchern gibt es lange Abschnitte über die unterschiedlichen Schmerzen.

Ulf Bernhard Krause: Welcher Form von Schmerz begegnet Ihr denn am häufigsten? Und wie geht Ihr dann konkret auf diese Schmerzen ein?

Tao Lu: Die Schmerzen, denen wir in der psychosomatischen Klinik am meisten begegnen, sind nicht formhaften Anstauungen. Die Patienten haben nicht unbedingt eine Schädigung auf der körperlichen Seite erlitten, wir finden also oft keinen pathologischen Organbefund. Aber sie leiden dennoch an Schmerzen, oft an ganz unterschiedlichen Schmerzen. Und solche Schmerzen haben zumindest am Anfang immer mit einem Stau zu tun, mit einer psychischen und oder seelischen Veränderung, z.B. zu viel Stress. Die Patienten können das nicht loslassen. Sowie ich eben gesagt habe, viele haben das „in sich hineingefressen". Und so staut es sich immer weiter, sammelt sich weiter an und wir können diese Ansammlung z.B. durch Tasten bei der Behandlung mit Tuina spüren. Solche Ansammlungen kann man nur spüren, man kann sie aber nicht sehen. Wie ein Luftballon, in ihm drin sieht man nichts, aber man spürt dennoch eine Form.

Ulf Bernhard Krause: Du hast gerade die „Bohnen und Gurken" erwähnt und Du arbeitest ja doch auch mit Schmerzen, die die Menschen in der Behandlung erleben. Wie passt das dazu?

Tao Lu: Diese Schmerzen, die vom Herz geschickt werden, sind ein Signal, dass sich, dort wo der Schmerz auftritt, etwas staut. Aber viele Patienten haben gar kein Körpergefühl mehr. Bei solchen Leuten, wenn ich sie behandle, versuche ich natürlich zuerst ihre Autobahnen aufzuräumen. Das sind in diesem Fall die Meridiane. Dadurch kann der Stau gelöst werden und die Energie wieder fließen. Beim Lösen eines solchen Staus, weil dieser ja zum Teil formhaft ist, spürt man eine Bohne, aber zum Teil spürt man eben auch nichts, oder nur Sehnen und Knochen. Wie aber finde ich den Stau? Da muss ich mit dem Herz des Patienten zusammenarbeiten, das heißt ich taste, und wenn ich taste, kann der Patient mir sagen, pass auf, das tut mir weh, da spürt sie oder er also auf einmal etwas. Doch wer spürt das dann? Der Körper nicht, das Herz ist es, das spürt und es signalisiert das Spüren der Blockade sofort zurück in Form von Schmerzen. Das heißt dann für mich, dass das ein Stau ist, den ich lösen kann. Deswegen haben Patienten am Anfang der Behandlung viele Schmerzen. Warum? Weil hier ein großer Stau vorhanden ist. Dann versuchen wir herauszufinden, wo keine Schmerzen sind, denn hier muss ich auch nicht behandeln, weil hier kein Stau ist.

Fritjof Nelting: Eine ganz kurze Frage: Nach deiner Erfahrung, sind die Patienten bei uns in der Klinik mehr im Bereich von teng oder mehr im Bereich von tong?

Tao Lu: Normalerweise gucke ich die Patienten an und schaue, wie sie aussehen, also auf ihre körperliche Konstitution. Es gibt Patienten, die sehr, sehr schmerzempfindlich sind, dann muss ich sehr langsam vorgehen. Aber interessant ist, ich habe einige Patienten gehabt, die mit vielen Blockaden zu mir gekommen sind und bei denen ich versucht habe, die Blockaden zu lösen. Wenn ich damit anfange, dann erwarte ich schon, dass sie auch „Aua“ sagen, weil sie Schmerzen haben, aber manche Patienten sagen gar nichts. Wenn ich dann frage, ob es ihnen weh tut, und sie verneinen, dann ist das für mich sehr merkwürdig. Warum tut es nicht weh? Bei anderen Patienten, bei denen ich nicht so intensiv drücke, kann es passieren, dass sie fast wegspringen, aber diese anderen Patienten reagieren gar nicht. Das konnte ich am Anfang nicht verstehen. Aber ich habe erlebt, dass diese Patienten dann oft an suizidalen Gedanken gelitten haben.

Fritjof Nelting: Also da hatte der König schon aufgegeben?

Tao Lu: Genau, jetzt weiß ich, der König arbeitete nicht mehr, der König hatte aufgegeben. Er wollte nicht weiter machen, weil er schon so viele Maßnahmen vergeblich versucht hatte. Er wurde aber eben nie gehört und ignoriert und war am Ende sehr enttäuscht. Und dann wollte er weg. Deswegen, wenn ich jetzt einen Patienten habe und ihm nichts mehr weh tut, selbst wenn ich sehr stark drücke, bin ich sofort alarmiert. Dann muss ich andere Therapieformen einsetzen, damit der König noch gerettet werden kann, oder wenigstens ein bisschen aufgehalten wird beim Prozess des Aufgebens.

Ulf Bernhard Krause: Wenn ich dich richtig verstanden habe, stellst du dich quasi in den Dienst des shen der Patientinnen und Patienten, wenn du therapierst. Also, dass du versuchst, diesen Auftrag des Königs umzusetzen, so dass sein Wirken für die Patienten erfahrbar wird.

Du hilfst dem shen, seine Botschaft zu überbringen.

Tao Lu: Das shen hatte es vorher nicht getan, weil die Voraussetzungen für die Funktion nicht erfüllt waren. Der König schickte zwar Soldaten dorthin, aber dadurch, dass der Weg blockiert war, konnten die Soldaten den Ort nicht gut erreichen.

Ulf Bernhard Krause: Und Du unterstützt diese Funktion. Und deswegen erleben die Patienten dann erst einmal auch Schmerz in der Therapie, weil Du die Funktion des Körpers unterstützt, diesen Schmerz am dafür passenden Ort zu manifestieren.

Tao Lu: Genau, ich sage immer zu den Patienten, wir heilen sie nicht. Wer sie wirklich heilen kann, ist ihr eigenes Herz.

Ulf Bernhard Krause: Wie Paracelsus in der traditionellen westlichen Medizin gesagt hat: „Medicus curat, natura sanat“ – der Arzt behandelt, die – eigene – Natur heilt.

Tao Lu: Aber das Herz hat vielleicht gerade schon zu viel gemacht und zu viele Blockaden versucht zu lösen. Heute hat es zum Beispiel zwei

Blockaden erfolgreich gelöst, aber morgen kommen dann vier neue hinzu und es muss seine Bemühungen weiter erhöhen. Aber wenn dann nochmal acht neue Blockaden hinterherkommen, dann hat das Herz zwar seine Leistung erhöht, aber die gesamte Situation hat sich nicht wirklich verändert. Dann zieht sich das Herz, der König, zurück und dann haben die Patienten das Gefühl, dass sie keinen Antrieb mehr haben und keine Lust.

Ulf Bernhard Krause: Du siehst also einen Zusammenhang zwischen Antriebslosigkeit und einer nicht mehr gegebenen Fähigkeit, Schmerz zu erleben.

Tao Lu: Doch, doch, die Person kann schon auch noch Schmerzen empfinden, aber der König trägt nicht mehr so viel bei wie vorher. Der König möchte sich – sozusagen – erst einmal selber schützen. Wenn wir das noch einmal mit der Politik vergleichen: Wenn unser aktueller Bundeskanzler, Herr Scholz, bemerkt, dass er um das Kanzleramt in Berlin herum viele Feinde hat. Dann wird er nicht einfach hinausgehen, um mit den Feinden zu kämpfen. Er wird sich erst einmal zurückziehen und versuchen, sich selbst zu schützen. Er wartet also ab und versucht, Hilfe herbeizuholen. Im Falle von shen kommen dann wir als Behandler, um zu helfen und den Weg freizumachen, damit shen selber weiter machen kann.

Ulf Bernhard Krause: Und dann wird der Antrieb auch wieder besser.

Tao Lu: Wenn die Person sehr antriebslos ist, dann ist das schon eine fortgeschrittene Schädigung. Denn, auch wenn eine Person bereits an unterschiedlichen Problemen leidet, hat sie zunächst noch Antrieb. Es ist dann erst einmal nur ein peripheres energetisches Problem, das Herz ist noch nicht betroffen. Aber wenn sich der Antrieb vermindert, heißt das, dass das Herz selbst zumindest teilweise in Mitleidenschaft gezogen ist.

Ulf Bernhard Krause: Das finde ich sehr, sehr spannend. Ich würde das Ganze allerdings gerne auch noch einmal von der praktischen Seite aus angucken wollen. Gibt es spezielle Vorgehensweisen in der Akupunktur und bei der Tuina für unterschiedliche Schmerzzustände?

Tao Lu: Schmerzen sind ja nicht immer verbunden mit einer lokalen Schädigung. Phantomschmerzen sind dafür ein bekanntes Beispiel. Eine Person hat zum Beispiel einen Arm verloren, hat aber immer noch auf den Arm bezogene Schmerzen. Was können wir in dem Fall tun? Ich möchte die Nadel also eigentlich an der Stelle des Schmerzes setzen, aber diese existiert gar nicht mehr, weil die Person den Arm verloren hat.

Dann geht es darum die TCM wirklich zu verstehen. Diese besagt ja, dass der Körper ein ganzheitlicher Organismus ist. Das heißt, dass die Person zwar vielleicht keinen Arm mehr hat, der Schmerz aber noch da ist, da das Herz noch Signale in diesen Bereich schickt. Für das Herz ist es gar nicht so wichtig, ob das betreffende Körperteil noch da ist oder nicht.

Ulf Bernhard Krause: Also es geht dabei vor allem um eine zentrale Steuerungsfunktion?

Tao Lu: Im Prinzip ja. Stell dir vor Du hättest Rückenschmerzen, aber die Schmerzen im Rücken sind so heftig, dass Du selbst leichtes Tasten in dem Bereich nicht aushalten könntest. Dann muss ich nicht an der Stelle selbst behandeln, sondern vorne, im zum Rücken symmetrischen Bereich. Oder bei Kopfschmerzen, da muss man die Nadel nicht zwingend am Kopf ansetzen, sondern kann es zum Beispiel auch am Fuß oder an einer anderen weit peripher gelegenen Stelle tun.

Ulf Bernhard Krause: Genau, das ist die Frage, die für mich dahintersteht. Gibt es neben den lokalen Behandlungsmöglichkeiten zentrale Ansatzpunkte für die Schmerzbehandlung, zum Beispiel spezifische Akupunkturpunkte, unabhängig von der genauen Lokalisation des Schmerzes oder andere allgemeine Maßnahmen bei Schmerz?

Tao Lu: Sowohl als auch. Zum Beispiel wenn jemand an Kopfschmerzen leidet, dann kannst Du lokal behandeln. Aber stell Dir vor die Person hat gleichzeitig auch eine Verletzung am Kopf, dann kann ich an dieser Stelle gar keine Nadeln setzen. Das wäre aber kein Problem, weil der Körper innere Verbindungen hat und sich dadurch auch andere Ansatzpunkte ergeben, zum Beispiel diagonal, oben statt unten oder vorne statt hinten, je nachdem, was in dem Moment praktisch möglich ist. Bei der Auswahl der Therapie denken manche Therapeuten nicht so sehr darüber nach, welchen Therapieansatz sie zur Anwendung bringen sollten, sondern sie fühlen es förmlich.

Ulf Bernhard Krause: Gibt es denn Unterscheidungskriterien dafür, ob Du eher lokal behandelst oder irgendwo an einer anderen Stelle? Ich meine, ein Kriterium hast Du genannt, wenn an der betroffenen Stelle keine Behandlung möglich ist. Aber gäbe es auch andere Gründe für Dich?

Tao Lu: Natürlich, es gibt viele verschiedene Punkte im Kopfbereich, die sich als sehr wirksam bei der Behandlung von Kopfschmerzen darstellen. Aber es gibt viele verschiedene Arten von Kopfschmerzen. Man kann an unterschiedlichen Stellen Kopfschmerzen haben, oder die Kopfschmerzen können mit Schwindel und Übelkeit verbunden sein und bei diesen unterschiedlichen Arten sollte die Behandlung auch an unterschiedlichen Punkten ansetzen.

Eigentlich vergleichbar mit der Schulmedizin, so kann man bei hohem Blutdruck auch unterschiedliche Medikament geben. Die Behandlung ist also sehr individuell, die Patienten sind individuell, aber auch die Therapeuten mit ihrem unterschiedlichen Kenntnisstand und ihren unterschiedlichen Vorlieben.

Deswegen, um auf unser Beispiel zurückzukommen, würde ich dann, wenn ein Patient mit Kopfschmerzen zu mir kommt, auf mein Gefühl vertrauen, ob ich zuerst Akupunktur einsetze oder ob ich z.B. durch Tuina erst einmal die Blockaden löse. Es könnte auch sein, dass ein Kräutertee sehr gut dagegen hilft. Wenn ein Patient, der an Kopfschmerzen bei Fieber leidet, den Tee trinkt und durch Schwitzen das Fieber senkt, dann verschwinden die Kopfschmerzen automatisch.

Ulf Bernhard Krause: Ich habe den Eindruck, dass es eine Tendenz gibt, teng, also diesen heftigen lokalen Schmerz, eher lokal und tong im Sinne einer Blockade eher systemisch zu behandeln.

Tao Lu: Das kann man so sagen, genau.

Die Integration von Traditionell Chinesischer und westlicher Medizin

Ulf Bernhard Krause: Wie sind deine Erfahrungen mit der Integration von Traditionell Chinesischer und westlicher Medizin?

Tao Lu: Wie gesagt, wenn ich z.B. keine Kräuter und auch keine Nadel zur Hand habe, die Schmerzen aber sehr stark sind, dann spricht nichts dagegen, auch westliche Medikamente einzusetzen. Westliche Medizin versteht Schmerzen eher auf der körperlichen Ebene, sie untersucht den Schmerzmechanismus sehr gut, also wie die peripheren Nerven, das Nervenzentralsystem, die Außenschichten der Nerven, die inneren Schichten der Nerven, die Verbindungen dazwischen zusammenwirken. Und auf dieser Basis versuchen die westlichen Mediziner Schmerzen zu behandeln. TCM versteht Schmerzen vielmehr auf der nicht-formhaften Basis. Formhaft ist physisch, und nicht-formhaft heißt energetisch oder sogar auf einer noch höheren Organisationsebene, also beim Herzen. Das sind zwei ganz unterschiedliche Denkrichtungen, deswegen kann man sie auch als komplementär verstehen und miteinander integrieren. Wenn der Patient also sehr schlimme Schmerzen hat, dann würde ich nichts dagegen sagen, westliche Schmerztabletten einzusetzen, aber es wäre nicht meine einzige und auch nicht die endgültige Lösung für das Problem. Denn aus Sicht der TCM ist es eigentlich gar keine Lösung. Mit westlichen Schmerztabletten kann man die Schmerzen nur vorübergehend lindern. Den Patienten wird eine Schmerzpause ermöglicht, sie können Kraft sammeln und z.B. ein bisschen besser schlafen. Im nächsten Schritt würde ich die Tabletten dann aber immer mit anderen Therapieformen aus der TCM kombinieren.

Fritjof Nelting: Dazu hätte ich noch eine Frage. Zur westlichen Medizin gehört ja auch die Psychotherapie, vor allem zur Behandlung von emotionalen Schmerzen.

Wie geht die TCM mit dem westlichen Konzept der Psychotherapie eigentlich um? Denn so wie ich es häufig verstanden sehe, geht es in der TCM eher um die vegetative Regulation über das Körperliche. Aber wenn ich es richtig verstanden habe, gibt es kein direktes Äquivalent zur Psychotherapie, also keinen Weg, über Gespräche auch energetische Blockaden zu lösen. Beispielsweise, Du musst dich von Deiner Partnerin oder Deinem Partner trennen, weil die Beziehung viel Schmerz verursacht. Die Partnerin oder der Partner ist für Dich sehr hinderlich im Leben und deshalb solltest Du Dich trennen. Da erlebe ich persönlich eine gute Möglichkeit in der Kombination von westlicher Psychotherapie und Traditionell Chinesischer Medizin. Aber gibt es auch Konzepte bzgl. einer eigenen psychotherapeutischen Praxis innerhalb der TCM?

Tao Lu: Was du sagst, trifft auf die heutige Praxis der TCM zu, aber früher war sehr wohl bekannt, dass ein Gespräch, im Sinne einer sprachlichen Wirkung, auch sehr wirksam sein kann. Das sollten wir nicht ignorieren. Früher, das bedeutet in diesem Fall vor 2000 Jahren, gab es am Kaiserhof Mediziner, eine ganze medizinische Abteilung, die nur für die Kaiserfamilie zuständig waren. Heute kann man das in verschiedenen Büchern nachlesen, die die verschiedenen Behandlungsrichtungen von damals widerspiegeln. Eines davon ist das zhu you 祝由, es handelt davon, dass man mit Sprechen versuchte, Krankheiten zu heilen. Z.B. indem über die Krankheit geschimpft oder für die Gesundheit gebetet wurde. Dies sollte den Patienten helfen, z.B. aus einer seelischen Erstarrung nach traumatischen Erlebnissen oder aus einer depressiven Stimmung herauszukommen.

Fritjof Nelting (lacht, nachdem er den Titel des Buches gegoogelt hat): Die Übersetzung des Titels zhu you ist witzig – ‚Welcher Arzt hat Krankheiten durch Gebete geheilt'.

Tao Lu: Heute können und nutzen das nur noch wenige Menschen, weil das in China heute als Aberglaube gilt.

Fritjof Nelting: Ich wollte gerade fragen: Ist das der Grund, warum das verloren gegangen ist in der TCM?

Tao Lu: Das gab es bis vor ungefähr 200 Jahren immer noch in China. Nach dem ersten Weltkrieg, in dem China gewonnen, unser Nachbarland Japan verloren hatte, gelang es Japan innerhalb kürzester Zeit wieder stärker zu werden als je zuvor. Da kam bei der damaligen chinesischen Regierung die Frage auf, warum sich unser Nachbarland nach einer Niederlage so schnell weiterentwickeln konnte? Und sie kamen zu der Erkenntnis, dass die Japaner junge Menschen in den Westen geschickt hatten, die dort moderne Technik, aber eben auch westliche Medizin, kennenlernen konnten. Das wollte die chinesische Regierung dann nachmachen und so haben sie auch junge Menschen nach Deutschland, Frankreich und in die USA geschickt. Aber die auf diese Weise importierten Erkenntnisse aus den Bereichen Technologie und westliche Wissenschaft haben dazu geführt, dass viele traditionelle Vorstellungen aufgegeben wurden, immer mehr solcher Traditionen wurden langsam weggewaschen.

Fritjof Nelting Das ist eine sehr schöne Erklärung.

Ulf Bernhard Krause: Welche Dynastie war das, über die Du gerade gesprochen hast, Tao?

Tao Lu: Zhou 周, die Zhou Dynastie (1046 bis 256 Jahre vor Beginn der westlichen Zeitrechnung).

Abschließende Betrachtungen

Ulf Bernhard Krause: Okay, sehr spannend. Was war Dein größtes Aha-Erlebnis bei der Behandlung von Schmerzen?

Tao Lu: Das war, wenn Patienten bei der Therapie starke Schmerzen hatten, aber sie sofort fühlen, wenn die dahinter bestehende Blockade gelöst wird. Wenn dann der nächste Tag kam, und der Patient sagte: „Ich bin so erleichtert und befreit" – das war für mich ein Reifungsprozess. Trotz Schmerzen beim Lösen der Blockaden sind viele tapfer immer wieder zur Therapie gekommen.

Ulf Bernhard Krause *(zu Tao Lu)*: Weißt du, was SI-Einheiten sind? SI steht für Systeme international. Das bezieht sich zum Beispiel auf Meter oder Kilogramm, also international standardisierte Einheiten. Und dann sagte einmal ein Patient zu mir „Herr Krause, wissen Sie was die SI-Einheit für Schmerz ist? Das ist ein Lu."

Fritjof Nelting: In einem unserer ersten Gästebuch-Einträge vor 17 oder 18 Jahren wurdest du mal als „Kettenhemd-Lu" bezeichnet.

Tao Lu *(lacht)*: Da gab es auch einmal einen Patienten, der hat vorgeschlagen, auf das Schild vor meinem Büro „Gefängnis der vielen Schmerzen" zu schreiben.

Ulf Bernhard Krause: Bei welcher Konstellation erscheinen Dir Behandlungsformen aus der TCM besonders wirkungsvoll? Also wo würdest du sagen, ist Schmerz besonders gut mit Traditionell Chinesischer Medizin zu behandeln?

Tao Lu: Es gibt ein chinesisches Doppelzeichen für Krankheit. Krankheit ist im Deutschen ein Wort, auf Chinesisch gibt es dafür aber ein Doppelzeichen, ji bing 疾病. Mit diesen zwei Zeichen kann ich deine Frage beantworten. Bei ji 疾 hat der äußere Bereich des Zeichens 疒 auch mit der Krankheit zu tun. Der innere Teil von ji ist 矢 und bedeutete so viel wie „Pfeil". Das ist immer eine Verletzung, eine durch einen Pfeil verursachte Verletzung, eine äußere Verletzung also, im übertragenen Sinn zum Beispiel durch einen Unfall. Der andere Teil bing 病 (gesprochen im vierten Ton) ist etwas ganz anderes. Bing bedeutet in der heutigen Sprache „psychosomatische Erkrankung“, weil in diesem Zeichen bing 丙 (gesprochen im dritten oder vierten Ton) enthalten ist. Dieser Teil 丙 ist einer von den zehn verschiedenen Himmelsstämmen, die im antiken China einerseits eine Rolle bei der Zeitmessung aber auch ganz besonders in der daoistischen Astrologie spielten. Dieser eine steht dabei für die alte Zeit und gehört zum Element Feuer und zu diesem Element gehört in der Medizin dann wiederum das Herz. Deswegen ist bing eine Art von Krankheit, bei der das Herz betroffen ist. Also wenn das Herz krank oder gestört ist, würden wir von einer psychosomatischen Erkrankung sprechen.

Und bei ji, also bei Verletzungen, Knochenbrüchen, einer gerissenen Sehne oder bei einem Verkehrsunfall ist die westliche Medizin von großem Vorteil, sie kann sofort z.B. durch Operationen behandeln. Früher hatten wir in China auch ähnliche Methoden, aber heute ist das eine Domäne der westlichen Medizin. Weil seit 100 Jahre die westliche Medizin immer stärker geworden ist, kommen die Patienten mit solchen Verletzungen nicht mehr zu uns, sondern bevorzugen die westliche Medizin. Und durch dieses Ausbleiben von Behandlungen und der daraus resultierenden Erfahrungen haben wir diese Methoden langsam verloren. Aber bei bing, also in der Psychosomatik, ist die TCM von großem Vorteil, weil wir – die Praktizierenden der TCM – hier im Bereich außerhalb der physischen Ebene weiter empirisch geforscht haben, die Schulmedizin aber auf der physischen Ebene stehen geblieben ist. Denn, wenn man mit psychosomatischen Symptomen zu einem Arzt geht, sind die organischen Befunde meist normal und man weiß am Ende nicht, wieso sich der Patient eigentlich unwohl fühlt. Für solche Krankheitsbilder ist die TCM heute eine der besten Behandlungsmöglichkeiten.

Fritjof Nelting: Es gibt ja in der westlichen Medizin immer mehr Initiativen, auch die Vorstellungen der TCM zu integrieren. Also im Bereich der Psychoneuroimmunologie zum Beispiel, dort mache ich gerade eine Ausbildung und erlebe immer wieder wie Elemente aus der TCM zum Beispiel die Organuhr integriert werden. Wenn du zwischen eins und drei nachts aufwachst, ist es ein „Leber-Thema" usw. Da kommen in der Psychoneuroimmunologie auf einmal Aspekte vor, die in einem konventionellen Verständnis von westlicher Medizin keinen Platz hätten.

Tao Lu: Solche Aspekte werden zunehmend von der westlichen Welt übernommen. Hier werden traditionelle Vorstellungen mit aktuellen wissenschaftlichen Untersuchungen in Verbindung gebracht. Das ist natürlich etwas Neues.

Und Psychologie als Wissenschaft wurde in den vergangenen 100 Jahren im Westen auch immer wichtiger. In der TCM ist für die psychischen Funktionen das Herz, shen, zuständig. Wir haben in dem Bereich auch viel empirische Forschung betrieben aber dies aus einer ganz anderen grundlegenden Sichtweise heraus, mit einer ganz anderen Philosophie. Deswegen können sich die Traditionell Chinesische und die westliche Medizin eigentlich sehr gut ergänzen.

Wir haben zum Beispiel immer wieder Patienten gehabt, die auf mich zugekommen sind und gesagt haben: „Herr Lu, wissen sie, ich habe seit 20 Jahren mit Depressionen zu kämpfen und war schon bei unterschiedlichen Psychologen, ich habe alle Therapieformen schon ausprobiert. Aber wissen sie, ich bekomme meine Depressionen einfach nicht los, ich muss jeden Tag viel grübeln und kann meinem Kopf keine Pause gönnen." Was kann ich als Traditioneller Chinesischer Mediziner dann noch tun? Hier kommt uns zugute, dass wir die Symptome auf der energetischen Ebene weiter erforschen können. Die Patienten wissen, was vernünftig wäre, wissen, dass sie positiv denken sollten, aber es funktioniert einfach nicht. Ich kann den Patienten ihre Schwierigkeiten dann auf der energetischen Ebene erklären und eine Verbindung von Traditioneller chinesischer Medizin und westlicher psychosomatischer Medizin herstellen.

Ulf Bernhard Krause: Gibt es etwas, was für dich besonders schwierig ist oder wo du Grenzen der Behandlung siehst. Also z.B. wo du sagen würdest, du behandelst etwas gar nicht?

Tao Lu: Wie gesagt, solange der König noch signalisieren kann, ist alles gut. Wir als Behandler sehen und spüren das auch, die Patienten können auf die Therapie sofort reagieren. Solche Patienten sind leichter zu behandeln als andere, die überhaupt keine Reaktion zeigen, überhaupt keine Schmerzen oder irgendeine andere Körperwahrnehmung zu haben scheinen. Die Behandlungsindikation ist dann grenzwertig.

Ich habe aber auch einige Therapieansätze entwickelt, um zu versuchen das Herz, den König, zu trösten, es bei seinem Auszug aufzuhalten, so weit wie das eben möglich ist. Aber trotzdem gehört dazu auch Glück, damit es funktioniert. Glück bedeutet, dass die Therapie an einem Tag anschlagen kann und am nächsten nicht. Der König ist völlig frei in seinem Reich, wenn sein Reich ins Chaos gerät und er nicht mehr weiter mitmachen mag, dann kann er auch in einem anderen Land weiterleben. Dahinter steht natürlich eine ganz andere Vorstellung vom Universum, dass wir glauben, dass wir mehrere Leben haben.

Ulf Bernhard Krause: Gibt es denn eigentlich eine direkte Behandlung für den König?

Tao Lu: Natürlich Tuina und Akupunktur. Es gibt auf unserem Körper viele Punkte, von denen herausgefunden wurde, von früheren Medizinern oder auch den daoistischen Praktizierenden, dass diese eine enge Verbindung mit dem Herz haben. Diesen Punkten wurden spezielle Namen gegeben mit ganz besonderen Bedeutungen. Solche Punkte, zum Beispiel shen, po, hun oder ling sind besonders innig mit dem Herzen verbunden. Wir wählen solche Punkte gezielt aus und versuchen dadurch, das Herz zu unterstützen, es wieder aufzuwecken.

Ulf Bernhard Krause: Wie siehst du in dem Zusammenhang die Rolle von Meditation und Qigong?

Tao Lu: Die Probleme aller psychosomatischen Patienten hängen mit dem Herz zusammen und dem Verhältnis zwischen Herz und Kopf. Manchmal ist das Herz zum Beispiel gut funktionstüchtig und kann auch klare Signale senden, aber der Kopf ist in dem Moment sein Feind, weil er den Signalen keinen Glauben schenkt. Das ist dann ein großes Problem. Und wenn es zum Extrem kommt, dann fühlt man das Herz nicht mehr, erkennt es nicht mehr, vertraut dem Herz nicht mehr und glaubt nur noch dem Kopf. Dann ist der König natürlich sehr unzufrieden.

Wir haben im Körper eigentlich zwei Systeme, ein System ist kopfgesteuert, zum Beispiel, wenn wir eine Hand heben oder senken, dann geschieht das durch den Kopf. Es gibt aber auch Funktionen, die können wir mit solchen Befehlen durch den Kopf nicht beeinflussen, zum Beispiel, wenn wir sagen „Herz schlag bitte schneller" oder „Magen und Darm, Arbeiter bitte schneller" – das funktioniert natürlich nicht. Für dieses System ist das Herz zuständig. Aber trotzdem versuchen Menschen immer wieder, mit dem Kopf alles zu kontrollieren. Dadurch ergibt sich dann ein großer Konflikt.

Ulf Bernhard Krause: Und QiGong und Meditation?

Tao Lu: Was bedeutet QiGong und Meditation? Richtig, Kopf abschalten und das Herz unterstützen. Es setzt also eigentlich genau an dem von mir beschriebenen Konflikt zwischen Kopf und Herz an.

Ulf Bernhard Krause: Also sagst du quasi, beides stärkt im Grunde genommen die Rolle des Königs durch das Abschalten des Kopfes.

Tao Lu: Genau, in den ersten 30, 40 Jahren des Lebens hat man nur mit dem Kopf zu tun, in den nächsten 20, 30, 40 Jahren ist dann das Herz an der Reihe.

Ulf Bernhard Krause: Okay, wie siehst du das Verhältnis von traditioneller chinesischer Medizin und anderen alternativen westlichen Behandlungsmethoden, wie Osteopathie oder Craniosakraltherapie?

Tao Lu: Beides sind natürlich auch gute Therapien, die im Gegensatz zur westlichen Schulmedizin auch auf der energetischen Ebene angesiedelt sind. Die TCM ist auch energetische Arbeit, aber neben der energetischen Arbeit ist zusätzlich das Herz gefordert. Das Herz, shen, ist etwas Besonderes, das Höchste in der Regulation des Organismus, so etwas habe ich in Bezug auf andere Therapieformen noch nie gehört, dieses Konzept gibt es nur in der TCM.

Ulf Bernhard Krause: Okay, du siehst den zentralen Unterschied zum Beispiel zur Osteopathie in dem Konzept von shen, alles klar.

Tao Lu: Und in der TCM wird genau das beschrieben, was die Funktion des Herzens ist. Das Herz ist der König, das Herz ist für alles zuständig. Und die Behandlungsansätze der besten Mediziner fokussieren auf das Herz. Shen ist also der Wichtigste Baustein in unseren Konzepten bzw. Therapieansätzen.

Bernhard Weiß: Es ist richtig, dass das Konzept des shen in der Osteopathie scheinbar so nicht existiert. Aber dennoch muss ich dem etwas hinzufügen. Shen, das geistige Prinzip, der Herrscher, der als ordnende Kraft wirkt, findet vielleicht doch auch in der Osteopathie ihre Entsprechung, wenn vielleicht auch nicht so explizit. Um das zu verstehen, muss man das ein bisschen philosophisch aufrollen. Das ist, glaube ich, auch zum Verständnis der TCM interessant. Die Osteopathie ist im 19. Jahrhundert entstanden, als ein medizinphilosophisches Konzept, das von Andrew Taylor Still entwickelt wurde. Es war eine Zeit, in der sich das physikalisch geprägte Weltbild von heute noch nicht ganz durchgesetzt hatte. Still war unter anderem vom US-amerikanischen Transzendentalismus geprägt, außerdem von der Mechanik und evolutionsbiologischen Konzepten. Osteopathie war für ihn eine Philosophie, die den Menschen in all seinen Beziehungen wahrnehmen sollte. Er sprach vom „Triune Man“ und meinte damit, dass Mensch eine dreifach differenzierte Einheit aus Körper, Geist und Seele ist. Die Osteopathie muss also alle diese Ebenen wahrnehmen und berücksichtigen. „Seele“ in der Osteopathie meint auch die Bewegung des Lebens, das sich selbst intelligent organisiert und dadurch Heilung ermöglicht. Auch die Selbstheilungskräfte sind damit gemeint. Im Prinzip ist dies ein idealistischer Ansatz, d.h. das Geistige ist das höchste wirkende Prinzip, das sich auch in der harmonischen Mechanik des Körpers zeigt. Blockaden werden gelöst, damit dieses Prinzip wieder ungehindert wirken kann, die Selbstheilungskräfte sich entfalten können und Blut, Lymphe und Nervenkraft ungehindert fließen. Hier spielt die Wahrnehmung sowohl des Therapeuten als auch des Patienten eine große Rolle. Während der Behandlung nimmt der Osteopath Kontakt auf mit dem Körpergewebe des Patienten auf, fühlt hinein und nimmt Bewegungstendenzen wahr. Geht der Osteopath mit diesen mit und lässt sich sozusagen führen, lösen sich sehr oft auch emotionale Blockaden, manchmal auf dramatische Weise. Dieses Denken ähnelt eher dem klassisch chinesischen als dem modernen physikalisch-materialistischen Weltbild, in dem der Geist praktisch ausgeklammert bzw. der Materie als zufälliges Beiwerk, als Epiphänomen, untergeordnet wurde.

Ulf Bernhard Krause: Bei unserer Arbeit in der Klinik kommt der Begriff shen ja auch ganz oft vor, das ist mir schon aufgefallen. *(Zu Tao Lu)* Gibt es im Bereich der TCM noch wesentliche Weiterentwicklungen aus dem 20. oder 21. Jahrhundert, die du für bedeutsam hältst?

Tao Lu: Unsere Erkenntnis ist, dass die TCM seit tausend Jahren keine wesentlichen Fortschritte gemacht hat, keine. Warum? Arbeiten die chinesischen Mediziner nicht fleißig genug? Nein, vielmehr war die TCM damals schon gut genug, sozusagen fertig. Natürlich gibt es auch wichtige Fortschritte, z.B. im Bereich der Kräutertherapie, aber egal, wie etwas weiterentwickelt wird, diese Ansätze müssen ihren Ursprung immer in den grundlegenden Erkenntnissen des „Klassikers der Inneren Medizin“ haben.

Bernhard Weiß: Das liegt so auch in der Denkweise der chinesischen Medizin begründet. Sie geht nicht kausalanalytisch immer tiefer in die Komplexität der Einzelteile, wie das in der westlichen Medizin geschieht, sondern bleibt immer bei der ursprünglichen Ganzheit, auf die sich alle postulierten Prinzipien beziehen. Alle funktionellen Kräfte bilden zusammengenommen einen Kreis, einen vollständigen Zyklus. Kein yang ohne yin, kein Steigen ohne Sinken. So wird jeder Zusammenhang und jeder Wirkfaktor immer auf das Ganze bezogen. Auf diese Weise ist die TCM immer schon vollständig.

Ulf Bernhard Krause: Das schlägt doch ganz fantastisch den Bogen zu unserer ersten Frage, was du da gesagt hast.

Als letztes noch eine Frage, die ich Euch ganz persönlich stellen möchte: Was ist Euch besonders wichtig im Umgang mit Patientinnen und Patienten oder auch in Bezug auf Behandlung von Schmerzen? Gibt es da etwas ganz Persönliches?

Tao Lu: Mir persönlich ist wichtig, dass der Patient immer seine Hoffnung behält.

Ulf Bernhard Krause: Das ist gut.

Fritjof Nelting: Sehr schön! Und wenn es uns gelingt, die westliche Psychosomatik noch weiter mit der Traditionellen Chinesischen Medizin zu verweben, dann glaube ich, werden in Zukunft auch noch ganz andere neue und spannende Konzepte zustande kommen.

Jonas Tesarz

Wenn Seele und Körper sprechen: Kulturelle Perspektiven und Wechselwirkungen in der Traditionellen Chinesischen Medizin

Prolog

Mediziner und Geisteswissenschaftler reflektieren seit Langem über die Verbindung von Körper und Geist. Die heutige Medizin betrachtet Physis und Psyche als eng miteinander verwoben, was das Fundament der Psychosomatischen Medizin bildet. Sie sind nicht als isolierte Einheiten oder als Gegensätze zu sehen, sondern vielmehr als zwei Seiten derselben Medaille. Die Traditionelle Chinesische Medizin (TCM) versteht dieses Prinzip durch die Betonung des Gleichgewichts von Yin und Yang sowie des Qi-Flusses als zentral für Gesundheit. In der Psychosomatischen Medizin ist die Abhängigkeit zwischen Physis und Psyche elementar, so wie in der TCM die Harmonie von Yin und Yang für den Qi-Fluss ausschlaggebend ist. Für ein umfassendes Verständnis von Gesundheit und Krankheit benötigen sowohl die westliche Psychosomatische Medizin als auch die TCM einen ganzheitlichen Blick. Die westliche Medizin setzt dieses Verständnis im psychosomatischen Ansatz um, während die TCM dies durch ihre jahrtausendealte Betrachtungsweise von Körper und Geist macht.

Dieser Beitrag möchte die vielschichtige Wechselwirkung zwischen Körper, Psyche und Kultur erläutern und Parallelen zwischen beiden medizinischen Traditionen herausstellen. Dieser Artikel nimmt dabei engen Bezug auf einen zuvor in „Der Schmerz“ veröffentlichten Beitrag und wurde modifiziert, um die Überschneidungen mit der TCM zu beleuchten.

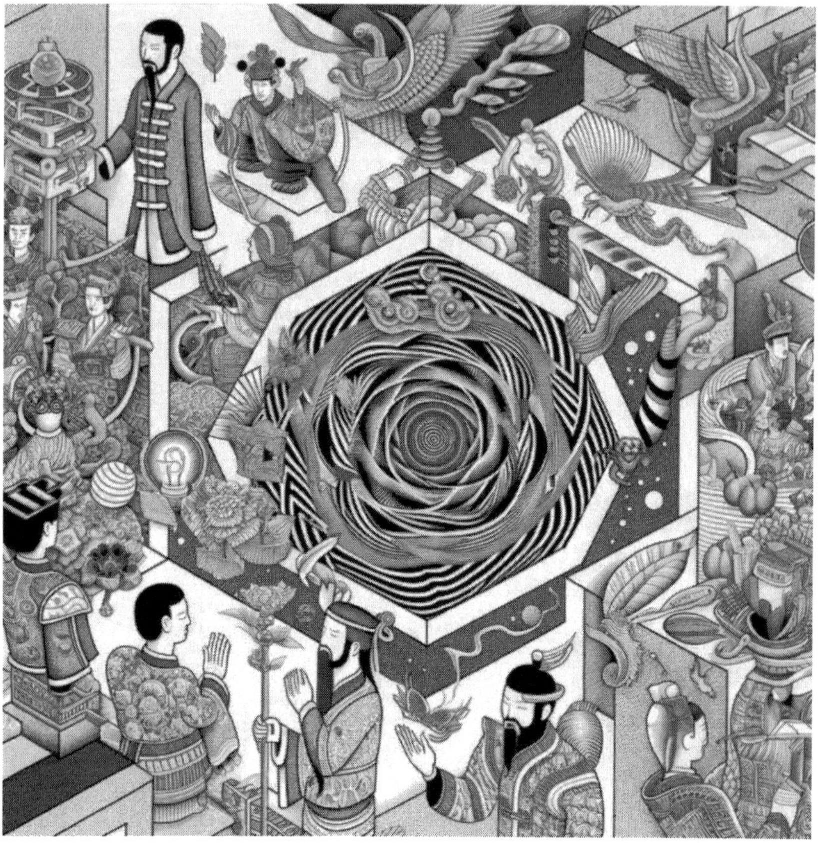

Abb. 1: *Ewige Balance: Die Tanzenden Energien der TCM.* Digitales Bild. Erstellt von ChatGPT 4.0. in 01/2024.

Psychosomatik als ärztliches Paradigma

Die enge Verbindung zwischen Körper und Psyche ist nicht neu und Nachweise lassen sich medizinhistorisch über nahezu alle Epochen der Menschheit nachweisen. Bereits bei Sokrates findet sich der Hinweis, „dass der Körper nicht ohne Berücksichtigung des Geistes geheilt werden" könne (Jowett, 1937). Es ist anzunehmen, dass sich ähnliche Aussagen über nahezu alle Epochen nachweisen lassen. Die TCM hat dieses Konzept bereits seit Jahrtausenden verkörpert, indem sie Körper und Geist nicht als getrennte Einheiten betrachtet, sondern als Teile eines harmonischen Ganzen. Dennoch hat es Jahrhunderte gebraucht, diese Perspektive in der westlichen Medizin zu verankern. Anfang des 19. Jahrhunderts führte der deutsche Arzt Johann Christian August Heinroth erstmals den Begriff „Psychosomatik“ in die medizinische Fachliteratur ein und betonte damit die Idee, dass innere Spannungen und seelische Prozesse selbst auf unbewusster Ebene physiologische Prozesse steuern und damit zu körperlichen Beschwerden führen können (Heinroth, 1818).

Daraus entwickelte sich Anfang des 20. Jahrhunderts in Deutschland schließlich eine psychosomatische Bewegung, welche sich mit dem durch den Heidelberger Internisten Ludolf Krehl geprägten Leitsatz „*Wir behandeln keine Krankheiten, sondern kranke Menschen*“, zur Aufgabe machte, den kranken Menschen wieder als ganze Persönlichkeit mit Körper und Seele zu therapieren (Peetz, 2013). Ein zentrales Paradigma, welches im Kontext einer sich rasant weiterentwickelnden Medizin und Naturwissenschaft immer wieder neu gefunden werden muss. So haben beispielsweise die Neurowissenschaften dem Interesse psychischer Prozesse in den letzten Jahren zu einer erneuten Renaissance verholfen, verleiten jedoch gleichzeitig dazu, den Blick durch einen zu einseitigen Neurozentrismus auf den kranken Menschen aus dem Auge zu verlieren.

Die TCM liefert hier ein Vorbild, indem sie stets den gesamten Menschen in seinem kulturellen und sozialen Kontext betrachtet, anstatt sich auf Einzelsymptome zu konzentrieren. Die Dyade aus Körper und Geist steht dabei nicht losgelöst im Raum, sondern ist in einen gesellschaftlich-kulturellen Kontext eingebettet. Dies wird in der TCM besonders dadurch betont, dass die Gesundheit des Einzelnen oft in Beziehung zu seiner Umwelt, seiner Familie und seiner sozialen Gemeinschaft gesehen wird.

Möchte man nicht nur Krankheiten behandeln, sondern kranke Menschen, so ist es hilfreich, sich neben der somatischen und psychischen Dimension einer Krankheit, immer auch die „kulturelle“ Dimension einer Krankheit bewusst zu machen. Im Weiteren soll aufgezeigt werden, dass nicht nur das Kranksein, sondern auch der kranke Körper in somatischen, psychischen und kulturellen Dimensionen verstanden werden kann und dass zu unterscheiden ist zwischen dem Körper, so wie er physisch ist, und dem Körper, so wie er subjektiv wahrgenommen wird. Abschließend soll ein Eindruck von der Komplexität der somatisch-psychischen und psychisch-somatischen Interaktion gegeben werden. Der Blick auf die TCM offenbart in diesem Zusammenhang zentrale Gemeinsamkeiten und Parallelen der Perspektiven auf die Beziehung zwischen Körper, Geist und Kultur, die über kulturelle Grenzen hinweg bestehen. Gleichzeitig werden Unterschiede deutlich, durch welche sich die TCM als eine die westliche Medizin bereichernde Sichtweise zeigt.

Kultur und Krankheit

Der Begriff der Kultur kann breitgefasst verstanden werden als die Gesamtheit der für eine bestimmte Gesellschaft oder Population charakteristischen Verhaltensweisen, Überzeugungen, Einstellungen und Ideale (Helman, 2007). Metaphorisch lässt sich der Kulturbegriff auch verstehen als eine erworbene „Linse“, durch die der Einzelne mit sich und der Welt in Beziehung tritt. Wir alle sehen uns selbst, die Welt und andere stets durch unsere eigene kulturell geprägte Brille, und wir sind uns nicht immer bewusst, wie sich dies auf uns und unsere Umwelt auswirkt. Auch das Wissen und die Theorien der TCM bieten als integraler Bestandteil der chinesischen Kultur eine ganz besondere Art von „Brille“, durch die Krankheit und Gesundheit in einem anderen Licht erscheinen und neue Facetten eröffnen können. In der TCM wird diese „Brille“ durch die Grundprinzipien von Yin und Yang, den Fünf Elementen und dem Qi-Fluss repräsentiert, die alle eine harmonische Balance in Körper und Geist anstreben.

Dass der Blick auf andere Kulturen wertvolle Einblicke in das Komplexe Zusammenspiel zwischen Kultur und Krankheitserleben geben kann, wurde eindrücklich in Erfahrungsberichten von Ärzten beschrieben, die in der medizinischen Betreuung der Pitjantjatjaras-Aborigines tätig waren, einer sehr isoliert lebenden Gruppe australischer Ureinwohner in Zentralaustralien (Honeyman & Jacobs, 1996). Als im Rahmen eines Hospitationsprogramms westlich „kultivierte" Mediziner erstmals in der Behandlung der dortigen Ureinwohner eingesetzt wurden, zeigten sich diese sehr irritiert darüber, dass diese kaum über Schmerzen klagten (Honeyman & Jacobs, 1996; McGrath, 2006). Weder Rückenschmerzen noch Kopfschmerzen führt die Pitjantjatjaries ins Krankenhaus, obwohl dies im westlichen Kulturkreis der mit Abstand häufigste Grund dafür ist. Auch auf aktives Nachfragen hin wurde das Vorhandensein von chronischen Schmerzsyndromen verneint. Dies ist insofern verwunderlich, da chronische Schmerzen weltweit die Hauptursache für Beeinträchtigungen in der Lebensqualität darstellen (GBD 2016 Disease and Injury Incidence and Prevalence Collaborators, 2017). Die anfängliche Vermutung, diese Menschen würden keine Schmerzen kennen, zeigte sich bald jedoch als trügerisch. Mit der Zeit wurde deutlich, dass die Pitjantjatjaries durchaus an Schmerzen leiden, diese aber in der Regel nicht nach außen kommunizieren. Dies gilt insbesondere für Männer, die nicht als schwach erscheinen wollen, wenn sie ihre Schmerzen äußern. Hinzu kommen kulturelle Bedenken in Bezug auf „Schuld" und „Rache". Während im westlichen Kulturverständnis der Schmerz im Rücken häufig als Zeichen für „zu harte Arbeit" interpretiert wird, ist dieser im kulturellen Verständnis der Pitjantjatjaries Ausdruck dafür, dass man verhext ist, oder von einem bösen Geist besessen wird. Kopf- und Nackenschmerzen stehen als Strafe dafür, dass man sich eines schweren moralischen Vergehens schuldig gemacht hat (Honeyman & Jacobs, 1996). Hinzu kamen Ängste vor der westlichen Medizin, die neben dem mangelnden Verständnis für die diagnostischen und therapeutischen Handlungen insbesondere auch auf der Vorstellung beruhten, dass westliche Schmerzmittel den Sterbeprozess beschleunigen und die Weitergabe von traditionellem Wissen und Geheimnissen, die am Lebensende stattfindet, verhindern könnten (Honeyman & Jacobs, 1996; McGrath, 2006). Diese Erfahrungsberichte veranschaulichen nicht nur, wie die „kulturelle Linse" das Erleben von und die Kommunikation über Krankheit prägt, sondern lassen auch vermuten, dass interkulturelle Unterschiede Behandler und Behandelnde vor große Herausforderungen stellen können.

Ein fehlendes Bewusstsein für kulturelle Einflüsse kann gravierende Folgen für die Behandlung von Patienten haben. Seit vielen Jahren zeigen Studien immer wieder, wie gerade im Kontext der westlichen Medizin soziokulturelle Vorurteile und mangelnde Aufmerksamkeit für interkulturelle Unterschiede die Behandlung von Patienten beeinträchtigen können. Dies führt u.a. dazu, dass selbst noch im 21. Jahrhundert dunkelhäutige Patienten systematisch weniger Schmerztherapie erhalten als Patienten weißer Hautfarbe (Cintron & Morrison, 2006; Freeman & Payne, 2000). Erklären lässt sich dieser Missstand dadurch, dass kulturelle Unterschiede nicht selten somatisch fehlgedeutet werden. Rassistische Voreingenommenheit mit falschen Überzeugungen über biologische Unterschiede zwischen farbigen und weißhäutigen Menschen (z.B. *„die Haut von Schwarzen ist dicker als die von Weißen"*, Hoffmann et al., 2016) führt dazu, dass Ärzte die Schmerzen von dunkelhäutigen (im Vergleich zu weißen) Patienten als geringer einschätzen und weniger genaue Behandlungsempfehlungen geben. Leider zeigen die aktuellen Daten auch, dass falsche Überzeugungen über biologische Unterschiede zwischen unterschiedlichen Ethnien bei Ärzten häufig sind und dadurch auch aktuell noch systematisch zu Fehlern in der diagnostischen Einschätzung und Behandlung führen (Hoffman et al., 2016).

Die Problematik fehlender kultureller Sensibilität zieht sich dabei bis in die akademischen Wissenschaftsbereiche hinein. In wissenschaftlichen Studien zu ethnisch-kulturellen Unterschieden im Schmerzempfinden beispielsweise lässt sich immer wieder die vorschnelle Aussage lesen, dass Asiaten, Afroamerikaner und Hispanics im Vergleich zu weißen, non-hispanischen Probanden schmerzempfindlicher seien (Kim et al., 2017). Gemeinsam haben all diese Studien in der Regel jedoch, dass diese meist in westlichen Kulturkreisen durchgeführt

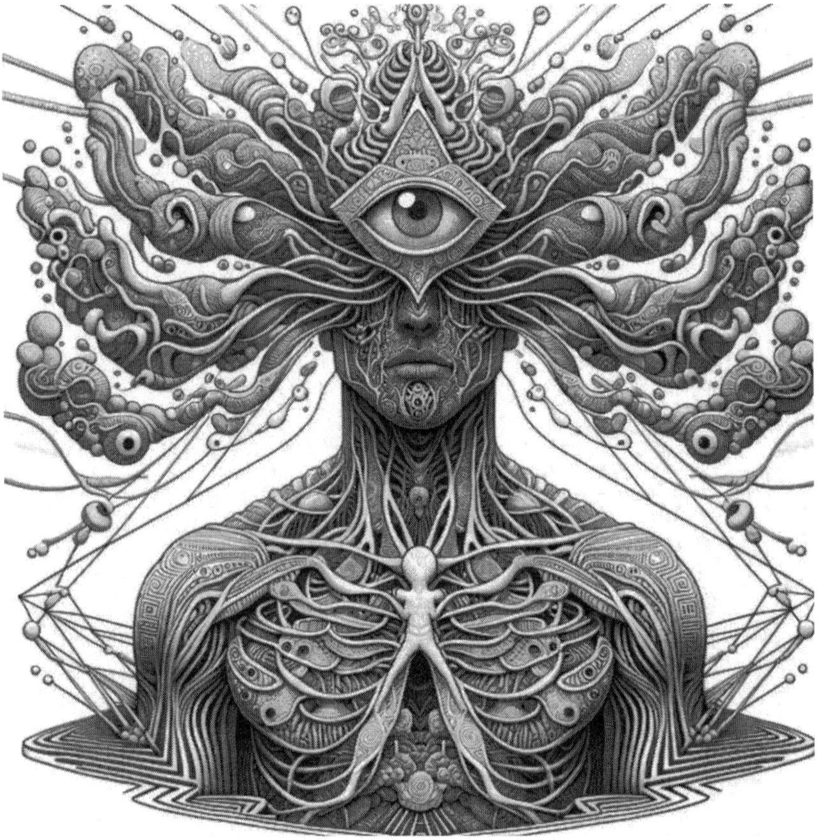

Abb. 2: *Die Last der Sünde*. Digitales Bild.
Erstellt von ChatGPT 4.0. in 01/2024

werden und ihre ethnischen Vergleichskollektive aus zugewanderten Immigranten und Gaststudenten rekrutieren. Damit unterscheiden sich diese Gruppen nicht nur in ihrem ethnischen Hintergrund, sondern auch durch ihren gesamten soziokulturellen Kontext, welcher ebenfalls in einem engen Wechselspiel mit dem Schmerzerleben steht (Kim et al., 2019). Anstelle Unterschiede im Schmerzerleben zwischen verschiedenen ethnisch-kulturellen Bevölkerungsgruppen zu untersuchen, untersuchen diese Studien daher primär nur das Schmerzerleben einer aus ihrem kulturellen Kontext herausgerissenen Minderheit im Vergleich zur sozial gut eingebundenen Mehrheit. Solche, in einen fremden Kulturkreis verpflanzte Individuen sind häufig einer Reihe weiterer Faktoren ausgesetzt (unsichere soziale Situation, fehlende Sicherheiten, unklare Perspektiven, etc.), welche ebenfalls das individuelle Schmerzerleben beeinflussen können. Es verwundert daher nicht, dass die in solchen Studien gezeigten „pseudoethnischen" Unterschiede weniger auf die ethnische Zugehörigkeit zurückzuführen sind, als zu einem großen Anteil auch durch erhöhte Stresslevel, geringere kulturelle Anpassungen und allgemein höhere Angstniveaus, wie es in kulturell entwurzelten Minderheiten ganz unabhängig vom ethnischen Hintergrund oftmals zu beobachten ist (Kim et al., 2019; Palmer et al., 2007).

Es lässt sich daher festhalten, dass die Behandlung von Krankheit und Kranksein neben der somatischen und seelischen Dimension, stets auch eine „kulturelle" Perspektive erfordert. Die TCM erfüllt diese Forderung, indem sie es als unerlässlich erachtet, den kulturellen Hintergrund und die individuellen Lebensumstände eines Patienten zu berücksichtigen, und diese Aspekte tief in ihre Behandlungsansätze zu integrieren. Die TCM weiß, dass das Ignorieren oder Fehlinterpretieren dieser kulturellen Nuancen zu ungenauen oder sogar schädlichen medizinischen Interventionen führen kann.

Diese kulturelle Perspektive der TCM beinhaltet weit mehr als nur die Reflexion kultureller Beziehungsregeln. Ein ganz basales Beispiel hierfür ist die Einbeziehung der Ernährungsgewohnheiten, die oftmals durch regionale und kulturelle Vorlieben geprägt sind. Ein Patient, der in einer kalten Region aufgewachsen ist und traditionell „kühle" Lebensmittel zu sich nimmt, könnte durch den TCM-Mediziner angehalten werden, „wärmende" Lebensmittel in seine Ernährung zu integrieren, um das innere Gleichgewicht wiederherzustellen. Die kulturellen Praktiken und Vorlieben eines Patienten beeinflussen und werden wiederum beeinflusst von seiner Interaktion mit seiner Umgebung, was im Konzept der TCM durch die dynamische Wechselwirkung von Körper, Geist und Umgebung veranschaulicht wird.

Wie sich kulturelle Einflüsse nicht nur auf das Verständnis von Krankheit, sondern auch auf die Wahrnehmung des Körpers auswirken, wird im nächsten Abschnitt weiter erläutert, wobei auch die Sichtweise der TCM berücksichtigt wird.

Körper, Körperbild und der Leibesbegriff

Nicht nur das Kranksein, sondern auch der kranke Körper lässt sich in somatischen, psychischen und kulturellen Dimensionen begreifen. Körper und Körpererleben unterscheiden sich zum Teil erheblich. Es ist daher zu trennen zwischen dem Körper, so wie er *objektiv* ist, und dem Körper, so wie er *subjektiv* wahrgenommen wird. Phänomenologisch und begrifflich wird daher unterschieden zwischen dem physischen ‚Körper' und dem subjektiv wahrgenommenem *‚Leib'*. Der Begriff *‚Körper'* bezieht sich hier auf den Körper wie er sich physisch und objektiv darstellt. Davon abzugrenzen ist der *Leibes*begriff. Der Begriff *‚Leib'* bezieht sich auf den Körper wie er subjektiv vom Besitzer erlebt und wahrgenommen wird. In diesem Zusammenhang spricht man auch von dem subjektiv wahrgenommenen *‚Körperbild'*. Als Körperbild wird hier das psychische Resultat des bewussten Körpererlebens bezeichnet. Körper und Körperbild können dabei zum Teil erheblich divergieren.

Bemerkenswerterweise scheint diese Unterscheidung zwischen dem objektiven Körper (‚Körper') und dem subjektiven Körpererleben (‚Leib') tief in vielen medizinischen Traditionen verwurzelt zu sein. In der TCM wird der Körper nicht nur als physische Einheit betrachtet, sondern auch als ein Gefäß von *Qi* (Lebensenergie). Der Körper wird daher stets als ein Zusammenspiel von physischen Strukturen und fließender Energie (Qi) betrachtet. Die Prinzipien von Yin und Yang symbolisieren dabei das Gleichgewicht und die Harmonie, die in der körperlichen und geistigen Gesundheit angestrebt werden.

Wenn das Gleichgewicht zwischen dem objektiven Körper und dem subjektiven Körpererleben beeinträchtigt ist, kann dies zu schwerwiegenden Störungsbildern führen. Phänomene wie Phantomschmerzen, Neglect-Symptomatik und Apotemnophilia zeigen, wie sehr der Körper so wie er ist, und der Körper, so wie er wahrgenommen wird voneinander abweichen können. Patienten mit Phantomschmerzen nach Amputation eines Körpergliedmaßes erleben beispielsweise Schmerzen in Körperteilen, die objektiv nicht mehr vorhanden sind; Patienten mit einer sog. Neglect-Symptomatik nach Schlaganfall nehmen eine ganze Seite ihres Körpers nicht mehr wahr, obwohl dieser objektiv und physisch vorhanden ist; bei dem seltenen Störungsbild der Apotemnophilia (Sedda, 2011), bzw. der sog. „Body Integrity Identity Disorder“ geht das bedrückende Gefühl, dass ein Gliedmaß des eigenen Körpers nicht dem eigenen Selbst angehört, sogar soweit, dass sich die Betroffenen ein objektiv gesundes Gliedmaß amputieren lassen wollen, nur damit der physische Körper mit dem erlebten Selbst wieder in Einklang steht (Hilti et al., 2013). Ein Umstand, der im Übrigen eine weitreichende ethische und juristische Diskussion über Patientenautonomie, Entscheidungsfreiheit und die Ethik von ärztlichen Amputationen angestoßen hat (Bayne & Levy, 2005). Während die westliche Medizin diese Phänomene neurologisch und psychologisch untersucht, zieht die TCM den gestörten Qi-Fluss oder ein Ungleichgewicht von Yin und Yang als mögliche Ursachen in Betracht. Die ethischen und juristischen Diskussionen um solche Zustände, wie im Fall von „Body Integrity Identity Disorder“, betreffen beide medizinische Systeme, wobei die TCM zusätzlich die philosophischen Konzepte von Harmonie und Gleichgewicht in den Diskurs einbringt.

Die therapeutischen Zugänge dieser beiden Perspektiven unterscheiden sich jedoch zum Teil erheblich. Während die moderne westliche Medizin den Phantomschmerz a.e. auf pathologische Nervenaktivität und eine neuronale Fehlrepräsentation des Körpers im Gehirn zurückführt, wird in der der TCM der Schmerz beispielsweise als das Ergebnis einer Stagnation von Qi in den Meridianen und dem Verlust von Jing in den Nieren beschrieben: Nach einer Amputation führt die abrupte Unterbrechung des Qi-Flusses in einem bestimmten Meridian zu einer solchen Stagnation, welche dann als Phantomschmerz wahrgenommen wird. Gleichzeit wird in der TCM angenommen, dass die Nieren die Essenz des Lebens, das Jing, speichern. Ein schwerer Eingriff wie eine Amputation bedeutet somit einen Schock für die Nieren und das Jing, was zu verschiedenen Symptomen einschließlich Phantomschmerzen führen kann. Während im westlichen Medizinverständnis die Neurorehabilitation als zentrales Therapiekonzept des Phantomschmerzes dominiert, werden in der TCM Akupunktur, Kräutermedizin, Qigong oder Tui Na-Massage in Betracht gezogen. Die genaue Behandlung würde sich weniger auf standardisierte Leitlinienempfehlungen stützen, als sich vielmehr an einer detaillierten Diagnostik durch einen TCM-Praktiker ausrichten, der das individuelle

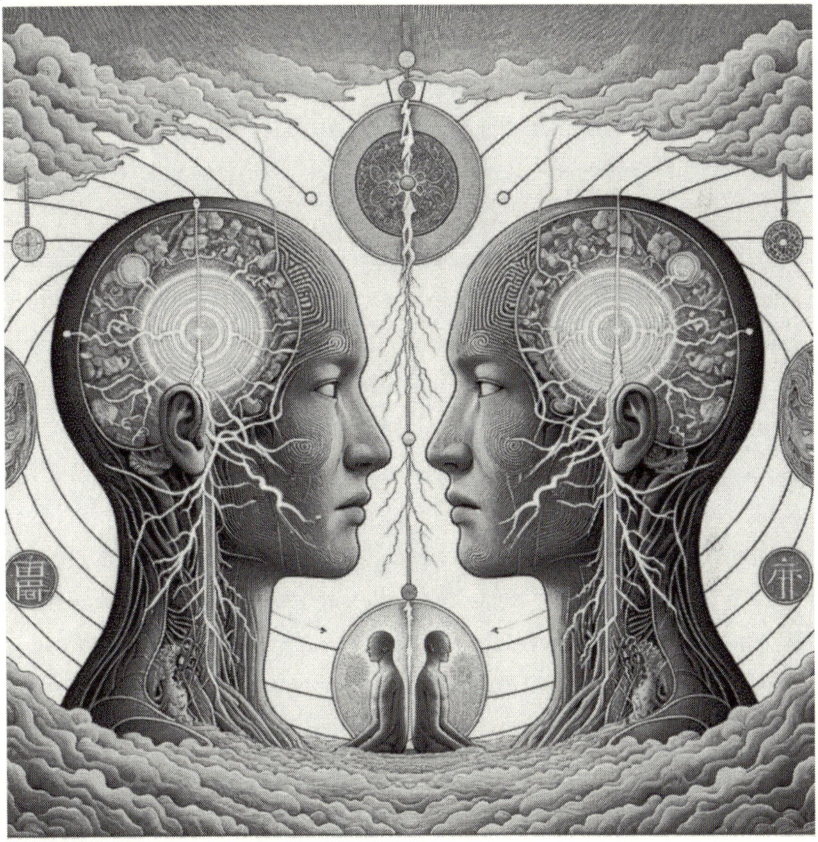

Ungleichgewicht des Patienten identifiziert.

Abb. 3: *Lebenskörper: Zwischen Realität und Empfindung*. Digitales Bild. Erstellt von ChatGPT 4.0. in 01/2024.

Körperschema als neuronale Engrammierung unseres Körpers

Die westliche Medizin erkennt das Nervensystem als ein wichtiges Bindeglied zwischen dem Körper, wie er ist, und dem Leib, wie wir ihn erfahren, an. Dieses Bindeglied manifestiert sich im neuronal engrammierten Körperschema. Das Körperschema beschreibt dabei das neuropsychologische Korrelat der Wahrnehmung des realen Körpers. So besitzt jedes – zumindest höher entwickelte – Lebewesen eine Repräsentation des eigenen Körpers auf neuronaler Ebene. Während in der westlichen Medizin das Nervensystem als Schlüsselparadigma vorherrscht, gilt in der TCM der Fluss des Qi und die Harmonie zwischen Yin und Yang als zentrales Schlüsselparadigma, das den Zusammenhang zwischen Körper und subjektiver Wahrnehmung verständlich macht. In der westlichen Perspektive zeigt die Beobachtung von Tieren, dass die neuronale Repräsentation des Körpers von Geburt an existiert und nicht statisch ist, sondern sich ständig unter dem Einfluss von somatosensorischen Informationen und kulturellen Einflüssen weiterentwickelt: Ein junges Kalb steht in der Suche nach der Mutterbrust bereits wenige Sekunden nach der Geburt wie selbstverständlich auf den eigenen Beinen, und eine Meeresschildkröte gelingt es bereits direkt nach dem Schlüpfen mit Hilfe Ihrer Beine in Richtung des Meeres zu krabbeln und durch die Fluten zu tauchen (nach Grunwald & Müller, 2020). Obwohl genetisch veranlagt ist dieses neuronale Engramm des eigenen Körpers im zentralen Nervensystem nicht statisch festgelegt, sondern lässt sich eher als ein lebenslanger dynamischer Prozess verstehen. Unter dem permanenten Einstrom von somatosensorischen Informationen aus der Exterozeption, der Propriozeption und der Interozeption, sowie den kontinuierlich einwirkenden psychosozialen und kulturellen Einflüssen entwickelt sich das neuronale Engramm fortwährend weiter (Grunwald & Müller, 2020).

Inzwischen weiß man, dass die neuronale Engrammierung unseres eigenen Körpers sogar über die physischen Körpergrenzen hinaus geht. Diese sog. ‚peripersonale Zone' umfasst dabei einen definierten Raum um jeden einzelnen Menschen herum, den dieser als seine persönliche

Zone wahrnimmt. Diese Zone erstreckt sich über ungefähr eine Armlänge. Dies entspricht genau der Distanz, in die man insbesondere Fremde nur äußerst ungern eindringen lässt. Er repräsentiert damit eine ‚Sicherheitsgrenze', weshalb man auch vom sog. „defensive peripersonale space" – dem persönlichen Abwehrraum – spricht. Der peripersonale Raum ist damit eine Erweiterung des individuellen Körperschemas und bildet eine Art „Sicherheitsmarge", die für das Überleben von Vorteil ist und unsere persönliche Nähe-Distanz-Regulation mitgestaltet (Graziano & Cooke, 2006). Das heißt, wenn sich ein bedrohlicher Stimulus einem solchen peripersonalen Raum nähert oder in ihn eindringt, dann erzeugt dies eine individuelle Stressantwort und veranlasst bei den Betroffenen körperliche, psychische wie auch soziale Reaktionen, die darauf abzielen, diesen Sicherheitsbereich wiederherzustellen.

Die individuelle Ausdehnung ist dabei von Person zu Personen sehr unterschiedlich und scheint ebenfalls substantiell durch psychologische und kulturelle Faktoren geprägt zu sein (Sambo & Iannetti, 2013). Körper, Körperschema und der peripersonale Raum stehen dabei in einer Wechselbeziehung zueinander sowie zu den seelischen Prozessen und dem kulturellen Kontext des jeweiligen Individuums: Die subjektiven Empfindungen und subjektiven Einstellungen, die wir unserem eigenen Körper gegenüber und unserer Umwelt gegenüber haben, werden dabei entscheidend von den Informationen beeinflusst, die uns durch unsere Körperschemata zur Verfügung gestellt werden (Grunwald & Müller, 2020). Gleichzeitig sind die seelischen Faktoren und der kulturelle Kontext ein zentraler Einflussfaktor für die Gestaltung des individuellen Körperbildes wie auch unseres persönlichen Abwehrraumes. Wie in einem Spiegel, reflektieren sich in unserem Körperbild neben Körper und Seele stets auch die kulturellen Einflüsse.

Diese Entdeckungen finden sich in ähnlicher Form auch in der TCM. Die TCM geht davon aus, dass von Geburt an ein Gleichgewicht zwischen dem physischen Körper und dem Fluss von Qi besteht, welches durch Umwelt- und kulturelle Faktoren beeinflusst werden kann. Das Qi reflektiert somit neben Körper und Seele stets auch den Einfluss solcher Faktoren, und damit die Frage, wie der Körper im kulturellen Kontext wahrgenommen wird. Interessanterweise hat auch die westliche Entdeckung eines „defensive peripersonale space" in der TCM ein Gegenstück: die energetische Aura, die von der Qualität und

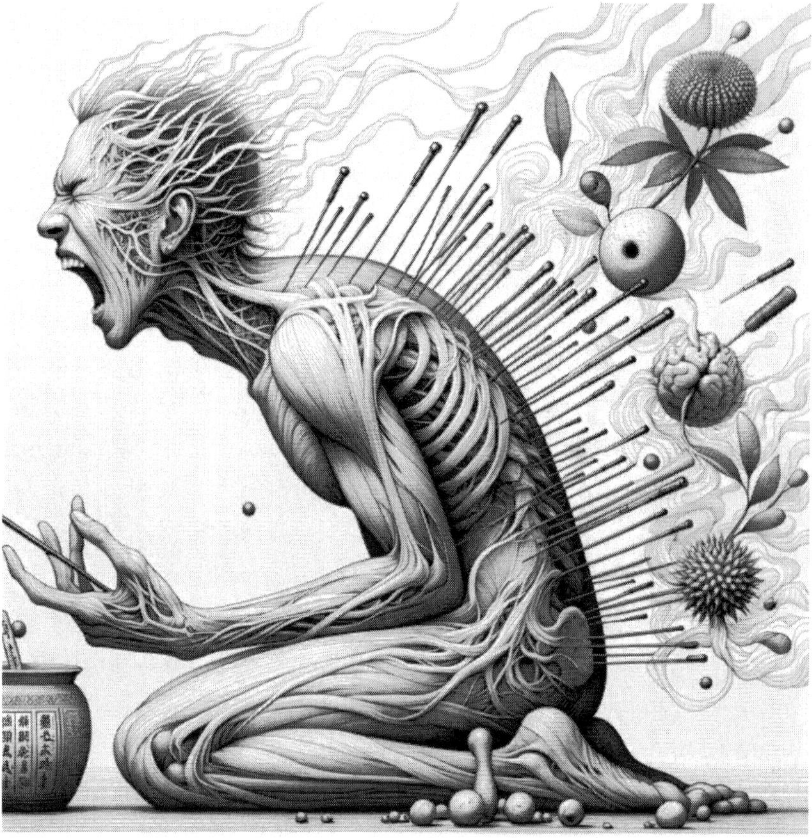

Abb. 4: *Das Flüstern der Aura.* Digitales Bild.
Erstellt von ChatGPT 4.0. in 01/2024.

Quantität des Qi abhängt. Beide, der persönliche Abwehrraum und die Aura, fungieren als Schutzmechanismen. In beiden Traditionen wird anerkannt, dass Körper, Körperschema und dieser Schutzraum in einem dynamischen Wechselspiel mit seelischen Prozessen und kulturellem Kontext interagieren. Während die westliche Sichtweise hervorhebt, dass unser Körperbild durch kulturelle und psychologische Faktoren beeinflusst wird, betont die TCM die Bedeutung von Qi und dem Gleichgewicht von Yin und Yang in unserer Körperwahrnehmung und energetischen Ausstrahlung.

Körper im Spiegel des kulturellen Kontextes

Die Interpretation von Gesundheit und Krankheit ist tief im kulturellen Kontext verankert, was letztlich beeinflusst, wann ein Zustand von „Krankheit" zu einem Zustand des „Krankseins" wird. Während der Westen den Begriff der Normalität und Abnormalität anhand bestimmter Standards und Referenzwerte definiert, orientiert sich die TCM an einem stärker ganzheitlich ausgerichteten Verständnis von Gesundheit, das die Harmonie von Yin und Yang und den Fluss von Qi betont. Es ist essentiell zu erkennen, dass die kulturelle Interpretation einer Krankheit, sei es in der westlichen Medizin oder in der TCM, weit über die physische und psychische Dimension der Krankheit hinausgeht.

Dies lässt sich eindrucksvoll am Beispiel der Magersucht erkennen, welche bereits früh als ein kulturgebundenes Syndrom bezeichnet wurde (Vandereycken et al., 2003). Dies wird nicht nur dadurch unterstrichen, dass die Häufigkeit der Anorexia nervosa in den letzten drei Jahrzehnten in der abendländischen Welt deutlich zugenommen hat, sondern auch dadurch, dass die Magersucht zunehmend ein Phänomen westlicher Industriegesellschaften zu sein scheint: Sie tritt nahezu ausschließlich in Wohlfahrtsstaaten auf (Keski-Rahkonen et al., 2018; Swartz, 1985). Zu beachten ist, dass die kulturellen Einflüsse hier nicht nur das Erleben des Körpers prägen und somit die Ausbildung eines verzerrten Körperbildes begünstigen können, sondern auch die medizinische Diagnostik entscheidend bestimmen können. Medizinhistorisch wird die Anorexie nervosa erst in jüngerer Zeit als ein manifestes medizinisches Leiden definiert. Das Phänomen der ‚Selbstaushungerung' fand zuvor je nach kultureller Epoche auch eine Einordnung als religiöses Wunder oder sogar als ein Weltspektakel (Vandereycken et al., 2003). Das Fasten war über Jahrhunderte fester Bestandteil einer magisch-religiösen Praxis und wurde sowohl als verbindendes Moment mit dem Leiden Christi, als auch als Ausdruck der Sühne für den „Fastenbruch" von Adam und Eva verehrt, oder in anderen kulturellen Kontexten als Ausdruck von „Teufelswerk" verfolgt. Später dann entwickelte sich die „Hungerkunst" zum öffentlichen Spektakel, und spezielle Hungerkünstler wurden auf Jahrmärkten und öffentlichen Plätzen zu beliebten Attraktionen, für deren Anblick die Menschen sogar bereit waren, Eintritt zu zahlen (Vandereycken et al., 2003). Heute hingegen ist die Magersucht als psychische Störung mit der höchsten Sterblichkeitsrate unter allen mentalen Erkrankungen anerkannt und fest in die internationale Klassifikation der Krankheiten (International Classification of Diseases, ICD) integriert (WHO, 2022). Während die Anorexia nervosa in der westlichen Gesellschaft in den letzten Jahrzehnten als psychische Störung mit komplexer biopsychosozialer Genese und genetischer Prädisposition erkannt und klassifiziert wurde, betrachtet die TCM solche Zustände unter der Perspektive von Blockaden oder Störungen im Qi-Fluss. So könnten etwaige Ungleichgewichte von Yin und Yang oder Stagnationen von Qi zu einem solchen körperlichen und geistigen Zustand beitragen. Dies kann z.B. durch emotionale Traumata, chronischen Stress oder unausgewogene Ernährung ausgelöst werden. Dabei ist zu berücksichtigen, dass sich in der TCM unterschiedliche Arten von Qi unterscheiden lassen, die jeweils verschiedene Funktionen im Körper repräsentieren. „Magen-Qi" bezieht sich beispielsweise auf die Energie, die mit der Verdauungsfunktion des Magens verbunden ist. Ein Mangel daran kann zu Appetitlosigkeit führen. Das „Leber-Qi" hingegen repräsentiert die Energie, die mit der Entgiftung und Speicherung im Körper zu tun hat, und ein Übermaß kann zu Symptomen wie Unruhe oder Konzentrationsproblemen führen – Symptome die das charakteristische klinische Bild der Anorexia nervosa prägen. Betrachtet man die kulturellen Unterschiede in der Krankheitsinterpretation, so wäre es interessant, die traditionelle

Weisheit und das moderne medizinische Verständnis zu integrieren, um ein umfassendes Gesundheitskonzept zu schaffen, das die Stärken beider Ansätze nutzt.

Körper und Psyche – Psyche und Körper

Wie bereits Eingangs ausgeführt stehen Körper und Psyche in einer gegenseitigen Wechselbeziehung, deren Komplexität man in der Medizin erst langsam zu begreifen beginnt. Zwar gilt dieses Prinzip der Gegenseitigkeit von Körper und Psyche in allen Lebensphasen und vor allem auch im Zustand der Gesundheit, dennoch wird die Macht, die der Körper auf die Psyche, und die Psyche auf den Körper ausüben können, dann besonders deutlich, wenn sie zur Krankheit führt. Körperliche Erkrankungen können zu einer nachhaltigen Erschütterung des psychischen Befindens führen, wie auch psychische Erschütterungen substantiellen Einfluss auf die körperliche Gesundheit haben können. Um über die Krankheit hinaus den von der Krankheit getroffenen kranken Menschen zu behandeln, ist es erforderlich beide Aspekte zu berücksichtigen.

Traumatische Erlebnisse können tiefgreifende seelische Wunden hinterlassen, wodurch der körperlichen Krankheit eine doppelte Bedeutung zukommt – sowohl als physische als auch als psychische Belastung. Die Krankheit kann so zum Trauma für die seelische Gesundheit werden. Der Traumabegriff ist hier im psychotraumatologischem Sinne zu verstehen: „Trauma – »Wunde« – als eine seelische Verletzung, die auf ein traumatisierendes Ereignis (oder deren mehrere) zurückgeht, bei dem im Zustand von extremer Angst und Hilflosigkeit die Verarbeitungsmöglichkeiten des Individuums überfordert waren“ (Seidler 2012). Nach Seidler wird ein Ereignis „dann zu einem traumatischen, wenn es – in seiner Wirkung auf die betroffene Person – einen Akt der Auslöschung ihrer Daseinsberechtigung darstellt.“ (Seidler, 2012). Die schwere körperliche Erkrankung oder ein chronischer oder sehr intensiver Schmerz wird – ganz ähnlich einem Trauma – als ein Diskrepanzerlebnis zwischen bedrohlichen Situationsfaktoren einerseits und den individuell zur Verfügung stehenden Bewältigungsmöglichkeiten andererseits erlebt. Innerhalb der TCM werden auch solche traumatischen Erlebnisse innerhalb der Konzepte des QI-Flusses oder der Harmonie von Yin und Yang eingeordnet, und darin häufig als schwerste Störungen beziehungsweise Disharmonien interpretiert. Das durch solche Störungen ausgelöste Gefühl von Kontrollverlust, Hilflosigkeit und schutzloser Preisgabe kann dann – ganz ähnlich einer Traumafolgestörung – zu einer dauerhaften Erschütterung von Selbst- und Weltverständnis führen.

Nicht selten bedeutet eine Krankheit nicht nur einen Angriff auf die physische Integrität, sondern auch auf das Selbstbild und die Identität des Erkrankten. In der Krankheit kommt es zum Verlust der körperlichen Unversehrtheit. Haarverlust oder operative Eingriffe an zentralen Merkmalen der weiblichen oder männlichen Identität, wie es bei Krebserkrankungen nicht selten notwendig wird, können zu erheblichen Verunsicherungen im körperbezogenen Selbstwert führen. Solche körperlichen Veränderungen können im Kontext der TCM als sichtbare Zeichen von innerem Ungleichgewicht interpretiert werden. Die Folge ist eine substantielle Störung des inneren Gleichgewichts. Dies äußert sich beispielsweise darin, dass das Suizidrisiko bei Menschen, die sich in einem entsprechenden Ungleichgewicht befinden, beziehungsweise unter schweren körperlichen Erkrankungen oder chronischen Schmerzen leiden, nahezu verdoppelt ist (Racine, 2018).

Dennoch: Auch wenn Krankheit und Schmerz intrinsisch ein Angriff auf die psychische Integrität der Betroffenen darstellen, so ist dies nicht gleichzusetzen mit der „a priori“-Traumatisierung von kranken Menschen. Nicht jedes traumatische Ereignis bedeutet eine Traumatisierung. Nicht jeder kranke Mensch ist „traumatisiert“, genauso wenig wie jeder psychisch Kranke körperlich erkrankt. Angesichts der zunehmend inflationären Verwendung des Traumabegriffs und dem damit einhergehenden wachsenden Risiko der iatrogenen Förderung dysfunktionaler Trauma-Identitäten bei den Betroffenen ist dies explizit hervorzuheben.

Das psychische Trauma ist nicht in erster Linie spezifischen Ereignissen geschuldet, sondern entwickelt sich immer im Modus der Nachträglichkeit als Verarbeitung (Quindeau, 2019). Erst die Diskrepanz zwischen den situativen Anforderungsfaktoren einerseits und den zur Verfügung stehenden persönlichen Bewältigungsfaktoren anderseits mit einer daraus resultierenden bleibenden Erschütterung des Selbst- und Weltverständnisses führen dazu, dass körperliche Krankheiten bei den Betroffenen zu solch tiefgreifenden psychischen Veränderungen führen, wie sie sich bei einer posttraumatischen Belastungsstörung beispielsweise finden lassen. Psychische Symptome können die Folge sein. Es kann zu spezifischen Beschwerden kommen, welche sich bemerkbar machen durch das unwillkürliche Erinnern und Wiedererleben des Traumas, sowie eine gesteigerte Nervosität, Depressivität, Angst und Reizbarkeit der Betroffenen. Schätzungen zufolge zeigen beispielsweise 20 % der Patienten im ersten Jahr nach einem intensivmedizinische Aufenthalt Anzeichen für ein solches Krankheitsbild (Bienvenu & Gerstenblith, 2017).

Krankheit als Angriff auf die Persönlichkeit

Die physische Integrität steht damit in enger Beziehung zu der psychischen Gesundheit. Dies geht weit über das geläufige Sprichwort „*Mens sana in corpore sano*“ – ein gesunder Geist in einem gesunden Körper – hinaus. Jeder Angriff auf die physische Integrität stellt stets auch einen Angriff auf die psychische Gesundheit dar – und Bedarf einer bewussten oder unbewussten mentalen Bewältigung.

Gelingt dies nicht, so können körperliche Wunden nicht nur zu seelischen Wunden führen, sondern die gesamte Persönlichkeit verändern, wie es Leo Tolstoi dem Leser in seiner Erzählung „Der Tod des Iwan Iljitsch“ eindrücklich vor Augen führt. Die darin beschriebene Hauptfigur erleidet mit 45 Jahren eine bösartige Erkrankung, deren permanenter Schmerz seinen Charakter so verändert und martert, dass er nicht nur hilflos wird, sondern sich zu einem Monstrum für seine Umwelt entwickelt. Iwan Iljitsch liefert ein Beispiel für einen Kranken, dessen Leiden innerhalb der Betrachtungsweise der TCM intuitiv und integrativ den Aspekt der angegriffenen Persönlichkeit miteinbeziehen würde, mit dem Ziel, nicht nur die physischen Beschwerden zu behandeln, sondern auch das Gleichgewicht und den harmonischen Fluss von Qi wiederherzustellen, um physische und psychische Gesundheit gleichermaßen zu fördern und damit die Gesamtheit der Persönlichkeit zu heilen.

Angriff des Körpers auf die Seele

Schmerz, Krankheit und der Verlust der körperlichen Integrität bergen eine psychische Sprengkraft mit weitreichenden Konsequenzen für die seelische Gesundheit. Betroffene fühlen sich vom eigenen Körper verraten und erleben sich (von Bekannten, Freunden, Familienangehörigen oder dem medizinischen System) im Stich gelassen. Intensive Gefühle von Enttäuschung, Wut, Angst, Hilflosigkeit, Selbstzweifel bis hin zu Selbsthass sind die Folge. Doch nicht nur das Wissen um den krankhaften Körper trifft die Seele, sondern auch die mit der Krankheit einhergehenden körperlichen Beschwerden. Besonders die erlebten Schmerzen gehen oftmals mit starkem seelischem Leid einher.

In diesem Sinne kann ein chronischer Schmerz auch als eine Art eigenständiges ‚*Schmerztrauma*' betrachtet werden, bei dem der eigene Körper als traumatisiert und traumatisierend zugleich in Erscheinung tritt. Übersteigt ein Schmerz die persönlichen Bewältigungsmöglichkeiten, so kann es zum traumatischen Erlebnis für die Psyche der Betroffenen werden – und das psychische Trauma wiederum findet häufig auch Ausdruck in körperlichen Schmerzen.

Der Schmerz und das Trauma scheinen hier eine besondere Rolle zu spielen, da sie in besonders drastischer Weise die Dynamik zwischen Körper und Geist spürbar werden lassen. Auch in der TCM-Perspektive tritt hierbei der Körper sowohl als Opfer (durch Blockaden und Ungleichgewichte) als auch als Aggressor (indem er den Geist mit Schmerz belastet) auf. Ein derart intensiver Schmerz kann ein tiefsitzendes psychisches Trauma hervorrufen, das sich wiederum in körperlichen Schmerzen manifestiert.

Angriff der Seele auf den Körper

Doch auch die psychischen Wunden können bei den Betroffenen erhebliche körperliche Folgen haben. Die „Gewalt“, die die Psyche auf den Körper ausüben kann, ist beeindruckend und erschreckend zugleich. Über seelische Prozesse lassen sich Heilungsprozesse anregen und die Genesung beschleunigen. Gleichzeitig können psychische Wunden die Allostase nachhaltig stören und den Körper lebenslang prägen. Als Allostase wird in diesem Zusammenhang der Prozess bezeichnet, durch den der Körper in Anforderungssituationen durch physiologische und psychologische Verhaltensänderungen eine – auch zukünftige Belastungen einbeziehende – Stabilität aufrechterhält (Sterling & Eyer, 1988). Psychische Belastungen sind damit wesentliche Determinanten für Krankheit und Kranksein. Zurückliegende kritische Lebensereignisse können dabei lebenslang von unserem Körper erinnert werden.

Besonders der Einfluss frühkindlicher Stresserfahrungen und traumatisierender Lebensereignisse auf die körperliche Gesundheit ist inzwischen empirisch valide belegt (Afari et al., 2014; Tesarz et al., 2016; Tesarz et al., 2015). Es kann als wissenschaftlich bewiesen angesehen werden, dass frühkindliche Stresserfahrungen und psychische Traumata die physische Gesundheit nachhaltig beeinflussen. Eine der ersten und bisher größten Studien hierzu ist die die sog. „Adverse Childhood Experiences“(ACE)-Studie. Anhand der Krankenversicherungsdaten von über 17.000 Amerikanern konnten in dieser Studie erstmals die gravierenden Langzeitfolgen frühkindlicher Stresserfahrungen und traumatisierender Lebensereignisse auf die körperliche Gesundheit im Erwachsenenalter empirisch belegt werden. Belastende Kindheitserfahrungen gingen dabei nicht nur mit einer höheren Wahrscheinlichkeit für gesundheitsgefährdendes Verhalten wie Rauchen, Promiskuität oder Alkoholismus einher, sondern erhöhten auch das

Risiko für das Auftreten von Adipositas, Diabetes, Herz-Kreislauf-Erkrankungen, Autoimmunerkrankungen und einer vorzeitigen Mortalität (Felitti et al., 1998). In diesen Analysen konnte zum ersten Mal auch eine bedeutende Dosis-Wirkungsbeziehung zwischen dem Auftreten von körperlichen Erkrankungen und früherer Traumatisierung aufgezeigt werden (Felitti et al., 1998). Je mehr Stressoren die Betroffenen exponiert waren, desto schwerer waren die Folgen für die körperliche Gesundheit.

Dabei werden nicht nur die psychischen Eindrücke zurückliegender Lebenserfahrungen erinnert, sondern auch die körperlichen Empfindungen finden Eingang in die Gedächtnisstrukturen unseres Nervensystems. In Untersuchungen zu möglichen Langzeitfolgen von invasiven Eingriffen bei Neugeborenen zeigte sich, dass schmerzhafte Prozeduren in den von den schmerzhaften Eingriffen betroffenen Körperregionen zu bleibenden Veränderungen in der Schmerzverarbeitung führen können (Williams & Lascelles, 2020). Ähnlich zu visuellen Eindrücken können so auch zurückliegende somatosensorische Eindrücke in unserem Gedächtnis abgespeichert werden. Neurophysiologische Untersuchungen lassen vermuten, dass es ein spezifisches „Körpergedächtnis" gibt, welches sogar so weit geht, dass auf neurophysiologischer Ebene jedes Körperareal seine eigene somatosensorische Biographie besitzt, welche die Informationsverarbeitung aus diesem Körperteil bestimmt und das Körpererleben für dieses Körperareal prägt. Zurückliegende Wunden und Entzündungen, aber auch angenehme Liebkosungen, Streicheln, oder Juckreize können auf diese Weise das Körperempfinden an jeder Stelle des Körpers unterschiedlich prägen.

Die Macht unseres „Körpergedächtnisses" auf die physiologischen Prozesse unseres Körpers scheint dabei noch viel weiter zu gehen, als lange Zeit angenommen worden ist. So besitzt nicht nur jeder Teil unseres Körpers seine eigene neuronale Gedächtnisspur, sondern diese neuronalen Gedächtnisspuren sind sogar in der Lage, den Körper wieder in den „erinnerten" krankhaften Zustand zurückzuführen. Dies konnte unlängst eindrücklich in einer Studie an Mäusen aufgezeigt werden. Mittels der Hilfe spezieller neurobiologischer Techniken gelingt es Wissenschaftlern inzwischen, neuronale Netzwerke bei Mäusen gezielt so zu aktivieren, dass zurückliegende mentale Zustände abgerufen werden können. Dies erlaubt es (bei ehemals kranken und inzwischen) gesunden Tieren die für die Erinnerungsspuren verantwortlichen neuronalen Netzwerke genauso zu aktivieren, wie es in einer initialen Krankheitssituation der Fall war. Werden bei Mäusen beispielsweise diejenigen Zellen im Gehirn reaktiviert, die zuvor während einer künstlich ausgelösten Dickdarmentzündung aktiv waren, so ließ sich hierdurch eine ähnliche Immunreaktion im Dickdarm hervorrufen, wie sie initial vorhanden war (Koren et al., 2021). Allein durch die künstliche Aktivierung von Erinnerungsspuren im Gehirn kann auf diese Weise der Darm dazu gebracht werden, sich zu entzünden. Diese sowie die zahlreichen weiteren Studien hierzu machen die Komplexität des Wechselspiels zwischen Körper und Psyche deutlich, die wir erst beginnen zu verstehen.

Es verwundert daher nicht, dass das Konzept der Allostase und des Körpergedächtnisses, zentrale Ideen der westlichen Medizin, starke Parallelen in der TCM finden. Während im Westen die Psyche über das Nerven- und Immunsystem den Körper beeinflusst, sieht die TCM Emotionen als Einflussfaktoren auf den Fluss der Lebensenergie, des Qi, als pathophysiologisches Korrelat. Ein emotionales Ungleichgewicht kann das Qi blockieren und körperliche Symptome hervorrufen. Dies erinnert an die westliche Allostase, bei der der Körper auf Stressfaktoren reagiert, um die Homöostase zu bewahren. Die TCM erkennt, dass frühkindliche Traumata den Qi-Fluss beeinträchtigen, was zu Krankheiten führen kann. Hierbei spielen die Meridiane, durch die das Qi strömt, eine wichtige Rolle, da sie Erinnerungen und Erfahrungen speichern. Ein Trauma in einem Körperbereich kann den Qi-Fluss im zugehörigen Meridian stören, wodurch die Idee des „Körpergedächtnisses“ in der TCM zum Ausdruck kommt. Nicht behandelte Qi-Blockaden können dann zu chronische Erkrankungen führen.

Das Verständnis dieser tiefen Verknüpfung zwischen Emotionen und körperlicher Gesundheit in der TCM wie auch in der westlichen Medizin bietet eine wichtige Perspektive, die es uns ermöglicht, die Wechselwirkung zwischen Psyche und Körper in einem breiteren, ganzheitlichen Kontext zu sehen. Die Anerkennung dieser Wechselwirkung ermöglicht es uns, den Menschen in seiner Ganzheit zu sehen und nicht nur isolierte Aspekte seiner Gesundheit. Es ist unsere gemeinsame Aufgabe, dieses Verständnis weiter zu vertiefen, um den bestmöglichen Weg zur Heilung und zum Wohlbefinden zu finden.

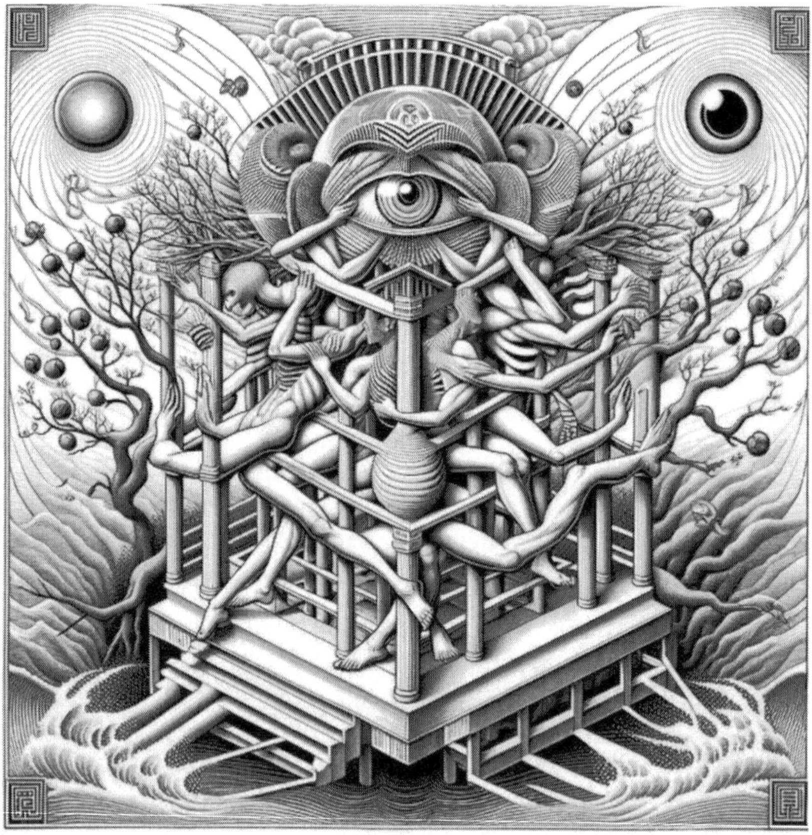

Abb. 5: *Schattenkampf der Seele*. Digitales Bild.
Erstellt von ChatGPT 4.0. in 01/2024.

Fazit für die Praxis

- Die Wechselbeziehung zwischen Körper und Psyche ist offensichtlich und existiert in einem ständigen Gleichgewicht. Sie steht nicht isoliert da, sondern ist tief in einem soziokulturellen Kontext verwurzelt, ein Konzept, das die TCM seit Jahrhunderten anerkennt.
- Dieser Kontext steht nicht nur in ständiger Wechselwirkung mit Körper und Psyche, sondern prägt auch unsere Vorstellungen von Gesundheit und Krankheit, indem er die Grenzen zwischen dem, was als gesund und was als krank gilt, festlegt. Die TCM bietet ein anderes, ganzheitliches Verständnis von Krankheit und Gesundheit, das auf dem Fluss des Qi und dem Gleichgewicht von Yin und Yang beruht.
- Erst durch die synergetische Verbindung von medizinischem Wissen, humanbiologischen Erkenntnissen und geistes-, sozial- und naturwissenschaftlichen Ansätzen können wir das komplexe Zusammenspiel von Körper, Psyche und Kultur vollständig erfassen.
- Dies ermöglicht uns, nicht nur Krankheiten zu behandeln, sondern den Menschen ganzheitlich zu betreuen. Die TCM, die diese Philosophie seit ihrer Entstehung vertritt, kann uns dabei wertvolle Einblicke und Ansatzpunkte bieten.

  Es liegt auf der Hand, dass das Streben nach einem umfassenden Verständnis von Gesundheit und Krankheit die Zusammenarbeit verschiedener Disziplinen erfordert. Die Einbeziehung traditioneller Ansätze wie der TCM kann den Weg zu einem integrativen Gesundheitsverständnis ebnen, das sowohl körperliche als auch seelische Aspekte berücksichtigt.

Referenzen

Afari, N., Ahumada, S.M., Wright, L.J., Mostoufi, S., Golnari, G., Reis, V., & Cuneo, J.G. (2014). Psychological trauma and functional somatic syndromes: a systematic review and meta-analysis. Psychosomatic Medicine, 76(1), 2–11. https://doi.org/10.1097/psy.0000000000000010

Bayne, T., & Levy, N. (2005). Amputees by choice: body integrity identity disorder and the ethics of amputation. J Appl Philos, 22(1), 75–86. https://doi.org/10.1111/j.1468-5930.2005.00293.x

Bienvenu, O.J., & Gerstenblith, T.A. (2017). Posttraumatic Stress Disorder Phenomena After Critical Illness. Critical Care Clinics, 33(3), 649–658. https://doi.org/10.1016/j.ccc.2017.03.006

Cintron, A., & Morrison, R.S. (2006). Pain and ethnicity in the United States: A systematic review. Journal of Palliative Medicine, 9(6), 1454–1473. https://doi.org/10.1089/jpm.2006.9.1454

Felitti, V.J., Anda, R.F., Nordenberg, D., Williamson, D.F., Spitz, A.M., Edwards, V., Koss, M.P., & Marks, J.S. (1998). Relationship of childhood abuse and household dysfunction to many of the leading causes of death in adults. The Adverse Childhood Experiences (ACE) Study. American Journal of Preventive Medicine, 14(4), 245–258. https://doi.org/10.1016/s0749-3797(98)00017-8

Freeman, H.P., & Payne, R. (2000). Racial injustice in health care. New England Journal of Medicine, 342(14), 1045–1047. https://doi.org/10.1056/nejm200004063421411

GBD 2016 Disease and Injury Incidence and Prevalence Collaborators. (2017). Global, regional, and national incidence, prevalence, and years lived with disability for 328 diseases and injuries for 195 countries, 1990–2016: a systematic analysis for the Global Burden of Disease Study 2016. Lancet, 390(10100), 1211–1259. https://doi.org/10.1016/s0140-6736(17)32154-2

Graziano, M.S., & Cooke, D.F. (2006). Parieto-frontal interactions, personal space, and defensive behavior. Neuropsychologia, 44(13), 2621–2635.
https://doi.org/10.1016/j.neuropsychologia.2005.09.011

Grunwald, M., & Müller, S. (2020). Körperschema und Körperbild. In W. Senf, M. Broda, D. Voos, M. Neher, C.J. Ahlers, A.L. Aydin, R. Bachem, M. Ballerstein, M. Bassler, & S. Wiegand-Grefe (Eds.), Praxis der Psychotherapie (6., überarbeitete Auflage ed.). Georg Thieme Verlag. https://doi.org/10.1055/b-0040-174425

Heinroth, J.C.A. (1818). Lehrbuch der Störungen des Seelenlebens: oder, Der Seelenstörungen und ihrer Behandlung, vom rationalen Standpunkt aus entworfen. Vogel.

Helman, C.G. (2007). Culture, Health and Illness, Fifth edition. Hodder Arnold. https://books.google.de/books?id=C3BoQgAACAAJ

Hilti, L.M., Hänggi, J., Vitacco, D.A., Kraemer, B., Palla, A., Luechinger, R., Jäncke, L., & Brugger, P. (2013). The desire for healthy limb amputation: structural brain correlates and clinical features of xenomelia. Brain, 136(Pt 1), 318–329. https://doi.org/10.1093/brain/aws316

Hoffman, K.M., Trawalter, S., Axt, J.R., & Oliver, M.N. (2016). Racial bias in pain assessment and treatment recommendations, and false beliefs about biological differences between blacks and whites. Proceedings of the National Academy of Sciences of the United States of America, 113(16), 4296–4301. https://doi.org/10.1073/pnas.1516047113

Honeyman, P.T., & Jacobs, E.A. (1996). Effects of culture on back pain in Australian aboriginals. Spine, 21(7), 841–843. https://doi.org/10.1097/00007632-199604010-00013

Jowett, B. (1937). Socrates: Quoted from Charmides, section 156. In Dialogues of Plato: Volume 1: Translated Into English, with Analyses and Introduction (pp. 6). Random House.

Keski-Rahkonen, A., Raevuori, A., & Hoek, H.W. (2018). Epidemiology of eating disorders: an update. Annual Review of eating disorders, 66–76.

Kim, H.J., Greenspan, J.D., Ohrbach, R., Fillingim, R.B., Maixner, W., Renn, C.L., Johantgen, M., Zhu, S., & Dorsey, S.G. (2019). Racial/ethnic differences in experimental pain sensitivity and associated factors – Cardiovascular responsiveness and psychological status. PloS One, 14(4), e0215534. https://doi.org/10.1371/journal.pone.0215534

Kim, H.J., Yang, G S., Greenspan, J.D., Downton, K.D., Griffith, K.A., Renn, C.L., Johantgen, M., & Dorsey, S.G. (2017). Racial and ethnic differences in experimental pain sensitivity: systematic review and meta-analysis. Pain, 158(2), 194–211. https://doi.org/10.1097/j.pain.0000000000000731

Koren, T., Yifa, R., Amer, M., Krot, M., Boshnak, N., Ben-Shaanan, T.L., Azulay-Debby, H., Zalayat, I., Avishai, E., Hajjo, H., Schiller, M., Haykin, H., Korin, B., Farfara, D., Hakim, F., Kobiler, O., Rosenblum, K., & Rolls, A. (2021). Insular cortex neurons encode and retrieve specific immune responses. Cell, 184(24), 5902–5915.e5917. https://doi.org/10.1016/j.cell.2021.10.013

McGrath, P. (2006). ‚The biggest worry': research findings on pain management for Aboriginal peoples in Northern Territory, Australia. Rural Remote Health, 6(3), 549.

Palmer, B., Macfarlane, G., Afzal, C., Esmail, A., Silman, A., & Lunt, M. (2007). Acculturation and the prevalence of pain amongst South Asian minority ethnic groups in the UK. Rheumatology (Oxford, England), 46(6), 1009–1014. https://doi.org/10.1093/rheumatology/kem037

Peetz, C. (2013). Helen Flanders Dunbar – Die Mutter der Psychosomatik (1st ed. ed.). Vandenhoeck & Ruprecht. https://ebookcentral.proquest.com/lib/kxp/detail.action?docID=1330131

Quindeau, I. (2019). Die Inflation des Traumabegriffs. PiD – Psychotherapie im Dialog, 20(02), 26–31.

Racine, M. (2018). Chronic pain and suicide risk: A comprehensive review. Progress in Neuro-Psychopharmacology and Biological Psychiatry, 87(Pt B), 269–280. https://doi.org/10.1016/j.pnpbp.2017.08.020

Sambo, C.F., & Iannetti, G.D. (2013). Better safe than sorry? The safety margin surrounding the body is increased by anxiety. Journal of Neuroscience, 33(35), 14225–14230. https://doi.org/10.1523/jneurosci.0706-13.2013

Sedda, A. (2011). Body integrity identity disorder: from a psychological to a neurological syndrome. Neuropsychology Review, 21(4), 334–336. https://doi.org/10.1007/s11065-011-9186-6

Seidler, G.H. (2012). Psychotraumatologie: Das Lehrbuch. Kohlhammer Verlag. https://books.google.de/books?id=IEJ4DwAAQBAJ

Sterling, P., & Eyer, J. (1988). Allostasis: a new paradigm to explain arousal pathology. In S. Fisher & J. Reason (Eds.), Handbook of life stress, cognition and health (pp. 631–651). Wiley & Sons.

Swartz, L. (1985). Anorexia nervosa as a culture-bound syndrome. Social Science and Medicine, 20(7), 725–730. https://doi.org/10.1016/0277-9536(85)90062-0

Tesarz, J., Eich, W., Treede, R.D., & Gerhardt, A. (2016). Altered pressure pain thresholds and increased wind-up in adult patients with chronic back pain with a history of childhood maltreatment: a quantitative sensory testing study. Pain, 157(8), 1799–1809. https://doi.org/10.1097/j.pain.0000000000000586

Tesarz, J., Gerhardt, A., Leisner, S., Janke, S., Treede, R.D., & Eich, W. (2015). Distinct quantitative sensory testing profiles in nonspecific chronic back pain subjects with and without psychological trauma. Pain, 156(4), 577–586. https://doi.org/10.1097/01.j.pain.0000460350.30707.8d

Tolstoj, L.N. (2011). Der Tod des Iwan Iljitsch: Erzählung ([Veränd. Ausg.] ed.). Reclam.

Vandereycken, W., Meermann, R., & van Deth, R. (2003). Wundermädchen, Hungerkünstler, Magersucht: Eine Kulturgeschichte der Ess-Störungen (1. Aufl. ed.). Beltz.

Williams, M.D., & Lascelles, B.D.X. (2020). Early Neonatal Pain – A Review of Clinical and Experimental Implications on Painful Conditions Later in Life. Front Pediatr, 8, 30. https://doi.org/10.3389/fped.2020.00030

World Health Organization. (2022). International Classification of Diseases Eleventh Revision (ICD-11). ICD-11 Reference Guide Part 1.1 Purpose and multiple uses of ICS. Retrieved 14. Januar 2022 from https://icdcdn.who.int/icd11referenceguide/en/html/index.html#1.1.0Part1purposeandmultipleusesofICD%7Cpart-1-an-introduction-to-icd11%7Cc1

Henry Johannes Greten, Christoph Janke

Chinesische Medizin als Modell der Systembiologie und ihre Sicht auf den Schmerz

Prolog

Akupunktur ist mehr als nur das Einstechen von Nadeln in den Körper. Sie basiert auf jahrhundertelangen klinischen Erkenntnissen und einem tieferen Verständnis von Regulationstheorien. In den vergangenen Jahren haben sich unsere Erkenntnisse über die Traditionelle Chinesische Medizin (TCM) deutlich vertieft. Eine der zentralen Erkenntnisse hierbei ist, dass das Konzept von yin und yang, neben anderen vielfältigen abgeleiteten Bedeutungen, auch als binäre Zahlen betrachtet werden kann. Diese Zahlen, vergleichbar mit Eins und Null, dienen dazu, Regulationsprozesse nahezu mathematisch zu beschreiben.

Diese Idee geht zurück auf das I Ging, ein Werk, das lange vor dem Klassiker der inneren Krankheiten des Gelben Kaisers existierte. In diesem ersten Buch der Menschheitsgeschichte werden bereits mathematische Methoden zur Beschreibung von Kreisen und Kreisfunktionen verwendet. Man kann sie nutzen, um die naturgesetzlich auftretenden Schwankungen in Regulationsprozessen darzustellen. Man kann davon ausgehen, dass diese Theorien den alten Meistern der Chinesischen Medizin als Grundlage dienten, um klinische Zeichen und Symptome und palpatorische Merkmale der Haut zu kategorisieren. Dies ermöglichte es ihnen, Akupunkturpunkte für diese klinischen Symptome gezielt zu suchen und individuell auszuwählen.

So entwickelte sich eine Methodik der Systembiologie, bei der klinische Zeichen und Symptome systematisch gruppiert werden, um die entsprechenden Akupunkturpunkte zu identifizieren und ihre therapeutische Indikation zu beschreiben. Das Ziel ist dabei, klinischsymptomatische Muster vegetativer Dysregulation zu erkennen und zu behandeln. Dies entspricht im Prinzip dem westlichen Konzept der Hautreflexologie.

Der vorliegende Beitrag gibt Ihnen einen Einblick in die Grundstruktur dieser Systembiologie. Dabei fokussieren wir als Beispiel ihrer Anwendung auf die Lehre der sogenannten „Organmuster“ (Orbes/Funktionskreise) der Chinesischen Medizin. Aus westlicher Sicht kann man sagen, dass dabei Hautreflexe mit vegetativer Wirkung aufgrund einer im Westen bis dahin unbekannten Theoriebildung der Körperregulation gefunden werden können. Dabei leiten sich diese Orbes oder Funktionskreise systematisch vom jeweiligen Regulationsstatus ab. So wird ein rationaler und entmystifizierter Zugang zu TCM ermöglicht und die Integration in die westliche Medizin erleichtert. Dieses zeitgemäße Verständnis von Akupunktur und deren Hintergrund in der Chinesischen Medizin und die daraus abgeleiteten Behandlungskonzepte haben ihre überlegene Wirksamkeit in einer Reihe von Doppel- und Dreifachblindstudien belegt. Man bezeichnet diesen rationalen Zugang zur TCM als Systembiologie als Heidelberger Modell der Chinesischen Medizin.

Einleitung – TCM als wissenschaftliches System

Die Akupunktur ist von den Therapieformen der Traditionellen Chinesischen Medizin (TCM) die im Westen am meisten verbreitete Methode und ein zentrales Element der TCM. Man kann sie aus westlicher Sicht vor allem als eine vegetative Reflextherapie verstehen. Ursprünglich aus dem kulturellen und medizinischen Kontext Chinas stammend, umfasst die Akupunktur die Stimulation von spezifischen Punkten auf der Haut mit verschiedenen Reizen, die neben den klassischen 24 Nadeltechniken auch die Anwendung von Erwärmung der Punkte durch Moxibustion, die elektrische Stimulation, das Einbringen von Substanzen in die Haut und andere Techniken umfassen.

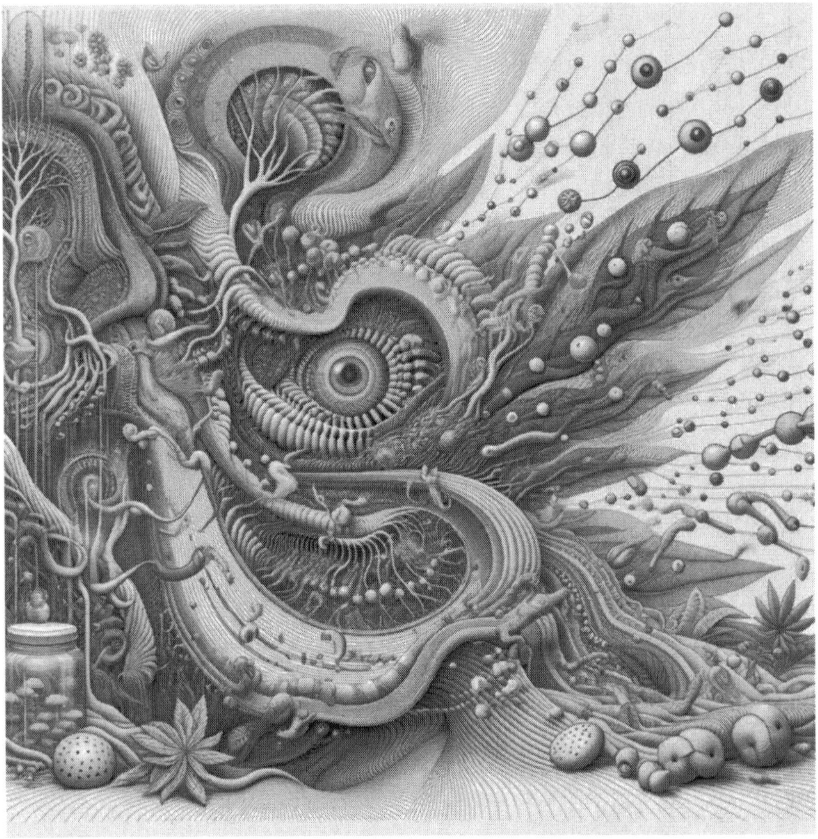

Abb. 1: *Harmonisierende Energien: Eine Vision der traditionellen chinesischen Medizin.* Digitales Bild. Erstellt von ChatGPT 4.0. in 01/2024.

Es ist wichtig darauf hinzuweisen, wie tiefgreifend die Akupunktur mit den anderen Methoden der TCM (den „sieben Säulen“) beim klinischen Schmerzmanagement verbunden werden. Zahlreiche Studien und Daten unterstützen die Wirksamkeit der Akupunktur bei der Schmerzbehandlung. Eine essenzielle Rolle bei der Anwendung der Akupunktur spielt die funktionelle Diagnostik, durch die bestimmt wird, welche Akupunkturpunkte in welcher Weise stimuliert werden sollten, und welche anderen Methoden der 7 therapeutischen Säulen der TCM zur Anwendung kommen. Diese Methoden stellen in der Summe ein frühes multimodales Schmerzmanagement dar.

Die dahinter stehende funktionelle Diagnostik ist als eine reflexologische Analyse zu verstehen und dient als Grundlage für die Auswahl der Akupunkturpunkte, die Stimulationstechnik und damit für die Orte und Formen der Auslösung der Heilreflexe, die die Akupunkturwirkung bestimmen. Diese funktionelle vegetative Diagnostik der TCM wird nicht nur als eine eigenständige medizinische Praxis betrachtet, sondern basiert auf einem eigenen Wissenschaftssystem, dessen Grundprinzip wir uns in diesem Beitrag nähern wollen. Im Kern geht es bei diesem System um die technische Regulation von Lebensvorgängen.

Die Grundlagen hierzu wirken auf den ersten Blick komplex, so dass eine Reihe anwendungsbezogener und stark vereinfachter Darstellungen dieses Faches existieren. Einstein soll gesagt haben, dass man alles so einfach wie möglich erklären soll, aber nicht noch einfacher. In Bezug auf die klassische chin. Medizin bedeutet dies, dass ein in Kauf genommener Verlust an diagnostischer Trennschärfe auch mit einem Verlust an Wirksamkeit einhergeht, den es bei der möglichen Integration zu vermeiden gilt. Tatsächlich deutet eine Reihe von Studien daraufhin, dass eine Steigerung der Präzision der Diagnose mit der Steigerung der Wirkung einhergeht. Dieser Zusammenhang wurde auch von chin. Regierungsstellen wahrgenommen, die deshalb die Darstellung als regulatives Physiologiemodell als „future model to integrate Chinese Medicine in Western Health care and research" bezeichnete.

Wir müssen uns deshalb ein wenig in diese Medizin eindenken, um ihre enormen Chancen und ihre Risiken richtig einzuschätzen, wissenschaftliche Studien sinnvoller zu gestalten und eine Integration des Nützlichen und Sicheren aktiv zu gestalten.

Die TCM ist in mehrfacher Hinsicht eine Systembiologie. Zum einen verfügt sie über **vier grundlegende Systeme** zur Einordnung des menschlichen Regulationszustandes, die zusammen das Rückgrat der chin. Physiologie darstellen. Dabei werden nach heutigem westlichem Verständnis (1) vegetative Einflüsse auf die Symptomatik, (2) der Einfluss der Mikrozirkulation auf die Gewebsfunktion, (3) die neuroimmunologischen Abwehrstadien und (4) der Einfluss der zellulären Grundfunktion auf die Stabilität des Organismus betrachtet.

Aus westlicher Sicht kann man mit diesen Theorien den Regulationszustand von vier großen zusammenhängenden physiologischen Wirkebenen des Körpers beurteilen, und ihre jeweilige Wirkung auf die Symptomatik anhand bestimmter übergeordneter Merkmale (Leitkriterien) erkennen. Wir werden an dieser Stelle exemplarisch eine dieser Theorien, die Lehre von Repletion („Überangefülltheit") und Depletion („Entleerung") darstellen, um einen ersten Einblick in die innere Logik der Chin. Medizin zu ermöglichen. Diese Theorie ist aus Sicht der Schmerztherapie und vor allem der Akupunktur sehr bedeutend, denn sie begründet die „Organmuster" und zugleich die Wirkungen der Leitbahnen („Meridiane") mit ihren Reflex- oder Akupunkturpunkten, denen wir später ein eigenes Kapitel widmen.

Die Orbes/Funktionskreise bilden auch die Grundlage der Konstitutionslehre des Patienten, der einen Persönlichkeitstyp darstellt, den man am Phänotyp, körpersprachlichen Zeichen und Verhalten erkennen kann.

Man kann die Konstitutionslehre auch als Lehre vom individuellen Funktionstyp der emotionalen Autoregulation verstehen. Dahinter steht ein Konzept von tiefen Grundemotionen, die wie die Orbes/FK miteinander in einem regulierten Gleichgewicht stehen. Das hat damit zu tun, dass die Orbes/FK vegetative Funktionsmuster darstellen und das Vegetativum einen großen Einfluss auf das Emotionserleben hat. Tritt eines dieser vegetativen Funktionsmuster bevorzugt auf, so hat das einen entsprechenden emotionalen Einfluss auf die Lebensgestaltung und die Bewältigung situativer Herausforderungen. So kann man in vielen Fällen sogar am schmerzauslösenden Kontext die Konstitution des Patienten erkennen. Dies hat unmittelbaren Einfluss auf die Schmerzentstehung.

Wir benötigen daher ein erstes Verständnis dieser „Organmuster"/ Orbes/FK, um auch die Konstitutionen und die damit verbundene „innere Gestimmtheit" des Patienten zu erkennen. Das Bild von der

Gestimmtheit ist tatsächlich sehr nahe an den klassischen Begriffen der TCM. Sie bezeichnet diese Gestimmtheit als einen inneren Klang, der zugleich körperliche und emotionale, häufig unbewusste Wahrnehmungen im Inneren des Menschen umfasst. Diesen „Klang“ wahrnehmbar zu machen bedeutet im klassischen chinesischen Sinne Medizin. Er setzt eine systematische Schulung der klinischen Beobachtungsgabe voraus, deren Grundlage die Ordnungskategorien von klinischen Zeichen und Sensationen sind, die wir an dieser Stelle einführend beschreiben.

Die klassische Form der TCM kennt viele Formen einer Therapie, die man das Emotional Self Management der TCM nennen könnte. Dem liegt zugrunde, dass die TCM aus westlicher Sicht über eine Lehre der emotionalen Autoregulation verfügt, die es ihr erlaubt auch widersprüchliche emotionale Einflüsse auf das Krankheitsgeschehen zu systematisieren und aufzulösen.

Der Konstitutionstyp entspricht auch einem vegetativen Reaktionstyp auf Außenreize wie Kälte, Zugluft oder Nässe, die die Modalitäten des Schmerzes bestimmen. Wird ein Symptom bei von außen einwirkender Kälte, Zugluft oder Feuchtigkeit schlechter, so sind entsprechende Punkte und eine entsprechende Stimulationsform zu wählen. Auch hier zeigt sich wieder der ausgesprochen systembiologische Ansatz der TCM. Nicht nur die Konfliktmuster, auch klimatische Einflüsse werden in die Diagnose einbezogen.

Das beeinflusst auch die Biorhythmik der Behandlung. „Kälteerkrankungen“ verschlechtern sich naturgemäß im Winter. Die im vegetativen Nervensystem konditionierte, deshalb chronische Reaktion auf Kälte kann deshalb im Sommer besser ausgeheilt werden „treating winter disease in summer“ bedeutet zum Beispiel, dass COPD im Sommer so weit wie möglich ausbehandelt werden sollte. Das gilt auch für verschiedene Schmerzformen, bei denen im westlichen Verständnis eine Verminderung der Mikrozirkulation die Grundlage der Schmerzentwicklung darstellt.

Zur Erhebung der Diagnose bedient sich die TCM einer eigenen Sprache. Dabei fällt immer wieder der **Begriff des qi (sprich: tschi)**, den wir vorab mindestens kursorisch erläutern müssen. Das qi, das in der Medizin gemeint ist[1], kann man nach den wissenschaftlichen Befunden und nach westlichem Verständnis als eine Wirkkraft[2] verstehen, die für Funktionsänderungen im Menschen verantwortlich ist. Man könnte sie als die Wirkkraft des vegetativen Nervensystems bezeichnen, das nach westlichem Verständnis aus sich selbst heraus (lat.: vegetativ) ganz automatisch die Funktionen der Gewebe und Organe mehr oder eben weniger anregt. Das geschieht vegetativ und meist unbewusst im Zusammenhang mit der Regulation der Homöostase. Fehlregulationen, vegetative Dysbalancen können zu einer Störung der Homöostase führen, daraus können bewusst wahrnehmbare Symptome resultieren. Vereinfacht gesagt entsteht nach der TCM dort Schmerz, wo Überstimulation („zuviel qi", „Überanfüllung mit qi") vorherrscht, oder wo zu wenig Stimulation („zuwenig qi", „Entleerung") vorliegt.

Die verborgene Logik der Chin. Medizin

Die TCM ist weit mehr als nur eine Ansammlung von traditionellen Konzepten. Sie ist tief verwurzelt in jahrtausendealten Philosophien und Prinzipien, darunter die Lehre von yin und yang. Diese Dualität, die in Textform erstmals im I Ging verwendet wurde, wurde von Leibniz im 17. Jahrhundert als binäres Zahlensystem interpretiert. Die binären Zahlen aus yin und yang (I und 0) werden dabei zur Bezeichnung der Teile kreisförmiger Prozesse bezeichnet. Ein **Bigramm** aus zwei Zeichen bildet die Zahlen 1–4, ein **Trigramm** die Zahlen 1–8 und so weiter. Bei binären Zahlen verdoppeln sich also die auszudrückenden Zahlen, wie man in der Abb. 2 links erkennen kann.

---

1 Das gleiche Phonem und Schriftzeichen kann außerhalb der Medizin ein Reihe ganz anderer Bedeutungen haben.

2 Das Wort Energie wurde 1932 durch einen französische Übersetzungsversuch in die TCM eingeführt.

In der Mitte eine Darstellung kreisförmiger Prozesse (des Standes der Sonne und der Jahreszeiten), deren Teile den binären Zahlen 1–4 zugeordnet sind. Etwa im 3. Jahrhundert wird statt der ursprünglichen Zahlen 1–4 mehr und mehr die Bezeichnung der Wandlungsphasen Holz, Feuer, Metall und Wasser verwendet, für den Kreismittelpunkt die Bezeichnung Erde.

Diese Sonderstellung der Erde hat zur Formulierung geführt: „*Es gibt vier Wandlungsphasen und die Erde*“[3]. Diese Sonderstellung als zentralem Dreh- und Angelpunkt verdankt sie einer besonderen Funktion in regulierten Systemen, die wir noch kennenlernen:

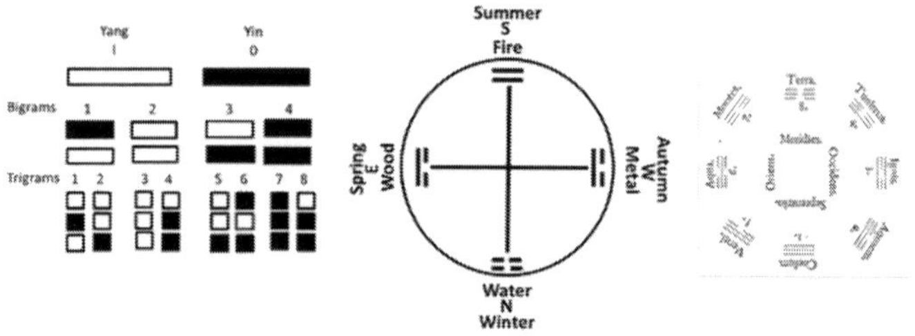

Abb. 2: Links: yin und yang sind vergleichbar mit 0/I der binären Zahlen, die der modernen Computersprache zugrunde liegen.
Mitte: Sie werden traditionell verwendet, um Kreissektoren wie die vier Himmelsrichtungen einer Windrose anzuzeigen
Rechts: ba gua, die Lehre der acht Richtungen (Original von Leibniz, innen die Darstellung mit den Zahlen 1–4, außen die Zahlen 1–8, die den Kreis in 8 Sektoren teilen).
(aus „Kursbuch Traditionelle Chinesische Medizin“, 3. Auflage, Thieme Verlag)

Im 3. Jahrhundert v.Chr. wurde diese mathematische Terminologie der Zahlen mehr und mehr durch die Schriftzeichen ersetzt, die mit den Wörtern Holz, Feuer, Metall, Wasser übersetzt werden, und der zentrale Pol der Erde hinzugefügt wurde. Diese Darstellung ist eine wichtige Grundlage für die Entwicklung der Orbes („Organmuster“).

3 Porkert in : die theoretischen Grundlagen der Chin. Medizin.

In der Traditionellen Chinesischen Medizin wird Schmerz oft als eine Störung des Gleichgewichts im Körper betrachtet. Interessanterweise kann dieses Konzept der Balance und Regulation durch mathematische Modelle erklärt werden, die auch in anderen Wissenschaftsfeldern Anwendung finden. Kreisfunktionen, wie sie in der Mathematik vorkommen, können in Sinuskurven umgewandelt werden. Diese Sinuskurven beschreiben das Auf und Ab von Istwerten in einem Regelsystem. Ein gutes Beispiel hierfür ist die Temperaturregelung in Wasserbecken oder Inkubatoren, wie sie in wissenschaftlichen Laboren verwendet werden (Greten, 2017; Greten, 2011a+b; Greten, 2012, Greten YouTube Kanal DGTCM).

Diese regulativen Vorgänge sind in der Technik häufig und werden deshalb in den Fakultäten für Ingenieurwissenschaften im Fach der Mess- und Regeltechnik (MSR= Messen, Steuern, Regeln) gelehrt. Es ist faszinierend, wie die alten Weisheiten der TCM mit moderner Wissenschaft verknüpft werden können.

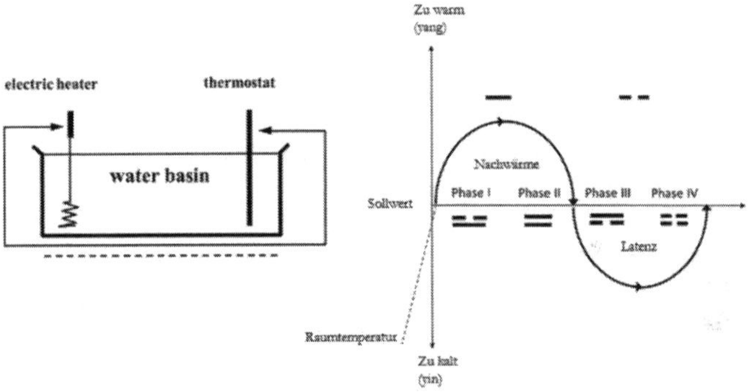

Abb. 3: In einem Inkubator soll der Sollwert der Temperatur eingestellt werden. Beim Einschalten steigt die Temperatur von der Raumtemperatur aus an und erreicht die Solltemperatur. Daraufhin entwickelt sich der typische Verlauf der Temperatur und des Energiegehaltes des Wassers. **Er schwankt sinusförmig um den Sollwert.** (aus „Kursbuch Traditionelle Chinesische Medizin", 3. Auflage, Thieme Verlag)

Über den Phasen I und II ist das Zeichen yang (durchgezogene Linie) angebracht, über den Phasen III und IV das Zeichen yin (unterbrochene Linie).

Das Prinzip der Regulation durchzieht die gesamte Chin. Medizin und man kann ihre Grundbegriffe nur dann sinnvoll anwenden, wenn man die Anwendung ihrer Begriffe auf regulierte Systeme versteht.

Der Verlauf der Temperatur im Beispiel eines Inkubators ist beispielhaft für solche Systeme. Sie entspricht einem technischen Prinzip, das eine wichtige naturwissenschaftliche Gesetzmäßigkeit darstellt:

- Bei Erreichen des Sollwerts schaltet der Thermostat den elektrischen Heizstab ab. Er verbleibt aber noch etwas im angeregten Wärmezustand, ähnlich wie beim Ausschalten einer elektrischen Herdplatte die Platte noch heiß bleibt. Diese **Nachwärme** erhitzt das Wasser noch eine gewisse Zeit (Phase I), bis sie abklingt und die Temperatur sinkt (Phase II). Das Wasser ist also eine Zeitlang zu warm und **über dem Sollwert (chin.: im yang).**
- Dann sinkt die Temperatur unter den Sollwert und der Thermostat schaltet die Stromzufuhr wieder ein. Wie bei einer Herdplatte dauert es ein wenig, bis die Heizwirkung einsetzt. In dieser **Latenzzeit** sinkt die Temperatur unter den Sollwert (Phase III) und steigt nach Einsetzen der Heizwirkung allmählich wieder an (Phase IV). In Phase III und IV ist die Temperatur und der Energiegehalt des Wassers **unter dem Sollwert (chin.: im yin)**

Wie schon erwähnt, kann eine Sinuskurve mathematisch in einen Kreis umgewandelt werden und umgekehrt. Das sieht man am Beispiel eines Korkenziehers. Wenn man auf die Spitze schaut, sieht man einen Kreis, der sich in den Korken eindreht. Wenn man ihn von der Seite betrachtet, sieht man eine S-förmige Welle, in lateinischer Sprache „Sinus"-Welle.

Man könnte – typisch chinesisch- ein Zeichen erzeugen, in dem man die beiden Blickrichtungen auf eine Kreisbewegung vereint. Möchte man noch darauf hinweisen, dass es um Regulation geht, dann kann man den Sollwert durch zwei Punkte symbolisieren, denn ohne Sollwert gibt es keine Regulation:

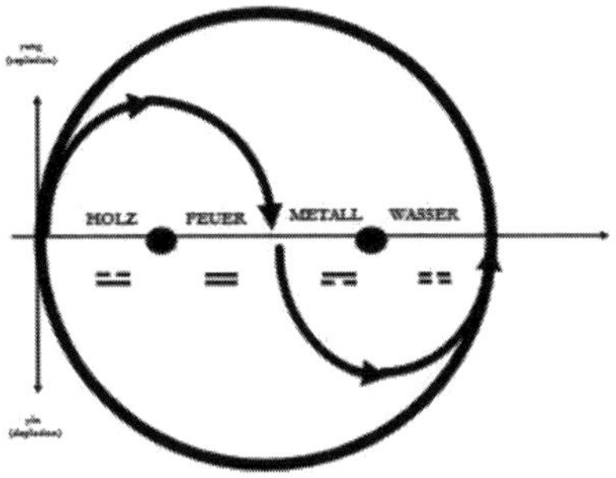

Abb. 4: Yin, Yang und die Wandlungsphasen sind eine zusammengehöriges Begriffssystem und beschreiben den Vorgang der Regulation. Dies drückt sich in dem abgebildeten Zeichen aus, das man yin-yang Zeichen, Taiji (Zeichen der himmlischen Einheit, Zeichen des Firstbalkens) nennt. Leibniz nannte es auch die Monade, das eine Zeichen der Einheit der Lebenserscheinungen. (aus „Kursbuch Traditionelle Chinesische Medizin", 3. Auflage, Thieme Verlag)

Natürlich kann man diese Form der Regulationstheorie auf alle möglichen Vorgänge des Lebens und der Natur anwenden. Tatsächlich waren die alten Chinesen der Meinung, dass sie mit den Wandlungsphasen eine Art Weltformel gefunden hätten. Der Satz von Laotse „die Gesetze des Himmels bestimmen den Menschen" kann verschieden interpretiert werden. Da sich die Planeten in Kreisbahnen bewegen ist es naheliegend anzunehmen, dass die Beobachtung der Sterne und damit die Astronomie die Grundlage der Kenntnisse über Kreisbewegungen bilden. Insofern sind die Kreisgesetze auch die „Gesetze des Himmels".

Wendet man diese Begriffe auf die neurovegetative Regulation der menschlichen Vigilanz und des täglichen Biorhythmus an, ergibt sich das folgende, vereinfachte Bild.

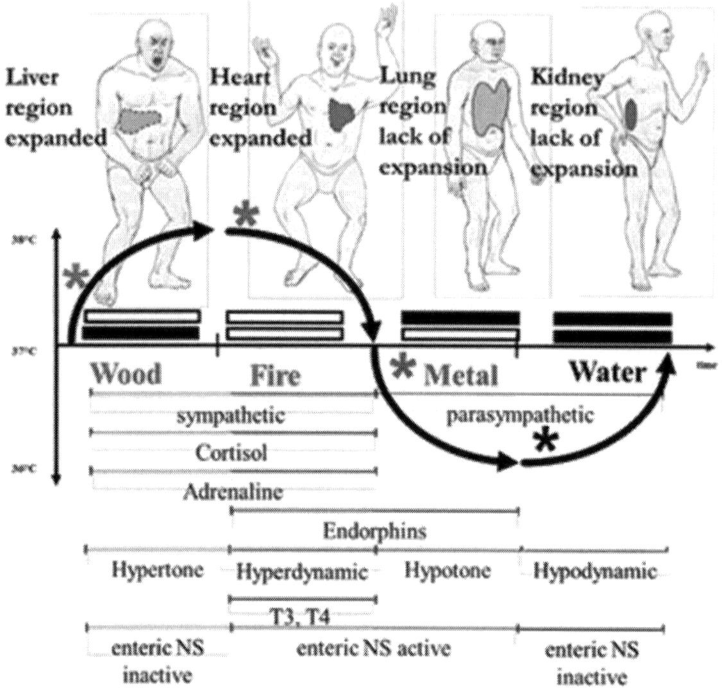

Abb. 5: Die von außen erkennbaren Zeichen der „Organmuster", die Orbes/FK können als Manifestation eines Konzerts von Transmitter- und neuronalen Mechanismen verstanden werden, die an der neurovegetativen Regulation beteiligt sind. Sie werden dem entsprechend den Wandlungsphasen Holz, Feuer, Metall und Wasser zugeordnet.

In den vorliegenden Piktogrammen werden sie zur Illustration mit ihren typischen Erkennungszeichen dargestellt, die in der TCM detailliert beschrieben werden. Neben diesen Zeichen können sie von symptomatischen Erscheinungen der jeweiligen Körperregion, nach der sie benannt werden begleitet sein (oder auch nicht). Parallel dazu verändern sich Hautregionen (Akupunkturpunkte und ihre Leitbahnen, „Meridiane"). (aus „Kursbuch Traditionelle Chinesische Medizin", 3. Auflage, Thieme Verlag)

Die vier funktionellen Muster, die wir in den Piktogrammen vorstellen sind essentielle Bestandteile der TCM Diagnose und werden durch sehr unterschiedliche vegetative Mechanismen hervorgerufen. Nehmen wir an, diese Piktogramme stellen vier Patienten dar, die an einem chron. Kreuzsyndrom leiden würden. Dann wäre die reflektorische

Ausgangslage der Patienten in allen vier Fällen so unterschiedlich, das sich das in vier unterschiedlichen Strategien der Akupunkturbehandlung äußern müsste. Bei einer Studie zur Behandlung des LWS Syndroms wäre eine einzige Strategie der Behandlung dann mglw. für einen der Patienten passend, die andern Patienten hätten keine oder eine verminderte Wirkung.

Studien, die die zur Therapie passende TCM Diagnose nicht beim Einschluss der Patienten berücksichtigen, haben deshalb mit hoher Wahrscheinlichkeit keine konsistenten, validen Ergebnisse. Dieses Phänomen erklärt die Heterogenität vieler Studien zur TCM und Akupunktur. Die Definition der Diagnose (Greten, 2001) war deshalb eine wichtige Voraussetzung zur Planung beweisfähiger Studienprotokolle, ebenso wie die Verwendung objektiver Zielparameter, und die Einführung der Doppel- und Dreifachverblindung (Karner et al, 2005).

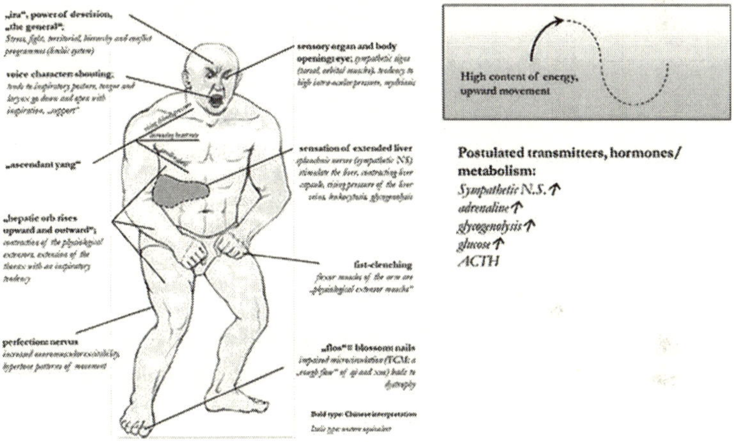

Abb. 6: Am Beispiel eines Organmusters („Lebermuster"), das zeigt, dass die typischen Zeichen dieses Musters neurophysiologisch erklärt und übersetzt, Stoffwechselveränderungen erklärt und somit in die weltweit anerkannte westliche Medizin integriert werden können. Ähnliche Übersetzungen existieren bereits für alle Muster (Heidelberger Modell der TCM). (aus „Kursbuch Traditionelle Chinesische Medizin", 3. Auflage, Thieme Verlag)

Die Richtung der Leitbahnen („Meridiane") dieser Haupt- oder Innenorbes folgt der Sinuskurve der Wandlungsphasen, deren Rolle für das Verständnis der CM nicht genug betont werden kann. Auch die Richtungswirkung der großen Funktionskräfte („Energien“) und Säfte folgt diesen Richtungen: Die „Leber“ bringt das yang (hier: die allgemeine Funktionsentfaltung) nach oben, das „Herz“ sediert die Erregungen und bringt das „Blut“ (xue) nach unten, die „Lunge“ bringt das qi nach unten, und die „Niere“ bringt qi und yang nach oben usw.

Fassen wir zusammen. Wandlungsphasen (WP) sind

- *Teile zyklischer Vorgänge* (allgemeiner Begriff)
- *Begriffe der Regulationslehre* (kybernetischer Begriff)
- *Vegetative Funktionstendenzen* (Funktionsrichtungen entsprechend den Richtungen der WP)
- Manifestieren sich in Gruppen zusammengehöriger Zeichen, die *man Orbes (Kreise, Funktionskreise,* „Organmuster“) nennt.

Diese Sätze werden auch als die vier goldenen Sätze der TCM bezeichnet.

Das Prinzip der Regulation wurde im Taiji Zeichen durch zwei Punkte symbolisiert, die für den Sollwert stehen. Diese zwei Punkte stellen den Sollwert dar, dessen Existenz dafür sorgt, dass die wellenförmige Kurve existiert. Der Weg des tatsächlichen Kurvenverlaufs muss durch zwei Bewegungen immer wieder so korrigiert werden, dass die Schwankungen rund um den Sollwert sich in Grenzen halten. Der erste Punkt steht daher für die Downregulation, der überhöhte Funktionen wieder reduzieren und nach unten führen, der zweite für die Upregulation, damit sich die Funktionen wieder von unten her dem Sollwert nähern.

Man kann diese Kräfte als die Kräfte des Sollwerts bezeichnen. In der Kurvenschreibweise der WP sind dies die zwei genannten Punkte. Das hat eine spezielle Bedeutung.

Die Mitte (Erde) und die Kraft der Regulation

Wenn die Kraft der Autoregulation des Körpers nicht stark genug ist, ist die Homöostase gefährdet und es können Symptome auftreten. In der Sprache und Terminologie der Chinesischen Medizin bedeutet dies, dass die Wandlungsphase Erde durch widrige Kräfte wie pathogene Emotionen, Ungleichgewicht der Wandlungsphasen oder äußere pathogene Faktoren erschöpft oder überfordert ist. Daher kann auch die Erde, die Kraft des Zielwerts und der Selbstregulation, klinische Anzeichen einer Dysregulation hervorrufen.

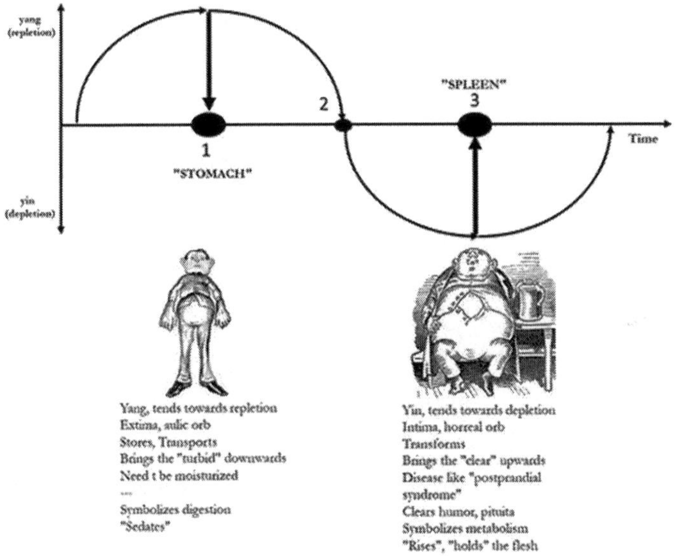

Abb. 7: Erdmuster können durch die Tatsache erklärt werden, dass der Zielwert (Erde) hauptsächlich bei Holz- und Feuermustern eine Down-Regulation und hauptsächlich bei Metall- und Wassermustern eine Up-Regulation induzieren kann. Diese Funktionen rufen die oben beschriebenen Zeichen hervor. (aus „Kursbuch Traditionelle Chinesische Medizin“, 3. Auflage, Thieme Verlag)

Der **Stomach-orbis**, das „Magenmuster“ in der TCM, kann als eine Störung der Down-Regulation interpretiert werden, ähnlich der stressbedingten Gastritis in der westlichen Medizin, wobei die hohe Konzentration der Vagusfasern eine Rolle spielt. Es ist wichtig zu beachten, dass die stomachale Leitbahn abwärts verläuft und „das Trübe“ und Flüssigkeiten nach unten leitet. Die entspricht zum Teil der Ausscheidungsfunktion des Westens, und der sedierenden Funktion des Vagus.

Der **lienale Orbis**, das „Milz- oder Milz-Pankreasmuster" in der TCM weist einige Parallelen zu westlichen Auffassungen des Energiestoffwechsels auf. Ein Beispiel dafür ist das Prinzip des „Klaren nach oben Führens", das wir aus der Versorgung unseres Gehirns mit notwendigen Nährstoffen wie Zucker und Aminosäuren erkennen. Bei Überlastung dieses Systems kann z.B. Hyperinsulinismus auftreten, der Symptome hervorbringt, die typisch für Krankheiten des Milzmusters sind. Auch hier ist zu betonen, dass die Leitbahn der „Milz" nach oben verläuft, was die Relevanz der Sinuskurve und der Upregulation unterstreicht.

Die Regulationstheorie (auch Kybernetik, vom griechischen Wort für Steuermann) fasst die Wandlungsphasen wie ein Naturgesetz als Funktionstendenzen auf. Sie werden wie Vektoren in Gleichgewichtsdarstellungen eingezeichnet, die aus westlicher Sicht die vegetativen Gleichgewichte des Patienten illustrieren und einer Betrachtung zugänglich machen. Störungen dieser Gleichgewichte können Schmerzen verursachen.

Schmerz in der TCM – Ausdruck einer vegetativen Dysregulation der WP und Orbes/Funktionskreise

Chinesische Medizin ist vegetative Medizin, so haben wir es bis hierhin festgehalten, und das Chin. Verständnis von Schmerz wurde – vereinfacht übersetzt in die Sprache der westlichen Physiologie – als eine vegetative Überstimulation bezeichnet. Die Wirkung dieser stimulierenden Signale („qi") ist die Veränderung der Funktionen der betroffenen Gewebe. Stimulation aber bedeutet Steigerung des Stoffwechsels, Mehrdurchblutung, Kontraktion glatter Muskeln und Spannung von Organkapseln, z.B. der Leber, und der Faszien der Muskeln. All das kann zu einem lokalen Gefühl der Gedehntheit, ja der Überanfüllung führen, das erheblich zum Schmerzgeschehen beitragen kann. Die alltägliche Erfahrung aus dem klinischen Alltag legt nahe, dass dieser (patho-) physiologische Vorgang für die überwiegende Zahl der Schmerzpatienten eine Rolle spielt.

Die TCM nennt diese Schmerzen replet (Überangefülltheit[4] mit *qi*), also mit stimulierenden Signalen. Dies ist aber durchaus nicht bei allen Patienten der Fall. Es gibt auch Schmerzen, die durch eine verminderte Stimulation der Gewebe zustande kommen, man nennt sie entsprechend deplete Schmerzen, die bei („Entleerung", depletio) auftreten.

Beide Schmerzformen erfordern eine eigene spezifische Reflexantwort. Replete Schmerzen behandelt man durch Zerstreuung und Verteilung der übergradigen stimulierenden Signale *„qi": * die verbreitetste Form dieser Zerstreuung, die man auch Dispulsion nennt, besteht in einer zwirbelnden Bewegung der Nadeln um + – 30 Grad.

Deplete Schmerzen, die in der westlichen Praxis nicht ganz so häufig sind, muss man durch eine Wiederherstellung des angemessenen vegetativen Stimulationsgrades behandeln und wählt qi „ergänzende" Techniken (Suppletion). Da stellt sich schnell die Frage, wie man diese Schmerzformen unterscheidet. Diese Frage ist von so entscheidender Bedeutung, dass man sie zu einer *übergreifenden wegweisenden Entscheidung*, mit wegweisenden Erkennungsmerkmalen erklärt hat, die ein sog. *Leitkriterium* darstellen.

Im Zusammenhang mit der Lehre der Regulation und für den Schmerz ist die wichtigste Bedeutung der Begriffe yin und yang die einer funktionellen Unterscheidung. Yin und yang tauchen immer als paarige Begriffe auf. Yang bedeutet, auf dieses Leitkriterium bezogen, dass einzelne Gewebe oder der ganz Körper „eher überbelebt" sind, yin bedeutet, dass diese „eher untergradig belebt" sind, also *über dem Sollwert der Belebung oder unter dem Sollwert.*

Die sog. *„Harmonie von yin und yang"* ist in diesem Sinne ein technischer Begriff, bei dem die Sinuskurve in zwei Anteile geteilt wird, den Teil im yang, der über dem Sollwert liegt, und den Teil im yin, der unter dem Sollwert liegt. Die beiden Flächen müssen gleich

---

4 Der Begriff bezeichnet stets einen pathologischen Zustand. Er wird häufig als „Fülle" übersetzt, was dem chin. Begriff des normalen Zustandes der parenchymatösen Gewebe entspricht.

groß und damit *kongruent* sein. Eine andere Übersetzung wäre yin und yang sind ausgeglichen. Das bedeutet, dass auch ihre Wirkrichtungen, die „Pfeile" der WP, ausgeglichen sein müssen, die eigentlich Bewegungsrichtungen des biologischen Systems bezeichnen. Holz und Metall ergeben addiert die Null = den Sollwert, Feuer und Wasser ebenso.

Im Alltag kann man das unterschiedliche klinische Bild dieser Schmerztypen am Beispiel von Magenschmerzen häufiger sehen.

Zunächst die westliche Sicht auf das vegetative Gleichgewicht: Die Magenkontraktion wird überwiegend durch den des Nervus Vagus verursacht. Dessen vermutlich wichtigste Funktion ist die Kompensation von Stress, also das Erzeugen einer sympathomimetischen, dopaminergen Alarmreaktion, wie auch viele Ärzte und Therapeuten sie aus dem klinischen Alltag von sich selber kennen. Man bezeichnet den Sympathikus deshalb als das Stress- uns Alarmgeflecht des Körpers, den Vagus manchmal auch als den Ruhe- und Gesundheitsnerv.

Bei Kompensation von Stress ist der Sympathikotonus erhöht und der Vagus nimmt seine kompensatorische Aktivität auf. Der Anstieg der vagalen Aktivität kann verschiedene Folgen haben, die im Rahmen so einer Fehlregulation auftreten. Da eine der höchsten vagalen Faserdichten auf dem Magen vorliegt, kann es hier zu einer typischen Stressgastritis, ggfs. mit einer überschießenden vagal bedingten Kontraktilität kommen, selbst wenn keine Säurebildung, keine Entzündung, und sogar ein relativ normaler Befund der Gastroskopie vorliegt.

Tatsächlich ist die Vagotomie, die Durchtrennung einzelner Äste des Vagusnerves, eine prinzipielle Möglichkeit diese Beschwerden zu lindern. Im Fall chronischer Magenschmerzen stellt das jedoch keine Dauerlösung dar.

Sehen wir den Patienten nun mit den Augen der TCM: Kommt ein Patient herein und klagt über Magenschmerzen, so gilt es dabei, die wichtigen klinischen Unterscheidungsmerkmale zu beachten. Kommt er nach vorne gekrümmt herein und vermeidet die Enge durch den Gürtel, den Knopf des Jacketts oder auch nur die Berührung durch die eigene Hand, so handelt es sich eher um einen repleten Schmerz, denn die Druckentlastung vermindert das Symptom der Überangefülltheit. Das erfordert eine zerstreuende Nadeltechnik, z.B. das schon erwähnte Zwirbeln der Nadel, die Einstichrichtung ist dann senkrecht zum Leitbahnverlauf.

Die Lehre von der Stichrichtung hängt mit dem Konzept von qi-Fluss zusammen, mit der Richtung, in dem sich im Inneren die vegetativen Stimulationen verteilen und bewegen, zusammen. Sie breiten sich dort nach der TCM entsprechend der WP nacheinander in den Leibessregionen aus. Dieser Vorgang spiegelt sich in den Punkten der Leitbahnen wieder. Theoretisch wäre also der Mensch und seine Homöostase perfekt eingestellt, wenn das „qi in den Leitbahnen fließt", da es den inneren Zustand spiegelt.

Hält sich der Patient aber den Bauch und drückt er zur Schmerzlinderung in die Magengrube, so ist das ein Zeichen dafür, dass er seinen Körper hier als relativ „entleert" wahrnimmt (depletio), und der Druck auf den Bauch lindert diese schmerzhafte Wahrnehmung. *Aus der Befindlichkeit wird ein Befund* sagt man dazu.

Die *Definition der Chin. Diagnose* wäre demnach eine „*Ordnung der Befindlichkeiten und Befunde mit dem Ziel, einen funktionellen vegetativen Status zu erheben*".

Das ist für die Schmerztherapie von außerordentlicher Bedeutung, da sich viele Schmerzsymptome wie etwa das Gefühl von Fülle mit Neigung zu Spasmus und Überfunktion der Leibesregionen meist einer Messung entziehen und die heimischen Reflextherapien häufig einen rudimentären Charakter haben. Die TCM- Therapie würde bei diesem Schmerztyp über suppletive Nadelung der Magenleitbahn erfolgen. Dazu lässt man die mit Schnelligkeit eingestochene Nadel liegen, in aller Regel in Richtung des Verlaufs der Magenleitbahn.

An unserem Beispiel haben wir gesehen, dass die die diagnostisch relevanten Zeichen (z.B. die Krümmung des Leibes, die Schmerzveränderung nach der Nahrungszufuhr, Veränderungen der Stimme, des Teints, des Stuhls), eine Körperregion und die Leitbahn als zusammengehörig betrachtet.

Man nennt das einen *Kreis (orbis = o.) zusammengehöriger Zeichen*. Man nennt ihn auch Funktionskreis = FK oder „Organmuster“. Dabei geht man davon aus, dass diese drei Teile, die (1) Leibesregion, die (2) Zeichen, die (3) Leitbahn im Prinzip immer gemeinsam reagieren und spricht als Vorstellungshilfe auch von der *„chin. Dreieinigkeit“*.

Westlich betrachtet könnte man diese gemeinsamen Funktionsänderungen als *vegetative Gleichschaltung* bezeichnen. Man könnte weiter aus westlicher Sicht postulieren, dass die entsprechenden Zellpopulationen des Körpers geneinsam vom vegetativen Nervensystem angesteuert werden, ob nun im Magen, oder auf der Haut, in den Dehnungssensoren der Muskeln oder anderswo im Körper. Verändert sich das Bild der von außen erkennbaren Zeichen, so hat sich auch die Leibesregion verändert und damit zugleich die Leitbahn, also ein Teil der Haut. Das gilt nach der TCM in recht umfassender Weise. Ändert man mit Nadeln den sensorischen input der Punkte, dann ändert sich auch deren Funktionslage, und entsprechend ändert sich in gleicher Weise auch die Funktion der Leibesregion und der zugehörigen diagnostischen Zeichen.

Theoretisch würde das übrigens bedeuten, dass die Behandlung mit einem Akupunkturpunkt immer und auf alle drei Teile des Orbis/FK wirkt. Die Akupunkturpunkte wirken in der Praxis allerding nicht auf alle drei Teile in gleicher Weise, sondern unterscheiden sich gerade in ihrer Wirkausrichtung. Daher ist es für das Verständnis der Akupunkturtherapie gerade in der Schmerztherapie sehr wichtig zu wissen, auf welche dieser Symptome ein Akupunkturpunkt einer Leitbahn vorrangig wirkt. So unterscheidet man Punkte mit Wirkung auf den Leitbahnverlauf, auf die Leibesregion im Inneren des Körpers, oder auf die begleitenden diagnostischen Zeichen.

Worte wie „Organe“, Organlehre, Organuhr usw. sind irreführende Begriffe, denn in der TCM ist eben dieses Geschehen in der Haut oder der Körperhaltung ein wichtiger Teil der Symptomatik des Magen-Funktionskreises, des Stomach-Orbis. Man würde tatsächlich eine Dermatose im Verlauf der Leitbahn, etwa eine Rosacea oder eine Trigeminusneuralgie, als Erkrankung des „Magen-Funktionskreises“ bezeichnen dürfen und über die Magenleitbahn behandeln, ohne dass tatsächlich der Magen der westlichen Physiologie gemeint ist.

Von eigentlichen „Magenpunkten“ zu sprechen würde bei einem Gespräch zwischen einem TCM Arzt und einem westlichen Arzt zu einer fatalen Kette von falschen Assoziationen und Schlussfolgerungen führen. Ein babylonisches Sprachgewirr wäre – und ist leider häufig leider auch- die Folge und führt zu erheblichen Schwierigkeiten bei der vernunftgerechten Integration der TCM. Der Vorwurf des Mystizismus, einer esoterischen Lehre oder des einfachen Unsinns wäre wird durch einen solchen Sprachgebrauch verständlich und unvermeidlich.

À propos Leitbahnen: in der frühen Neuzeit, als man die ersten Berichte von den Leitbahnen erhielt, geschah dies durch Seefahrer und Kaufleute. Wegen der Ähnlichkeit mit ihren Landkarten wurden die Linien auf den damaligen Abbildungen kurzerhand Meridiane genannt, was sich bis heute erhalten hat. In unserem Beispiel kann man die Leitbahn als eine Reihe von Reflexpunkten betrachten, die auf ein „Organmuster“, wirken. Die Lehre von den Leitbahnen und ihre wissenschaftliche Erforschung geht noch weit über diese erste Definition hinaus und ist deshalb ein eigenes Kapitel.

Wandlungsphasen als vegetatives Vektorgleichgewicht

Trägt man die WP in die Windrosen- oder Kreisschreibweise ein, dann ergibt sich das folgende Bild, dass auch als das Rad der WP oder das Rad des Lebens bezeichnet wird. Die Speichen dieses Rades stehen für die Richtungen der WP, ihre Länge für die Auslenkung vom Sollwert (Erde) im Zentrum Rades. Daraus ergibt sich ein Kräfte- oder Vektordiagramm, das man als Gleichgewichtsdiagramm vegetativer Funktionen verwenden kann.

Dieses Diagramm stellt das Gleichgewicht der Wandlungsphasen dar, das im Alltag eine große Rolle spielt. Aus der Abbildung geht ein klinisches Zusammenwirken von je zwei antagonistischen WP hervor.

Im Klartext bedeutet das, dass Symptome und Zeichen aus beiden WP häufig zusammen vorkommen und dabei ein Gleichgewicht der beiden WP besteht.

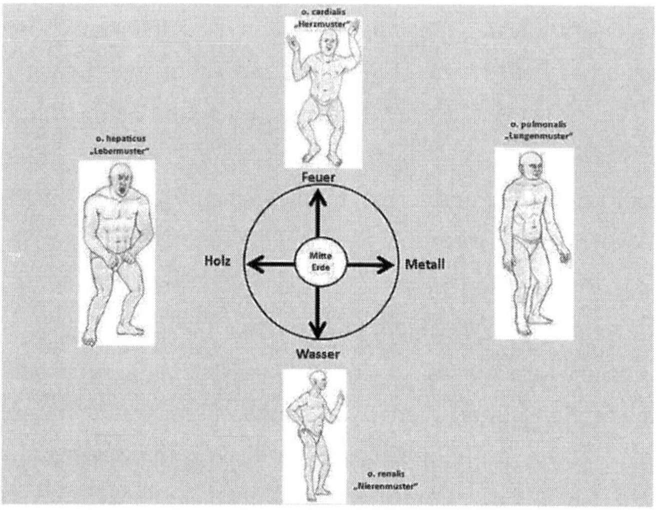

Abb. 8: Windrosenschreibweise der WP und Orbes, das „Rad des Lebens". (aus „Kursbuch Traditionelle Chinesische Medizin", 3. Auflage, Thieme Verlag)

Nehmen wir an, dass ein Ungleichgewicht der WP Holz und Metall vorliegt. Holz überwiegt Metall bedeutet dann, dass sich das Gesamtbild der Symptome in Richtung Holz (und in Richtung der Repletio/„Überanfüllung") verschiebt. Beide Orbes/FK reagieren dann in einer gemeinsamen („Achsen"-) Symptomatik.

Häufig bezieht diese Symptomatik die repletio (z.B. Gefühle der Überangefülltheit) aus der WP Holz und die Verortung der Symptome aus dem pulmonalen Orbis/FK. Man sagt dann *Holz überwiegt Metall*, oder *Holz überlagert Metall.*

Den pulmonalen Orbis kennen wir bereits als Ausdruck der Depletion und der WP Metall. Durch das zusammenwirkende Gleichgewicht von Holz und Metall können nun auch replete Erscheinungen im pulmonalen Orbis/FK auftreten.

Entsprechend der „Dreieinigkeit" der Teile eines Orbis kommen beispielhaft in Betracht:

- Auf der Ebene der Zeichen ein veränderter Stimmklang, eine pfeifende Atmung bei Spasmus (Holz) glatter Muskeln, eine Muskelanspannung im Interkostalbereich
- Auf der Ebene der Leibregion Schmerzen bei Füllegefühl und Enge im Thorax, das die Atmung behindert, wie beim Asthma, COPD
- Auf der Ebene der Leitbahn, die vom Daumen über die Schulter zum m. pectoralis minor zieht, können Verkrampfungen des Daumenballens entstehen, wie sie häufig bei Schreibberufen unter Stress (Holz) entstehen, frozen shoulder, eine schmerzhaft-krampfartige (Holz) Bewegungseinschränkung der Schulter, oder Schmerzen beim Ausatmen (pectoralis minor als Atemhilfsmuskel).

Analoges gilt für die Feuer- Wasser Achse, z.B. Schlafstörung (Feuer bedeutet Sinneswachheit, Wasser den Schlaf), Schmerzen der Lumbalregion (renal) bei emotionaler (cardialer) Erschöpfung, u.s.w.

Die WP als vegetative Funktionstendenz haben auch eine emotionale Gestimmtheit des inneren Klanges zur Folge, nach westlichem Verständnis durch die vegetative, physische Beteiligung an der Emotionserfahrung. Deshalb kann auch das Hervorrufen von Emotionen eine WP verstärken und damit ihre Manifestation, ein Orbismuster/FK hervorrufen. So erklärt sich die Emotion als pathogener Faktor, der das Gleichgewicht der Homöostase stört. Gerade für die Schmerzentstehung ist dieses von zentraler Bedeutung. Die dem Schmerz zugrunde liegende innere Gestimmtheit des Patienten kann dann an der Art der Symptome nachvollzogen werden (Greten, 2023), selbst wenn dem Patienten der Zusammenhang zwischen Schmerz und Emotion selbst nicht eindeutig klar ist.

Der Übergang von einer zur nächsten Wandlungsphase: Durchgangs-Orbes

Sehen wir auf die Kurve der vegetativen Regulation, dann fällt auf, dass es im Ablauf der Funktionen eine natürliche Reihenfolge gibt, die der Reihenfolge der WP entspricht. Störungen des Übergangs der WP sind häufig und stellen eine der wichtigsten Krankheitsmechanismen dar. Kann ein solcher Übergang nicht regelhaft stattfinden, dann ist das Fließgleichgewicht der WP gestört. Man nennt diese Übergangsstörung eine Blockade des qi, im westlichen Sinne wäre das eine Störung im Kontinuum des Konzerts der Transmitter und des Fließgleichgewichts der Homöostase.

Funktionen vor der Blockade würden immer wieder wiederholt und spalten sich aus dem Kontinuum der Funktionen ab, werden also bewusst fühlbar im natürlichen, normalerweise unbewussten Ablauf der Funktionen. Funktionen hinter der Blockade werden nicht mehr durch das Kontinuum der Funktionen ausgelöst und stimuliert. Das wir häufig als „die Mutter nährt den Sohn nicht" bezeichnet bzw. übersetzt.

Es ist deshalb wichtig, dass die blockierte Stelle im Ablauf der WP identifiziert wird. Die Funktionen am Ende der WP sind deshalb besonders interessant, weil sich häufig Schmerzen oder andere Symptome entwickeln. Dieses Konzept ist von besonderer Bedeutung, da eine Beeinträchtigung beim Übergang von einer Phase zur nächsten oft zu Symptomen und Krankheiten führt. Somit sind die Hinweise auf das Ende einer Phase sowohl diagnostisch als auch therapeutisch relevant.

Man unterscheidet deshalb die junge und die alte WP. In der alten WP befindet sich der Übergangzeitraum zur folgenden WP. Dieser Abschnitt der Kurve manifestiert sich in gegenüber den Hauptorbes in leicht abgeänderten Zeichen, die zu einem eigenen Orbis/FK werden, dem Durchgangsorbis. Er ist gewissermaßen der kleine Bruder der uns schon bekannten vier Orbes der WP Holz, Feuer, Metall und Wasser. Man teilt damit die Kreisdarstellung in 8 Teile, in acht Orbes, man nutzt also die binären Zahlen 1–8, die wir schon von Leibniz Zeichnung in Abb. 1 kennen.

Natürlich bedeutet das eine erhebliche *Erweiterung des Begriffsrepertoires*, dass zu einer Reihe von neuen physiologischen Erkenntnissen und Postulaten führt.

Bei der Entstehung dieser erweiterten funktionellen Deutung der Körperfunktionen wurde ein wichtiger Grundsatz ganz vorangestellt. Die ganze chin. Kultur wird von einer Ordnung der Postulate geprägt, die auf dem Satz „*das yang entwickelt sich aus dem yin*" gründet. Auf die Medizin bezogen heißt das, dass alle Funktionen und Wirkungen sich aus einer materiellen Grundlage (dem yin) entwickeln.

Funktionen der Haupt- und Durchgangs-Orbes/FK

Die Orbes/FK stellen die Manifestationen der WP dar, und damit sind sie die Manifestationen des qi, das aus sich dem dem yin als materielle Grundlage, dem „Zellenstaat" kommt. Dort befindet sich der Ursprung der funktionellen Kräfte, das sog. **jing** und wird dort gespeichert. Das jing wird als das Struktivpotenzial, „Essenz" westlich etwa den Zellkernfunktionen übersetzt und wird dort gespeichert (weitere Informationen siehe hscm.asia oder YouTube und Glossar). Von diesem Grundgedanken leitet sich ein System von funktionellen Argumenten ab, die nach dem yin-yang Prinzip geordnet werden.

Das ursprüngliche *qi originale* („Quellen-qi") einer Phase stammt aus dem Inneren des Körpers. Es fließt deshalb direkt von innen her in die schon uns schon bekannten Orbis/FK ein, weshalb man sie **Innenorbis/FK** nennt. Man nennt sie auch **Speicherorbis/FK**, weil sie eine spezielle Wirkkraft speichern, das **jing** (Struktivpotenzial, „Essenz"), vergleichbar mit den Zellkernfunktionen. Die inneren Leibes-Regionen der Speicher-Orbes/FK sind dabei überwiegend von *parenchymatösen Organen* geprägt.

Im Verlauf der Sinuskurve verändert sich das Transmitterkonzert, die TCM spricht von Umformung oder **Transformation des qi,** so dass in den alten WP umgeformtes qi besteht, dass sich in Form von veränderten Zeichen der gleichen WP zeigt (Durchgangs-Orbes/FK) Im Vergleich zu den Innen-Orbes/FK sind die alten WP Phasen weiter von der qi-Quelle entfernt und werden daher als **Außenorbes** angesehen.

Sie geben das qi bedarfsweise an die nächste WP ab. Sie werden nach *Hohlorganen* benannt.

- **Leitbahnverlauf**: Die Innen-Orbes haben Leitbahnen, die am Rumpf abdominal und damit nahe den „Organen", die einen grundlegenden Einfluss auf die Emotionalität haben, sowie auf *der Innenseite von Armen und Beinen*. Die Leitbahnen der Außen-Orbes verlaufen am Rücken und den Seiten des Körpers, sowie an den Außenseiten von Armen und Beinen. Damit sind sie der Außenwelt mit ihren äußeren Agenzien eher ausgesetzt. Das hat wichtige Folgen für die Schmerzentstehung, denn so führen die inneren Agenzien (die Emotionen) bevorzugt zu einem Befall der inneren Orbes/FK und deren Leitbahnen, die äußeren Agenzien zu Befall der Außenleitbahnen und deren Orbes/FK.
- **Leitbahnrichtungen:** Mit fortschreitendem Verlauf der Sinuskurve verringert sich die Kraft der jeweiligen Wandlungsphase. Dies wird in der Sinuskurve veranschaulicht, z.B. in dem die Bewegung (die Pfeilrichtung) der WP Holz anfänglich steiler, dann etwas weniger steil verläuft. Infolgedessen ist die alte Wandlungsphase weniger kraftvoll als die frühe Phase. Dies führt dazu, dass auch die Leitbahnen im Vergleich zu den vier Orbes weniger schnell durchflossen werden. Ihr Leitbahn- Verlauf ist deshalb in Relation zur jungen WP entgegengesetzt. Bei der Schmerztherapie bedeutet das zum Beispiel, dass die Nadelungsrichtung entsprechend gewählt werden muss.
- **Füllungsgrad der Leitbahnen:** Eine reduzierte Flussgeschwindigkeit bewirkt einen weitläufigen und langsamen qi-Fluss, ähnlich dem späten Abschnitt eines Flusses, der dazu neigt, sich zu füllen und zu verbreitern. Außerdem kommt es am Ende einer Phase zu einem Engpass im Energiefluss, um den qi Fluss abzubremsen und die Wirkkräfte bedarfsgerecht an der nächsten Phase abzugeben. Daher sind die späten Phasen einer Wandlungsphase tendenziell voller (yang, repletio, außen) im Vergleich zu den „leeren" jungen WP (yin, depletio, innen).

Synopsis der Grundbegriffe

Die WP der klassischen Chin. Medizin und die Funktion der Erde bezeichnen die vier Abschnitte der Sinuskurve der Regulation. Man kann sie als die vier Bewegungsrichtungen der menschlichen Systembiologie bezeichnen. Sie stellen zugleich vier Formen der Abweichung vom Sollzustand der Homöostase dar, die sich in eigenen Zeichen und

Symptomen äußern, die man auch als „Organmuster“, Orbes (Kreise von Zeichen) oder Funktionskreise übersetzt hat. Sie sind Ausdruck spezifischer Dysregulationsmuster, die der Auswahl der richtigen Leitbahnen der Akupunktur dienen und sind deshalb von essentieller Bedeutung für die Schmerztherapie.

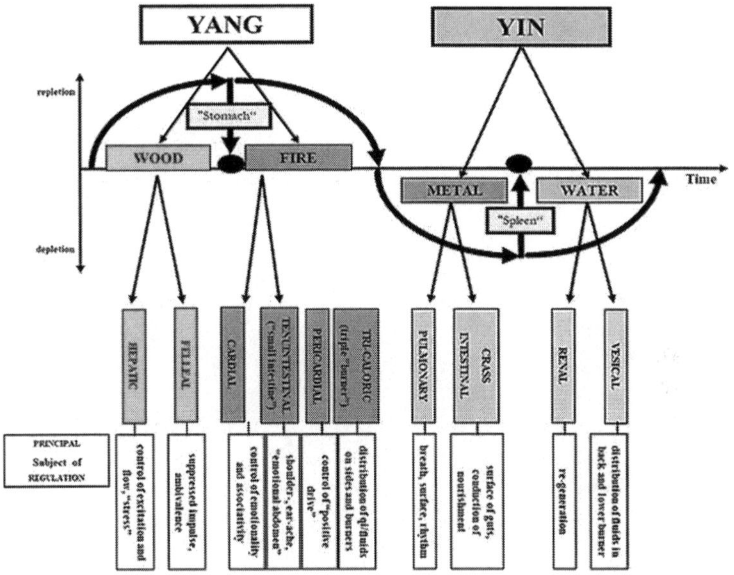

Abb. 9: Weitere Muster wurden in den sogenannten späten Wandlungsphasen definiert, in denen die Leistung der jeweiligen Wandlungsphase allmählich abnimmt. Wir können die Sinuskurve durch die Trigramme oder die Zahlen 1–8 noch weiter unterteilen, was zu vier zusätzlichen Mustern führt, und schließlich zur Hinzufügung einer Variation der Wandlungsphase Feuer von zwei Mustern (Perikard-trikalorischer Orbis, der Orbes der drei Funktionsregionen (San-Jiao „Dreifacher Erwärmer“), Psychische Funktionen und Unterthemen der Regulation wurden beschrieben und sind in der Literatur nachzulesen. (aus „Kursbuch Traditionelle Chinesische Medizin“, 3. Auflage, Thieme Verlag)

Störfaktoren der Homöostase können die Regulation krankhaft verändern, man begreift sie in der TCM als einwirkende Kräfte, die Agenzien oder pathogene Faktoren genannt werden.

Emotionen stellen innere Agenzien/pathogene Faktoren dar, die die Entstehung von Dysregulationsmustern auslösen können.

Äußere Agenzien stellen von außen einwirkende Kräfte dar. Sie bewirken ebenfalls die Entstehung von Orbis/FK-Zeichen und damit von Dysregulationsmustern die bei der Einwirkung von Kälte, Zugluft oder Nässe entstehen können. Sie bestimmen ganz wesentlich die Modalitäten des Schmerzes und seine subjektive Wahrnehmung.

Konstitution, Agens/pathog. Faktor, Orbis/FK und die Leitkriterien bilden die vier Module einer vollständigen TCM Diagnose.

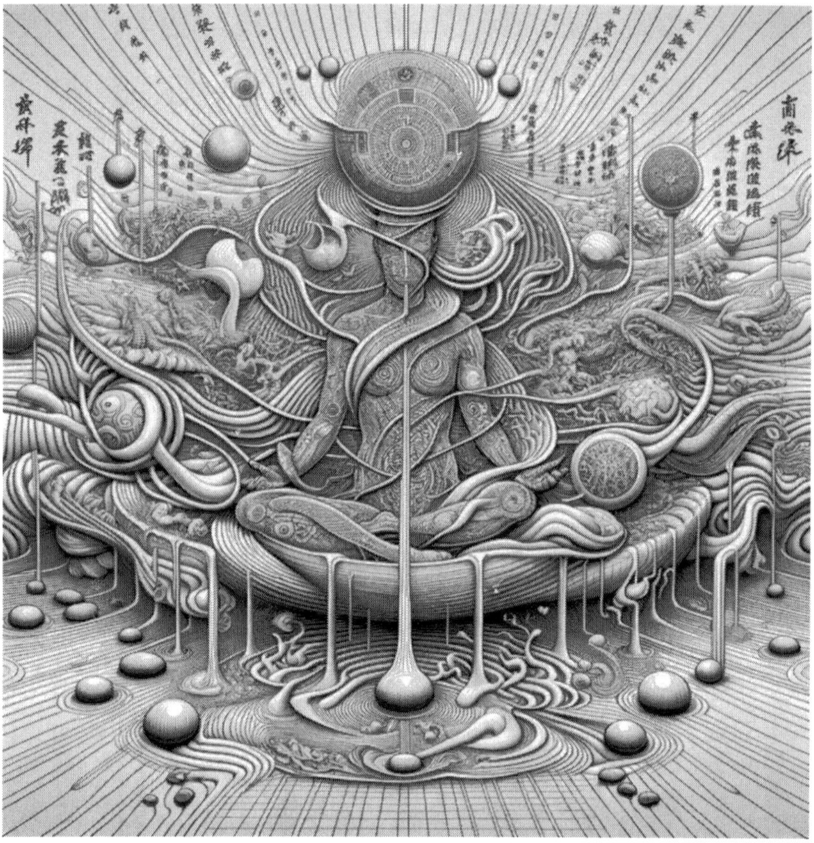

Abb. 10: *Der Meridianfluss durch die traditionelle Essenz.*
Digitales Bild. Erstellt von ChatGPT 4.0. in 01/2024.

References

Brinkhaus, B., Becker-Witt, C., Jena, S., Linde, K., Streng, A., Wagenpfeil, S., Irnich, D., Hummelsberger, J., Melchart, D., Willich, S.N. (2003). Acupuncture Randomised Trials (ART) in patients with chronic low back pain and osteoarthritis of the knee: design and protocols. Forsch Komplementärmed Klass Naturheilkd, 10:185–191.

Buhlmann et al. (2006). AMSTCAR. Shanghai 2006.

Chen, K., Yeung, R. (2002). Exploratory Studies of Qigong Therapy for Cancer in China. Integrative Cancer Therapies, 1(4):345–70.

Cho, Z.H., Wong, E.K., Fallon, J.H. (2001). Neuroscience Basics. Qpuncture.

Endres, H.G., Victor, N., Haake, M., Witte, S., Streitberger, K., Zenz, M. (2007). Akupunktur bei chronischen Knie- und Rückenschmerzen. Dtsch Ärzteblatt, 104: A123–A130.

Greten, H.J. (2004). Arbeit mit Qi – Nonsens oder Therapie? Vortrag auf den Deutschen Qi Gong Tagen.

Greten, H.J. (2006). Kursbuch Traditionelle Chinesische Medizin. 2. Auflage, Stuttgart, S. 138.

Greten, J., Kick, A., Remppis, A. et al. (2008). Acupuncture Effects on Heart Failure – How to create objective Study Designs. J. Acupunct. Tuina. Sci, 6: 307–308.

Hummelsberger, J., Melchart, D., Willich, S.N. (2003). Acupuncture Randomized Trials (ART) in Patients with Chronic Low Back Pain and Osteoarthritis of the Knee – Design and Protocols. Forsch Komplementärmed Klass Naturheilkd, 10: 185–191 (DOI: 10.1159/000073474).

Hummelsberger, J., Ernst, E. (2005). Wie geht es weiter mit der Akupunktur? MMW Fortschr. Med., Nr. 25 (147. Jg.) pp. 12–14.

Karner et al. (2005). Heidelberg Blinding Assay. AMSTCAR 2005.

Kick et al. (2006). AMSTCAR. Shanghai 2006.

Kreutz, G., Bongard, S., Rohrmann, S., Hodapp, V., Grebel, D. (2004). Effects of Choir Singing or Listening on Secretory Immunoglobulin A, Cortisol, and Emotional State. Journal of Behavioral Medicine, (27), No. 6.

Li, M., Chen, K., Mo, Z. (2002). Use of Qigong Therapy in the Detoxification of Heroin Addicts. Alternative Therapies in Health and Medicine, Jan/Feb 2002; 8 (1): 50–59.

Linde, K. (2003). Systematische Übersichtsarbeiten und Meta-Analysen – Anwendungsbeispiele und empirisch-methodische Untersuchungen, Habilitationsschrift. Humboldt Universität Berlin.

Melchart, D., Linde, K., Streng, A., Reitmayr, S., Hoppe, A., Brinkhaus, B., Becker-Witt, C., Wagenpfeil, S., Pfaffenrath, V., Hammes, M., Willich, S.N., Weidenhammer, W. (2003). Acupuncture Randomized Trials (ART) in Patients with Migraine or Tension-Type Headache – Design and Protocols. Forsch Komplementärmed Klass Naturheilkd, 10:179-184 (DOI: 10.1159/000073473).

Molsberger, A.; Diener, H.C.; Krämer, J.; Michaelis, J.; Schäfer, H.; Trampisch, H.J.; Victor, N.; Zenz, M. (2002). GERAC-Akupunktur-Studien: Modellvorhaben zur Beurteilung der Wirksamkeit. Dtsch Arztebl, 99(26): A-1819 / B-1539 / C-1435.

Müller, R.S. (2000). Heil aus dem Osten. Der Spiegel, 18, 01.05.2000, S. 156.

Porkert, M. (1974). Theoretical Foundations of Chinese Medicine: Systems of Correspondence. MIT Press.

Porkert, M. (1997). Chinese Medicine Debased: Essays on Methodology. Phainon Editions.

Roche and Walter de Gryter Berlin (2010). Glossary. www.roche.com.

Sack, F., Lichtenberg, A., Kick, A., Remppis, A. et al. (2007). Controlled Integration of TCM in Heart Surgery. Scientific Approaches to Chinese Medicine, Heidelberg School Editions.

Schröder, S., Liepert, J., Remppis, A., Greten, H.J. (2007). Acupuncture Treatment Improves Nerve Conduction in Peripheral Neuropathy. European Journal of Neurology, 2007, 14: 276–281.

Schröder, S., Remppis, A., Greten, T., Brazkiewicz, F. et al. (2008). Quantification of Acupuncture Effects on Peripheral Neuropathy of Unknown and Diabetic Cause by Nerve Conduction Studies. J. Acupunct. Tuina Sci, 6: 312–314.

Sertel, S., Gaugel, D., Choudhry, A., Giannakaki, K., Baumann, I., Remppis, A., Goncalves, M., Wendt, I., Greten, H.J., Plinkert, P. (2008). Nasal Airway Resistance Measured by Rhinomanometry: a Novel Tool to Measure Acupuncture Effects. J. Acupunct. Tuina Sci. 6: 9.

Sertel, S., Herrmann, S., Greten, H.J., Haxen, V., El-Bitar, S., Simon, C.H., Baumann, I., Plinkert, P.K. (2009). Additional Use of Acupuncture to NSAID Effectively Reduces Post-Tonsillectomy Pain. Eur Arch Otorhinolaryngol, 266 (6).

Sertel, S., Bergmann, Z., Ratzlaff, K., Baumann, I., Greten, H.J., Plinkert, P.K. (2009). Acupuncture for Nasal Congestion: A Prospective, Randomized, Double Blind, Placebo-Controlled Clinical Study. Am J Rhinol Allergy, 23(6):23–8.

Streitberger, K., Vickers, A. (2004). Placebo in Acupuncture Trials. Pain, 109 1–2: 195.

Wettig, D. (2006). Die GERAC-Migräne-Akupunktur-Studie: Wertlos durch vorzeitige Entblindung. Z. ärztl. Fortbild. Qual. Gesundh.wes. (100); 156–157.

Xu, L., Meng, M.Q.H., Shi, C., Wang, K., Li, N. (2008). Quantitative Analyses of Pulse Images in Traditional Chinese Medicine. Medical Acupuncture, 20(3): 175–189.

Ying, X., Fei, Z., Jingchung, G., Jieshi, C., Gencheng, W. (2007). Optimal Conditions for Electro-Acupuncture to Protect the Brain from Experimental Stroke. Scientific Approaches to Chinese Medicine. Heidelberg School Editions.

Zhou, J. (2004). Chinesische Medizin, Kompendium. Ost-Zhou Verlag.

Christoph Janke, Cui Yang, Nuno Correia, Sebastian Kirch, Anna Maimer, Maria João Santos, Henry Johannes Greten

Leitbahnen („Meridiane") als neurosensorische Organe im System der homöostatischen Regulation

Prolog

Die Chinesische Medizin (CM, TCM) kann heute als ein Medizinsystem verstanden werden, das auf einem binären Zahlensystem und einem technischen Regulationsmodell basiert, das man auf die vegetative Homöostase anwenden kann. Die Theorie der Wandlungsphasen *(wu xing)* als regulatives System ist ein zentrales Beispiel für diesen Ansatz, in dem man sich die wissenschaftlichen Prinzipien der CM begreiflich machen kann. Die Kernbegriffe dieser klassischen CM lassen sich heute in westliche Begriffe der medizinischen Physiologie übersetzen, eine Grundvoraussetzung für ihre vernunftgerechte Integration in die westliche Gesundheitsversorgung und Forschung.

In diesem Zusammenhang ist es naheliegend, die Leitbahnen (LB, „Meridiane") der TCM im Kontext der systembiologischen Diagnose besser zu verstehen und ihre Anwendung zu präzisieren. Die TCM-Diagnose interpretiert dabei Befindlichkeiten und Befunde mit dem Ziel, den vegetativen Funktionszustand des Patienten festzustellen. Diese Diagnose dient der Bestimmung der durch Akupunktur ausgelösten Heilreflexe und die Festlegung anderer therapeutischer Methoden der TCM, die man als die Sieben Säulen der TCM bezeichnet. Die LB sind in der TCM ein funktioneller Bestandteil der „Organmuster" (Orbes, Funktionskreise (FK)) der TCM. Heute kann man die anatomische Struktur der LB und ihre Funktionsweise in vieler Hinsicht wissenschaftlich erklären. Gefäß-Nerven-Bündel treten aus der Tiefe des Körpers an die Oberfläche und nehmen dort Reize auf, die in die vegetative Regulation der Homöostase integriert werden. Ihre Struktur und funktionelle Anatomie legt nahe, dass sie darüber hinaus in die Entstehung und Kontrolle von Bewegungsmustern, mimischen Äußerungen und die Physiologie von Gelenkstrukturen involviert sind, und damit auch zu körpersprachlichen Äußerungen beitragen.

Die Forschungsergebnisse der letzten Jahre haben zu einer Versachlichung der Diskussion über diese LB geführt. Während vor wenigen Jahren noch Zweifel an der Existenz der LB gang und gäbe waren, können sie aus Sicht der westlichen Medizin als neurosensorische Organe angesehen werden. Sie können dem Körper physiologische Reflexsignale geben und für die vegetative Reflexologie, zum Beispiel die Akupunktur, zielgerichtet verwendet werden. Die Anwendung dieser diagnostischen Prinzipien bei der Punktauswahl hat sich in einer Reihe von doppelt und sogar dreifach verblindeten Studien als der sog. Medizinischen Akupunktur des Westens deutlich überlegen gezeigt.

Die verborgene Logik der Chinesischen Medizin (CM) liegt in der Regulationstheorie

Die CM ist ein komplexes System medizinischer Konzepte, wie das funktionelle Fließgleichgewicht der Homöostase im Körper reguliert und gegen pathogene Einflüsse aufrechterhalten werden kann. Aus westlicher Sicht stellt dieses Fließgleichgewicht mit seinen zahlreichen interagierenden Regelkreisen und Mechanismen ein non-lineares System dar. Seine mathematische Beschreibung stellt noch immer eine Aufgabe dar, die selbst in den Zeiten der entwickelten Informationstechnologie noch schwer lösbar erscheint.

Aus heutiger Sicht ist die TCM ein Modell der Systembiologie, das die komplexen Vorgänge dieser ineinander verwobenen biologischen Einflüsse durch eine pragmatische Systematik ordnet, die auf der sorgfältigen Interpretation von Befindlichkeiten und Symptomen beruht, die auch dem westlichen Arzt rational zugänglich ist. Die Systematik dieser Befunderhebung beruht auf der Erkenntnis, dass alle wesentlichen Lebensvorgänge Schwankungen unterworfen sind, die um einen Sollwert in Auf- und Abwärtsbewegungen verlaufen.

Diese Schwankungen sind kein Zufall, sondern Ausdruck eines Naturgesetzes, das die CM in den Mittelpunkt ihrer Theoriebildung stellt (Greten HJ, 2017; Greten HJ, 2011; Greten HJ, 2012, Greten YouTube Kanal DGTCM). Nach heutigem Verständnis beruht diese Theorie auf der Lehre vom Messen, Steuern und Regeln (in den Ingenieurschulen heute MSR abgekürzt), der Lehre von der Regulation oder Kybernetik (von *kybernetes*, griech. Steuermann).

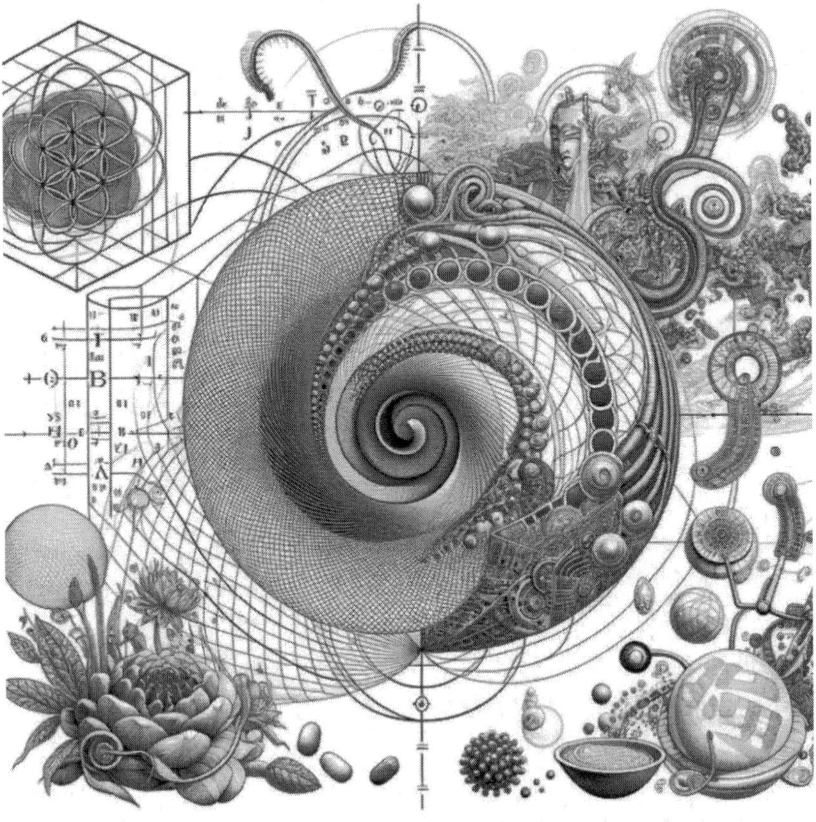

Abb. 1: *Harmonie im Kontrast: Kybernetik und Tradition.*
Digitales Bild. Erstellt von ChatGPT 4.0. in 01/2024.

Vier dieser als Sinuskurven bezeichneten Schwankungskurven sind von besonderer Bedeutung und bilden die verborgene Struktur, das Rückgrat der TCM. Wir haben dieses Prinzip am Beispiel der Kurve der Regulation des *qi* (der „neurovegetativen Stimulationskurve") schon dargestellt. Wir rekapitulieren seine Grundzüge an dieser Stelle und erweitern dieses Konzept, um eine Vorstellung vom Wechselspiel der vier Kurvenverläufe zu vermitteln, die Wirkungen der Akupunkturpunkte der Leitbahnen (LB) besser zu verstehen und die Ganzheitlichkeit der CM als Wissenschaftssystem zu illustrieren. Die CM-Diagnostik kann auf der Grundlage eines rationalen Modells der Systembiologie mit fast mathematischer Präzision verstanden werden. Die Kerntermini dieses Medizinsystems können medizinisch und physiologisch definiert werden, ein Glossar dieser Kerntermini findet sich unter www.tcm.global. Das grundlegende Verständnis dieses Systems erlaubt es, Akupunkturwirkungen als vegetative Reflexe zu übersetzen.

Prinzipiell könnte man sagen, dass es vier Regulationsvorgänge gibt, die jeweils in Sinuskurven zu beschreiben sind und in Wechselwirkung treten. Dieses Zusammenspiel der Körperregulation kann als Versuch angesehen werden, vier Funktionen zu formen, die innerhalb eines nichtlinearen Prozesses von Körperfunktionen interagieren.

Das wissenschaftliche System, auf dem die CM einst aufbaute, beinhaltet das Zusammenspiel von vier Theorien, die mathematisch einfach und rational beschrieben und kombiniert werden können.

Die mathematischen Grundlagen dieses Systems sind bereits im I Ging, dem nach chinesischen Quellen ältesten Buch der Menschheit, erkennbar vorhanden. Man kann deshalb annehmen, dass diese Darstellung auf die ursprünglichen Grundgedanken der CM zurückführt, indem sie die logische Grundlage der Symptomdeutung offenlegt.

So ermöglichen diese Kurven die Festlegung von Schlüsselsymptomen, die man als acht Leitkriterien bezeichnet. Diese Leitkriterien stellen übergeordnete, entscheidungsbedingende Merkmale der systembiologischen Diagnostik dar.

Es scheint also, dass die heute verbreitete sogenannte Fünf-Elemente-Lehre als Vereinfachung der eigentlichen diagnostischen Kriterien zur Verbreitung der CM eingeführt wurde. Der Preis für diese Vereinfachung kann ein Verlust an Transparenz und auch an therapeutischer Wirkung sein. Es wurden Versuche durchgeführt, um die Wirksamkeit des logischen Prozesses der Diagnosestellung zu beweisen, dessen theoretische Grundlagen wir in diesem Kapitel im Überblick darstellen. Die Autoren betonen, dass sich in den ersten doppelblinden Studien in der klinischen Akupunkturforschung diese Methodik für eine Reihe von Krankheiten wie arthrotische Gelenkschmerzen, rheumatische Schmerzen, die Gangqualität und andere Indikationen als sehr wirksam erwiesen hat (Karner et al., 2013; Duarte, 2012; Teixeira, 2013; Jacinto, 2013; da Silva, 2015; Gomes, 2015; Freire, 2015; Hauer et al., 2011; Miranda et al., 2016; Fernandes et al., 2016; Seca et al., 2013; Seca et al., 2016; Seca et al., 2017; Seca et al., 2018).

Aufgrund dieser Studien kann man abschätzen, dass eine korrekte Diagnose nach dem an der Universität Heidelberg etablierten Modell die klinische Wirkung der Akupunktur in bestimmten Anwendungsbereichen wie der Therapie der Gonarthose gegenüber der GerAc Studie sogar annähernd verdoppeln könnte.

In diesem Beitrag geht es darum, die Grundlagen der Akupunkturwirkung aus Sicht der westlichen Forschung darzustellen und zugleich die Sicht der CM als Systembiologie auf diese Wirkungen zu erläutern und zu dokumentieren. Dabei geht es um eine Darstellung der LB, deren physiologische Funktionen und die theoretischen Grundlagen ihrer Wirkung aus west-östlicher Sicht sowie ihre Stellung im System der TCM.

LB sind ein Teil der Orbes/Funktionskreise (FK)

Eine dieser humanen Regulationskurven haben wir bereits beschrieben. Es handelt sich um die Regulationskurve der neurovegetativen Funktionen, ein Analogon der zirkadianen Vigilanzkurve der westlichen Medizin. Man könnte diese Kurve vereinfacht als ein Konzept des Zusammenwirkens verschiedener Neuro-Transmitter, Hormone und Nervenverschaltungen bezeichnen, als ein Konzert der Transmitter der westlichen Medizin, das den Tag-Nacht- Rhythmus reguliert.

Aus dieser Kurve leiten sich die Gruppen (Kreise, Orbes) der zusammen auftretenden Zeichen ab, die die Grundlage der „Organmuster“ oder Orbes/FK bilden. Sie bilden zunächst körpersprachliche Ausdrucksmuster, denen wir uns zunächst in Form von Piktogrammen nähern, die den Regulationszustand des Menschen anzeigen (Abb. 2).

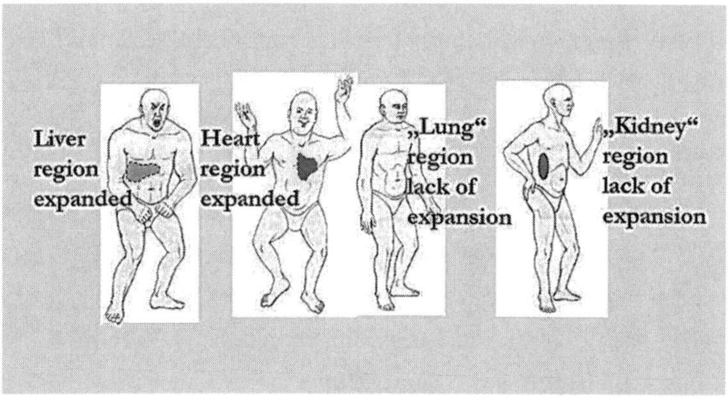

Abb. 2: Körpersprachliche Ausdrucksmuster, die den Regulationszustand des Menschen in Form von Piktogrammen anzeigen.
(aus „Kursbuch Traditionelle Chinesische Medizin“, 3. Auflage, Thieme Verlag)

Diese funktionellen Veränderungen im Körper äußern sich auch als funktionell induzierte Sensationen in den verschiedenen Leibessregionen. Die CM postuliert deshalb, dass diese Leibregionen oder Leibinseln (Schmitz,1984) ursächlich mit den körpersprachlichen Ausdruckszeichen, die den Regulationszustand anzeigen, zusammenhängen. Die klassische CM deutet diese Muster deshalb als Ausdruck der regulativen Kurve und begründet sie mit im verborgenen Inneren des Leibes (der *intima*) stattfindenden Bewegungen des *qi*. Das entspricht im westlichen Sinne etwa der räumlichen Ausbreitung und Bewegung der stimulierenden Signale des vegetativen Nervensystems.

Die funktionellen *Zeichen* der Körpersprache und die *Leibinseln* bilden zusammen mit den *LB* auf der Oberfläche des Körpers (der *extima),* drei Anteile dieser Organmuster (Orbes, FK). Darauf baut ein umfassendes Konzept funktioneller Kräfte („Energien") auf, deren Zustand die körperlichen Erscheinungen, deren emotionale Wechselwirkungen und sogar individuelle Verhaltensstrategien erklärt.

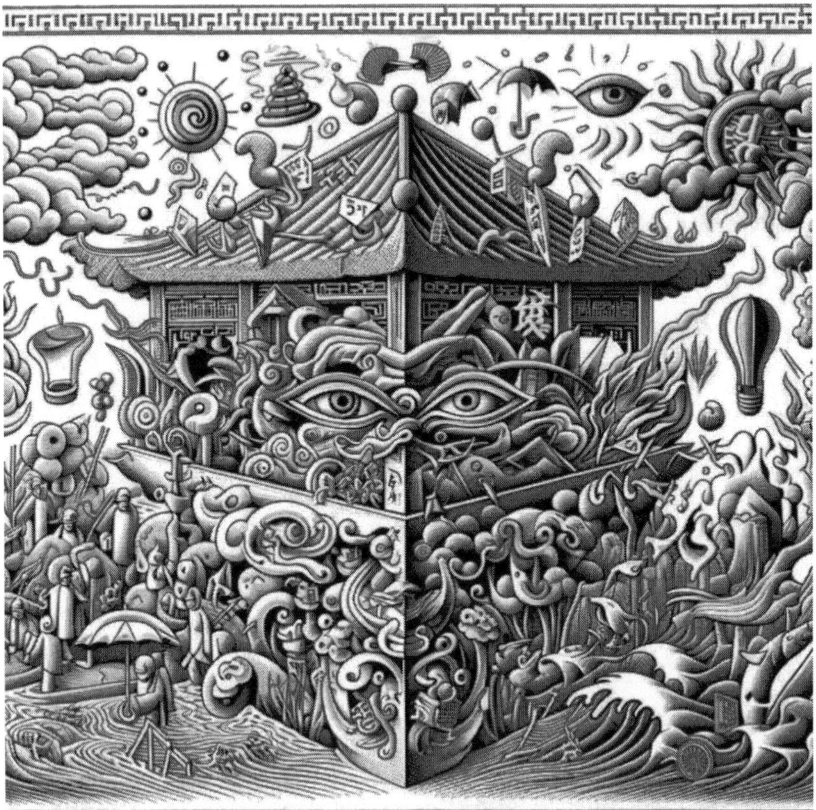

Abb. 3: *Das Flüstern des Gleichgewichts: Die elementaren Bedingungen der TCM*. Digitales Bild. Erstellt von ChatGPT 4.0. in 01/2024.

Energieform	Definition, auf die Medizin bezogen	Analogon	Beispiel der Bedeutung für die Schmerztherapie
Qi	immaterielle Wirkkraft, die nach ihren unterschiedlichen Eigenschaften (Qualifikationen) eingeteilt wird und entsprechend der Kurve im Verlauf gerichtet ist	Neurovegetative Funktionsbereitschaft eines Gewebes oder Organs, die sich als Druck-, Zug- oder Fließgefühl äußern kann	Bewirkt funktionelle Störungen aller denkbaren Gewebe und dadurch ausgelöste Beschwerden und Schmerzen, wie etwa Dystonien der autochthonen Muskeln bei allen Formen von Rückenschmerzen, Bauchweh, Kopfweh, vermehrte Schleimsekretion in den Luftwegen.
Xue	Sich bewegende Stofflichkeit (yin), die den Körper aktiviert, erwärmt, nährt und befeuchtet	Bezeichnet die Wirkungen der Mikrozirkulation mit Wärmebildung, Überrötung, dem Wechselspiel vom Plasmafaktoren, Blutzellen, Endothel und Zielzellen	Zeigt den Aktivierungsgrad vorentzündlicher Prozesse (calor) oder Entzündungen (ardor, [„Glut“]), bei blockiertem Fluss starke lanzinierende Schmerzen, wie etwa bei Koliken, Endometriose
Yin	Yin als Energieform bezeichnet das Funktionsgewebe des Körpers, das stoffliche Substrat der Regulation	„der Zellenstaat“, damit der Träger der zellulären Grundaktivität der Zellen, die zur Aktivierung bereit stehen	„Methusalixsyndrom“ z.B. bei hageren, auch alten Leuten, mit labilem *qi*: Wechsel von Überstimulation (z.B. Blutdruckkrisen, Erregungszustände bis zum Apoplex, klimakterische Hitzewallungen und Phasen, in der Überstimulation sich erschöpft mit Mattigkeit, eisigem Kältegefühl, Kollaps … Schmerzen treten periodisch auf, z.T. anfallsartig und/oder chronisch
Jinye	Technisch ein Teil des yin: ruhende und bewegte Säfte	Interstitielle Flüssigkeit und Schweiß	Yin-Mangelzeichen, indem das zelluläre Milieu die normale Funktion nicht zulässt, zudem schwache Beine, Keuchatmung etc.

Energieform	Definition, auf die Medizin bezogen	Analogon	Beispiel der Bedeutung für die Schmerztherapie
Jing	Struktivpotenzial des yin	Entspricht in etwa den Zellkernfunktionen und dem genetischen Potenzial	Nach Bestrahlung, Chemo oder im hohen Alter, Mattigkeit, geringe Abwehr, „anerger Immunstatus“
Shen	Konstellierende Kraft, die Emotionen und Sinneseindrücke ordnet und (dadurch) geistige Präsenz erzeugt	Höhere zentral-nervöse Funktionen der Assoziationskontrolle, der Emotionalen Autoregulation und Vigilanz, sowie Kontrolle der Feinmotorik und Sprache	Äußert sich im Glanz der Augen, der Kohärenz der Rede und in der intakten Feinmotorik

Tab. 1: Energieformen

Die jeweilige Leibinsel bildet die Grundlage der Benennung der Zeichengruppen nach den Organen der westlichen Medizin. So ist die Zeichengruppe der „Leber“ oder „Herz“ keinesfalls gleichzusetzen mit dem Organ der Leber oder des Herzens im westlichen Sinne.

Heute wissen wir, dass die LB die Grundlage einer Reflextherapie sind. Die Grundlage des Verständnisses dieser LB ist dabei der Orbis-Begriff, den diese „Organ“ Lehre als funktionelle Gleichläufigkeit der drei Teile des Orbis, nämlich der Zeichen, der Leibinsel und der LB (Dreieinigkeit) voraussetzt. Die in gleicher Weise erfolgende Ansteuerung haben wir als die Arbeitshypothese der vegetativen Gleichschaltung bereits kennengelernt

Mit den Zeichen eines Orbis/FK und – gegebenenfalls – mit der sensorischen Wahrnehmung oder sogar der Symptome der Leibinsel verändert sich ein Stück der Haut, das man Leitbahn (LB) nennt, und das die Akupunkturpunkte enthält. Verändert man die neurosensorische Ansteuerung der Punkte, so verändert sich ihre Funktion inklusive ihres elektrischen Potenzials (Matos LC 2020). Der Verlauf der LB ist nicht zufällig. Ihre Punkte haben lokale und systemische Wirkung und ihr Verlauf verbindet eine Zehe oder einen Finger mit der Leibinsel. Dabei überqueren sie Muskelgruppen, Gewebe und Sinnesorgane, die bei der Manifestation der körpersprachlichen Zeichen beteiligt sind. Sie können auch auf diese Weise lokal auf diese Orbis- Zeichen einwirken.

Besonders bei den Zehen und Fingern wird dieses deutlich: die hepatische LB liegt am Großzehe, der besonders zur kämpferischen Aufrichtung benötigt wird, die kardiale LB am Kleinfinger, den man in Phasen überstarker emotional-mentaler Präsenz abspreizt, die pulmonale LB beginnt am Daumen, der für die Verletzlichkeit des am Daumen lutschenden Kindes steht, die renale LB beginnt am tiefsten Punkt des Menschen auf der Fußsohle, dem der tiefste Punkt der Sinuskurve entspricht.

Apropos Punkte; eine korrekte Übersetzung wäre Akupunkturlöcher oder Foramina, da diese Reiz- oder Reflexpunkte ganz überwiegend in Öffnungen der Generalfaszie liegen, aus denen die Hautnerven und Gefäßbündel austreten, die bei der Nadelung oder anderen Reizformen stimuliert werden. Sie sollen *qi* (im Heidelberger Modell hilfsweise als „neurovegetative Signale" übersetzt in das Innere des Körpers leiten oder aus dem Inneren an die Oberfläche treten lassen. So könnte man den Begriff des *qi*-Flusses nach dem laufenden Stand der Forschung in die westliche Physiologie übersetzen. Es entspricht zudem vom Prinzip her der Reflextherapie des Westens und dem Head'schen Konzept der Organzonen, die man unter anderem bei der Triggerpunkt- und Neuraltherapie nutzt. Die wesentlichen Unterschiede zur westlichen Reflextherapie bestehen vor allem darin, dass der „Organbegriff", z.B. die Leber, eben ganz anders besetzt ist, infolgedessen könnte man die Akupunkturpunkte als Mikro-Head'sche Zonen bezeichnen. Ein Vorgang im Inneren, der „Intima" spiegelt sich auf der Haut, der „Extima".

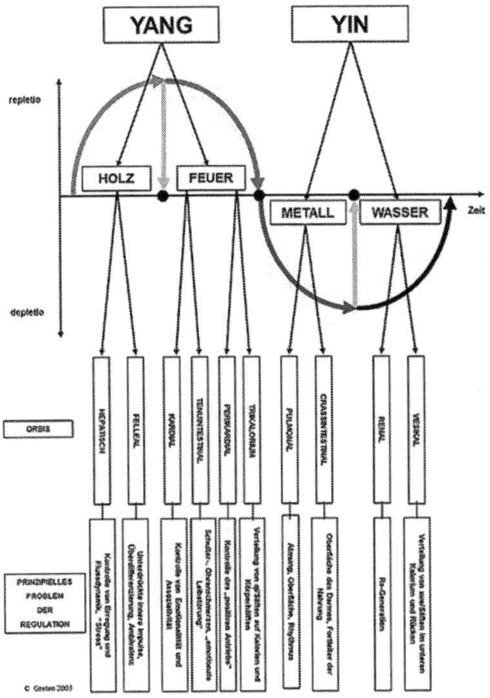

Abb. 4: Die zwölf Orbes/FK stellen Gruppen diagnostisch relevanter klinischer Zeichen dar, die primär anzeigen, in welchem Abschnitt des Vorganges des vegetativen Regulationsgeschehens sich der Patient befindet. Aus westlicher Sicht tritt dabei in jedem der 8 Abschnitte auch ein psychophysisch relevantes Thema hervor, das einen psychosomatischen Bezug zur Homöostase hat. Diese klinischen Zeichengruppen, die Orbes/FK lesen zu können (Chinese Bodyreading) kann hilfreich sein, um emotionale Tiefenbewertungen in einem nonverbalen Prozess zu erkennen und einem therapeutischen Ausgleich zuzuführen. (aus „Kursbuch Traditionelle Chinesische Medizin", 3. Auflage, Thieme Verlag)

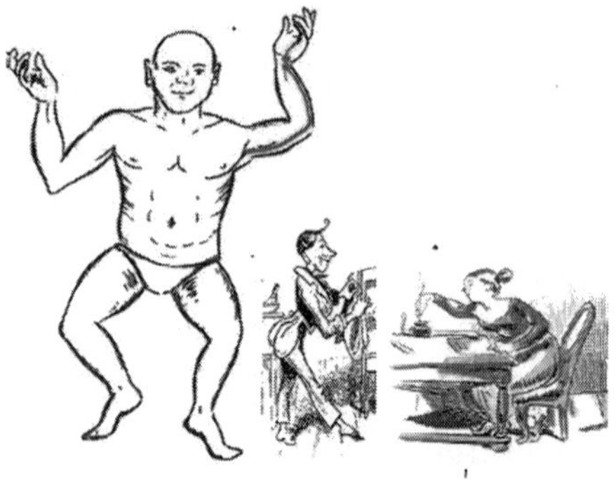

Abb. 5: *Der Kardialorbis und seine Leitbahn.* Links als Piktogramm, Mitte und rechts als Übertragung in Alltagsbilder nach W. Busch. (aus „Kursbuch Traditionelle Chinesische Medizin", 3. Auflage, Thieme Verlag)

Funktionelle Anatomie und mechanistische Forschung

LB sind Abschnitte der Haut, die aus Akupunkturpunkten und den zwischen Ihnen bestehenden Verbindungen bestehen. Der weitaus größte Teil dieser Reflexpunkte liegt anatomisch auf den Durchtrittsstellen von Gefäß-Nerven-Bündeln, an denen sie das Innere des Körpers verlassen und durch die Generalfaszie des Körpers an die Oberfläche treten. An diesen Stellen besteht naturgemäß eine erhöhte Dichte von Nervenfasern, so dass eine dort eingebrachte Nadel im Vergleich zu anderen Stellen der Haut eine große Zahl von Fasern stimuliert. Das bedeutet für die Schmerztherapie, dass eine optimale Auslösung vegetativer Heilreflexe als Grundlage der klinischen Wirkung eine genaue Lokalisation der Punkte voraussetzt.

Auch endotheliale und verwandte Reize können für die Reflexauslösung eine Rolle spielen. Insgesamt sind über 100 verschiedene Transmitter und Substanzen in den Punkten nachgewiesen worden. Eine besondere Rolle bei der Reflexauslösung könnten die Mastzellen (MC) mit ihren zahlreichen Inhaltsstoffen spielen. Sie sind über Kollagenfasern mit Bindegewebsstrukturen in der Subkutis und der Faszien verbunden. Diese Strukturen könnten der motorischen Kontrolle des Bewegungsapparates, der Kapsel und Sehnenapparate dienen. Auf Licht der Wellenlänge zwischen 610–630 nm setzen sie aus ihren

Granula eine Vielzahl von Transmittern und Histamin frei. Diese Wellenlängen werden bevorzugt beim Abglühen von Moxakraut auf die Haut emittiert.

Die Funktionen der Meridiane (LB) in der CM beinhalten die Vermittlung von funktionellen Signalen zwischen Umwelt und Körper, z.B. die Reaktion auf Kältereize, Zugluft und Nässe als Umweltreize. Man bezeichnet sie als äußere Agenzien oder pathogene Faktoren. Sie stellen Reaktionen des Körpers dar, die man als vegetative Reaktionsmuster bezeichnen könnte, die die Homöostase, die Körperregulation, in ihrem Gleichgewicht stören können. LB kann man deshalb als sensorische Organe verstehen, deren sensorsicher Input zu einer Anpassung der physiologischen Funktionen an die Umweltbedingungen führt.

Kältereize führen physiologisch zunächst zu einer peripheren Vasokonstriktion, deren ursprüngliche evolutionäre Bedeutung in der Vermeidung von Wärmeabgabe über die Haut an die Umwelt liegt. Damit erzeugt der Körper eine Verminderung der Mikrozirkulation, die zu einer Reihe typischer Symptome führt. So entsteht ein Reaktionsmuster, das gelegentlich als „eindringende Kälte" übersetzt wird, selbst wenn die Entstehung der Mikrozirkulationsstörung, die den Symptomen zugrunde liegt, auch ohne physikalische Kälteeinwirkung entstanden ist. Tatsächlich gibt es mindestens acht häufige Auslöser dieses Symptomenkomplexes, den man deshalb als Reaktion vom „als-ob"-Typ verstehen kann, vom Typ „als-ob" Kälte eingewirkt habe. Da es sich also beim Begriff der Kälte als pathogenem Faktor gar nicht immer um physikalische Kälte handelt, bezeichnen wir diesen vegetativen Reaktionstyp mit dem Begriff des pathogenen Faktors (Agens) *algor*.

Wichtigstes Kennzeichnen dieser Beschwerden ist, dass sie durch Wärme besser werden. Zu den Auslösern zählen z.B. Traumata (*posttraumatischer algor*,) Vernarbungsvorgänge, *toxischer algor* wie die Magenschmerzen nach Alkoholgenuss, oder *immunologischer algor*, wie er z.B. bei Abwehrprozessen vorkommt, etwa bei einer Sinusitis, die auf Rotlicht besser wird. Man erklärt diese Wirkungen immunologisch z.B. durch Vasokonstriktion, die die Keimverbreitung aus der Entzündung vermindert, durch Adhäsionsmoleküle des Endothels oder die Tendenz zu intravaskulären Gerinnungsmechanismen mit Komplementaktivierung, die auch ohne DIC auftreten können. Die Steifigkeit und der Kraftverlust, die allgemeine Ermattung, die hiermit einhergehen, sind Zeichen einer vegetativen De-Aktivierung, es handelt sich deshalb um einen pathogenen Faktor vom *yin*-Typ.

Eine ebenfalls häufige klinische Erscheinung ist die Reaktion, **„als ob" Zugluft** eingewirkt habe, also Reaktionen vom Zugluft-Abwehrtyp. Man hat sie als „Wind" übersetzt, der in den Körper eindringen würde. Tatsächlich sind es die *Sensationen und Symptome* in der Haut und im Inneren des Körpers, die man bei äußerer Einwirkung Zugluft entwickeln könnte. Hier zeigt sich wieder, dass die TCM-Diagnose aus Befindlichkeiten und Befunden einen vegetativen funktionellen Status erhebt.

Dazu gehören Reizungen des Waldeyer'schen Rachenringes mit laufender Nase, tränenden Augen und Tonsillitis, die einer Aktivierung des Ganglion pterygopalatinum entsprechen, und die jeder Cabrio- oder Fahrradfahrer kennt. Die saisonalen Allergien gehen mit ähnlichen Symptomen einher, obwohl auch hier keine Zugluft eingesetzt hat. Man nennt diese Reaktionstyp deshalb ***ventus***, um Missverständnissen des Begriffes Wind zu vermeiden. Daneben treten auch rasch einsetzende Spasmen der Muskeln wie beim Tortikollis oder dem Hexenschuss auf, denn diese Reaktion ist evolutionär der Schwimm-Wendebewegung verwandt, die schon Fischen ein kraftökonomisches Bewegungsmuster „in Strömungsrichtung" ermöglichen. Auch Trigeminusneuralgien zeigen solche einschießenden Erscheinungen und gehören zu den *ventus*-Erkrankungen. Die sieben äußeren Agenzien, ihre Symptome und die medizinische Erklärung ihrer Mechanismen haben wir in Tabelle 2 zusammengefasst.

In der Summe ist die CM der Ansicht, dass die Homöostase des Körpers von einem Gleichgewicht dieser funktionellen Gewebe im

Inneren abhängt, was sich wiederum in funktionellen Eigenschaften von Hautregionen (Akupunkturpunkten) widerspiegelt. Werden diese Sensoren der Haut durch klimatische oder andere Einflüsse gestört, so kommt es zu Störungen der Muskeln, der Bewegungskontrolle und des Leibesinneren.

Die klinische Untersuchung der LB durch Palpation oder andere Methoden wie Elektrophysiologie ist von hoher diagnostischer Aussagekraft. Die Verbindung von Akupunkturpunkten wird manchmal „Meridian" genannt. Weil das funktionelle Konzept der CM einen Fluss von *qi* und *xue* („Blut" oder Mikrozirkulation) in den Punkten und im Gewebe voraussetzt, dürften die Begriffe Kanal (Channel) oder LB angemessener sein.

Die Hauptleitbahnen verlaufen (a) „horizontal" entlang der Haut und zwischen den Punkten sowie (b) „senkrecht" zwischen den Punkten und den inneren Teilen und funktionellen Geweben des Körpers. Durch diese Verbindungen spiegelt der Funktionszustand der äußeren Akupunkturpunkte und „Meridiane" den Funktionszustand der inneren Gewebe wider und ändert ihre funktionellen Eigenschaften entsprechend.

Diese Funktionen ändern sich physiologisch in (1) einem kreisförmigen (sinusförmigen) Fließgleichgewicht oder einem dynamischen Gleichgewicht, das einige Analogien zum westlichen vegetativen funktionellen Gleichgewicht hat, und (2) in einer Krankheit gemäß der CM-Funktionsdiagnose. Durch gezielte Stimulation von Akupunkturpunkten kann über senkrechte Verbindungen auf das innere Funktionsgewebe sowie durch horizontale Verbindungen auf Gewebe, Muskeln, Gelenke und Organe entlang des Verlaufs solcher Leitungen (Meridiane) (Greten, 2017) eingewirkt werden. Diese Unterscheidung ist besonders wichtig für die Auswahl der Punkte.

Agens	ventus	Algor	humor	Aestus	ardor	ariditas
Symptome	**„als ob man in Zugluft gewesen wäre“**	**„als ob man in Kälte gewesen wäre“**	**„als ob man großer Feuchtigkeit ausgesetzt gewesen wäre“**	**„als ob man schwüler Sommerhitze ausgesetzt gewesen wäre“**	**„als ob Glut auf die Haut gekommen wäre“**	**„als ob man in Trockenheit gewesen wäre“**
Reflexmuster	Reaktion vom Zugluftabwehrtyp	Reaktion vom Kälteabwehrtyp	Reaktion vom Feuchteabwehrtyp	Dysfunktion der Körpertemperaturregulation	Entzündung	
Postulierte Mechanismen	S.-P-MZ-Reflex Stammesgeschichtlich angelegte Schwimmwendebewegung	Lokale Mikrozirkulationsstörung	Prä-Ödem oder Ödem	im Extremfall wie Hitzschlag	beginnende bis manifeste Entzündung	Austrocknung der Haut und Schleimhäute
Reaktionsmuster in Richtung	yang (repletio, Holz)	yin (depletio, Metall und Wasser)	yin	yin (cardiale Minussymptomatik)	yang	yin
Haut	warm und schweißig	kalt und trocken	verquollen, teigig, klebrig	warm	Rötung, Schwellung	trocken, faltig
Zunge	„Himbeerpünktelung“	Hyaline Belege (entblutetgelartig)	Klebriger Belag, Zahnabdrücke	überrötet	–	trocken
Puls	p. cordalis	p. intentus	p. lubricus	p. celer, p. lubricus	p. asper	p. asper
Schmerzcharakter	plötzlich einsetzend, einschießend	allmählich einsetzend, ziehender Schmerz	dumpf	schmerzlos	pochender, brennender Schmerz, auf Druck schlechter	–

Agens	ventus	Algor	humor	Aestus	ardor	ariditas
Muskeln	Krampf, Myogelose	Muskulatur nicht dehnbar, steif	geschwollen, Schweregefühl	Gelegentlich dumpf		
Allgemein-gefühl	getrieben	abgeschlagen	Dyspnoe, Schwere-gefühl	Nachlassen der allgemeinen Vi-gilanz		
Stimula-tions-technik	Dispulsion	Suppleie-ren/Erwärmen	Im Prinzip Suppletio, z.B. bei Holz-Erde Störung auch Dispulsion			
Beispiel-punkte	F20 stagnum venti Ic4 valles coniunctae It6 senectus felix It10 inductorium lacerti „alle Punkte im Gesicht" Punkte der Guilloti-nierungslinie u.a.m.	Tk5 clusa externa L9 fons tumuli yin	Alle Punkte der liena-len Bahn (außer L10) besonders L3 can-didum maius S36 vicus tertius pedis u.a.m.		H14 coniunc-torium	P9 vorago maior
Beispiel-droge	h. schizo-nepetae, r. lede-bouriellae	rh. zingiberis	rh. alismatis, poria alba	h. menthae, r. scutellariae		r. scrophu-lariae

Tab 2

Die **westliche Anatomie von Akupunkturpunkten** zeigt, dass die Mehrheit dieser Punkte in Hautbereichen lokalisiert sind, in denen vaskuläre und nervöse Strukturen die allgemeine Faszie perforieren, um die Oberfläche zu erreichen (Heine, 1988). Daher sind Nervenstrukturen, die mit Gefäßen verlaufen, sowie Äste von Hautnerven in diesen Bereichen überrepräsentiert. Aus diesem Grund sind kleine Nervenfasern, von denen bekannt ist, dass sie tiefe Empfindungen zur motorischen und Haltungskontrolle sowie Signale zur autonomen Regulation von Geweben übertragen, reichlich vorhanden. Zusammengenommen ist dies eine ideale anatomische Voraussetzung für die vegetative „Organreflextherapie" und die motorische Reflextherapie in der Neurologie und bei orthopädischen Erkrankungen sowie für propagierte Empfindungen entlang der LB (Beißner, 2009; Beißner, 2010).

Eine spezielle Zellpopulation, die sich an diesen Punkten und entlang des Verlaufs der Meridiane befindet, sind MC, die an Gefäßstrukturen und Nervenfasern angrenzen und mechanisch an Kollagenfasern anhaften (Zhang et al, 2008; Fei et al, 1998). Diese Kollagenfasern sind anatomisch dafür bekannt, funktionelle Kräfte innerhalb des subkutanen und faszialen Raums des Körpers mechanisch zu übertragen, da Haut und Faszien durch Bewegung gedehnt werden (Yu et al., 2008). Ihre Verbindung zu Mastzellen (MC) deutet auf eine sensorische Funktion hin, um mechanische Spannungen zu signalisieren, die zur MC-Degranulation führen (Zhang et al., 2012; Sa et al., 2013). Die Rolle von MC in der Akupunktur wird durch die Tatsache gestützt, dass gezeigt wurde, dass Dinatriumcromoglycat sowohl die Degranulations- als auch die Akupunkturwirkung verringert (Huang et al., 2012; Ding et al., 2013; Ding et al., 2014).

Es wurde viel über die Natur von Akupunkturpunkten und die Verbindungen dazwischen spekuliert. Da der anatomische Beweis für die Existenz von LB begrenzt ist, kann man sich diesem Thema durch objektive funktionelle Eigenschaften in Verbindung mit Punkten und ihren Verbindungen nähern, die aus objektiv messbaren physikalischen Parametern bestehen. Daher kann eine biophysikalische Beschreibung funktioneller Eigenschaften nützlich sein. Die elektrischen, mechanischen und magnetischen, optischen und akustischen Eigenschaften der jeweiligen Gewebe und ihre physiologischen Implikationen könnten eine rationale Grundlage für die Diskussion dieser Frage bilden.

Einige **elektrische Eigenschaften** von Akupunkturpunkten sind allgemein anerkannt, einschließlich eines geringen Widerstands in Akupunkturpunkten im Vergleich zur Haut ohne Akupunkturpunkt. Dies kann sowohl auf funktionelle als auch auf strukturelle Eigenschaften der Punkte zurückzuführen sein. Schweiß, Elektrolyte, Zellansammlungen, Flüssigkeiten und das Stratum corneum können ebenso beteiligt sein wie der hohe Anteil an neuralen Gewebebestandteilen innerhalb der Punkte. Die elektrische **Leitfähigkeit** in Akupunkturpunkten wird häufig von Akupunkteuren verwendet, um die Punkte mit handelsüblichen Geräten zu lokalisieren. Es wurde sogar versucht, den Funktionsstatus des Patienten diagnostisch zu beurteilen (Sarkisyanz et al., 1980). Allerdings ist die genaue Zuordnung von funktionellen Veränderungen zu Leitfähigkeitsveränderungen in bestimmten Akupunkturpunkten noch nicht standardisiert und die Auswertung der Werte zeigt erhebliche interindividuelle Unterschiede (Ernst, 2005). Zu den Problemen bei der Bewertung elektrischer Eigenschaften gehört, dass zur Messung von Leitfähigkeit oder Widerstand sehr geringe elektrische Ströme erforderlich sind, die die Funktionen der Punkte beeinflussen können. Daher kann die Messung funktionelle Eigenschaften beeinflussen.

Die Menge an Blutkörperchen und anderen Zellen, die sich in Akupunkturpunkten im Vergleich zu Nicht-Akupunkturpunkten ansammeln, kann auch zu einer höheren **elektrophysiologischen Kapazität** in Akupunkturpunkten beitragen, da jede Zelle als kondensatorartig angesehen werden kann. CM vertritt die Auffassung, dass *qi* („funktionale Kraft") und *xue* („Blut") durch Akupunkturpunkte und Meridiane fließen. Es erscheint physiologisch konsistent, dass Akupunkturpunkte eine stärkere Durchblutung zeigen, was sich an einer höheren Temperatur in Akupunkturpunkten, möglicherweise an ihrer

Gefäßstruktur und dem Zustand der Mikrozirkulation im Vergleich zu normaler Haut zeigt. Die traditionelle Diagnose der CM verwendet Temperaturänderungen in und um Akupunkturpunkte. Diese wurden sogar verwendet, um die Diagnose zu parametrisieren, z.B. für Hitze- und Kältemuster, die Beziehungen der Diagnose des pathogenen Faktors „Kälte" (*han*, algor) implizieren und einer mangelnden Mikrozirkulation bei Patienten mit Oberschenkelknochenfraktur, die mit der Wirksamkeit der Behandlung der „Kälte" über den Akupunkturpunkt S 34/Ma 34 korrelierte (Doenitz et al., 2012).

Thermografische Veränderungen entlang der LB sind ein glaubwürdiger Befund, da MC entlang der LB möglicherweise die Mikrozirkulation und damit die Temperatur erhöhen. Es ist auch bekannt, dass MC-Degranulation Veränderungen der Permeabilität und lokale Ödemneigung verursacht. Dies würde einige derzeit nicht gut erklärbare Befunde erklären, wie z.B. Widerstandsänderungen entlang der Meridiane durch mehr Flüssigkeit und Elektrolyte in Abhängigkeit von der MC-Degranulation und andere funktionelle vegetative Veränderungen entlang des Kollagen-MC-Netzwerks. Dies weist auf die entscheidende Rolle bei der Definition und Standardisierung des funktionellen Ausgangszustands dieses Gewebes vor Vergleichsmessungen hin. Sowohl die vegetative funktionelle Beurteilung als auch die Beurteilung durch CM-Diagnostik könnten mögliche Schritte sein, um die Studiengruppen beim Vergleich von Parametern zu homogenisieren.

Eine Abnahme der Gefäßpermeabilität würde sicherlich das **lymphatische System entlang der LB** beeinflussen. Es wäre mit diesem Konzept der meridianähnlichen Funktionen von Kollagen-MC-Verbindungen nicht unvereinbar, wenn entlang der Meridiane eine gewisse Lymphdrainage vorhanden wäre. Wir haben auf Akupunkturpunkte als Perforationsstellen von Gefäßen hingewiesen, und Venen werden natürlicherweise von Lymphbahnen begleitet. Besonders in den Beinen sind diese Perforansvenen wichtig für die Kommunikation zwischen innerem und äußerem Flüssigkeitstransport. Dies könnte die **Isotopendiffusion** entlang der Meridiane erklären, wenn sie wie zuvor beschrieben in Akupunkturpunkte injiziert werden (Chen CW et al., 2013).

Spezielle Strukturen namens ***Bonghan*-Gänge**, die lymphähnliche Flüssigkeiten enthalten, wurden in den 1960er Jahren entdeckt (Vodyanoy et al., 2015) und erst kürzlich bestätigt (Lee et al., 2008, Soh, 2009). Sie begleiten Meridiane und können ein anatomisch phylogenetisches lymphähnliches System darstellen. Phylogenetische Röhren, die Meridianen ähneln, wurden auch bei Fischen gesehen (Zhang, 2015), die einen ähnlichen Ursprung und Zweck haben könnten.

Die **mechanischen Eigenschaften** von Akupunkturpunkten und Meridianen sind ein spannendes Forschungsgebiet. Wir haben bereits auf die mögliche Rolle der Kollagen-MC-Verbindung als Mechanorezeptor für die motorische Steuerung hingewiesen. Tatsächlich kann die mechanische Dehnung eines Meridians Schmerzen in den Gelenken hervorrufen und weist darauf hin, dass die Behandlung dieses Meridians die Symptome verbessert (Karner et al., 2013; Seca et al., 2013; Mukaino, 2008; Greten, 2017). Diese diagnostische Methode wurde auch in einer Doppelblindstudie erfolgreich zur Behandlung von Patienten eingesetzt (Duarte et al., 2013). Es wurde daher angenommen, dass Meridiane ein feines Kollagennetzwerk bilden, das möglicherweise an der Autoregulation der Haltungs- und Bewegungskontrolle beteiligt ist.

Es wäre physiologisch sinnvoll, wenn dieses Netzwerk seine Spannung wieder auf Funktion einstellen könnte. Tatsächlich gibt es Befunde, die **kontraktile Merkmale** unterstützen: (1) Akupunktur wurde jahrhundertelang verwendet, um die Spannung des Bindegewebes neu einzustellen, um **Hautfalten** in der kosmetischen Akupunktur zu reduzieren (Thambirajah, 2008). (2) **Kollagen in Akupunkturpunkten kann wirbelartige Strukturen** bilden, die eine Nadel mechanisch greifen (Langevin et al., 2001). (3) Es wurden **myoelektrische Eigenschaften** gefunden, die auf kontraktile Elemente entlang der Meridiane hinweisen (Zhu et al., 2002).

Wir haben bereits das Konzept des Äußeren (der *extima*, per Definition Haut und LB) erwähnt, das den Funktionszustand des Inneren (der *intima*) widerspiegelt. Auch ein funktioneller Zusammenhang von Hautarealen und funktionellem Organgewebe innerhalb des Körpers ist im Westen bekannt, wie z.B. im Phänomen der **Head'schen Zonen**, die in der Naturheilkunde weit verbreitet sind und teilweise mit sympathischen Dermatomen von Organen und Akupunkturpunkten identisch sind (Beißner, 2009; Beißner, 2010; Greten, 2007).

Beispielsweise ist das Leberdermatom bei Lebererkrankungen hochempfindlich. Lebererkrankungen können über diese Hautareale behandelt werden. Mit anderen Worten, empfindliche Haut spiegelt die innere Funktion wider und Empfindlichkeit zeigt den therapeutischen Wert der Haut an, eine starke funktionelle Parallele zur Akupunktur. Die Sensibilität der Haut als Zeichen erhöhter Neuro-Signalisierung weist auf die sogenannte „Fülle" (*repletio*) der jeweiligen Funktion bei CM hin. Insofern können Akupunkturpunkte als **Mikro-Headsche Zonen** betrachtet werden, die nicht mit den westlichen Organen korrelieren, sondern mit chinesischen vegetativen Funktionsmustern.

Elastometrisch messbare Veränderungen (Ödeme), Elektrolytveränderungen in der interstitiellen Flüssigkeit und Sensitivität treten zusammen auf, wenn die Zonen betroffen sind – Veränderungen, die durch MC-Effekte erklärt werden könnten. Die vertikalen Zweige der Meridiane können Segmentfasern darstellen, die auf Hautpunkte einwirken, die durch MC-Kollagen-Verbindungen miteinander verbunden sind. Dies kann das Konzept des Flusses erklären, da die vegetative innere Funktion physiologisch Änderungen im Fließgleichgewicht des Körpers bewirkt und Hautpunkte in Fortsetzung von Meridianen (*qi*-Fluss, fortgeleitete Empfindungen) anregt.

Akustische Eigenschaften von LB wurden ebenfalls beschrieben, was zu der These führte, dass Schall LB beeinflussen kann. Es ist noch zu früh, um über die Relevanz dieser Ergebnisse zu spekulieren (Unschuld et al., 2003; Kim et al., 2004).

Auch spezielle **optische Eigenschaften** von Meridianen wurden beschrieben. Tatsächlich wird Farbakupunktur traditionell verwendet (Timmerman, 2014), und Licht in verschiedenen Farben soll positive Auswirkungen haben. Zukünftige Forschungen werden zeigen, ob diese Merkmale auf Kollagen als weißlich glänzendes Material zurückzuführen sind oder ob es spezielle Kanäle gibt.

Die weitere Bewertung der funktionellen Eigenschaften dieses komplexen Regulationssystems der CM erfordert möglicherweise eine genauere Definition der CM-Diagnose, von der angenommen wird, dass sie eine umfassende Art von Funktionszustand ist, der vorab und als Grundlage für eine Therapie erkannt werden muss. Das Verständnis von CM als Modell der vegetativen Systembiologie kann daher eine weitere Grundlage für die rationale Bewertung vergleichbarer Personen sowohl in der Grundlagenforschung als auch in klinischen Studien liefern, z.B. indem die CM-Diagnose zusammen mit der westlichen Diagnose in die Einschlusskriterien klinischer Studien aufgenommen wird. Um diese Studien zu ermöglichen, ist es wichtig, einige zentrale Konzepte der TCM zu vertiefen.

Der „Qi Fluss" im Inneren: räumliche Muster der vegetativen Stimulation

Die chinesischen Postulate über die physiologischen Vorgänge im Inneren werden durch eine Kreisbewegung beschrieben. Tatsächlich könnte es sich um einen Übergang der Sensationen im Leib behandeln, der durch Stimulation dieser betroffenen Regionen erzeugt wird. Diese Annahme entspricht weitgehend den traditionellen Texten über die Bewegung des *qi* im Leib. *Qi* kann auch „Wolke" bedeuten, so zieht also eine unscharf begrenzte Leibesempfindung allmählich durch den Körper, die einen annähernden Kreisverlauf hat.

Dadurch entsteht auch eine Aufwärts- und Abwärtsbewegung, die der Sinuskurve der Wandlungsphasen entspricht. Diese Vorgänge des im Inneren Verborgenen (*intima*) werden durch eine Bewegung der Stimulationsmuster auf der Haut, den LB begleitet. Das bedeutet, dass die Akupunkturpunkte ihre Funktionen zum Beispiel über den zirkadianen Verlauf hinweg ändern und damit eine Bewegung der Stimulation auch in der Haut stattfindet (Gleichschaltung).

Diese Spiegelung der inneren Funktionen auf der Haut hat zu dem Begriff der *extima* geführt, dem Sich-nach-außen-Wendenden einer inneren Bewegung. Es besteht also ein funktionelles Verhältnis zwischen innen und außen, zwischen *intima* und *extima*, das für die Diagnostik von besonderer Bedeutung ist.

Die LB sind in der Theorie der CM deshalb auch ein Anzeiger der inneren Funktionen. Die inneren Funktionen des Leibes werden in der CM als im Inneren verborgene, unsichtbar ablaufende Funktionen gesehen. Die wichtigsten Leibinseln sind annähernd kreisförmig angeordnet entsprechend der Kreisfunktion, was ihre Bedeutung bei der Interpretation der Funktionen des Körpers unterstreicht.

Die Region der Leber findet sich hinter dem rechten Rippenbogen, während die Region des schlagenden Herzens retrosternal in der Mitte des Thorax (Perikardorbis) und nach links sich bewegend (Kardialorbis) gelegen sind. Bei der Ausatmung bewegen sich die Rippenbögen. Dabei ist die Beweglichkeit des rechten Rippenbogens durch die Leber ein wenig eingeschränkt. Im Vergleich hierzu bewegt sich bei der Ausatmung (Pulmonalorbis) der linke Rippenbogen etwas stärker. So ergibt sich im Verlauf der sinusartigen Funktionskurve eine natürliche Abfolge der Wandlungsphasen, bei der im Inneren des Körpers diese Leibregionen oder Leibinseln vermehrt in Erscheinung treten. Man nimmt für diesen Ablauf der Stimulation der Leibinseln deshalb theoretisch eine kreisförmige Bewegung an, die in der Nierenregion endet. Diese Region enthält nicht nur das westliche Organ der Niere, sondern auch die Muskeln des Rückens. Wird das Rad der Wandlungsphasen wieder aktiviert, so ist die Leberregion wieder vermehrt fühlbar, und deshalb entsteht eine kreisförmige Bewegung, in deren geometrischem Mittelpunkt die Bauchspeicheldrüse (Milz-Pankreas-Orbis) und der Magen ihren Platz finden.

Leitkriterium Calor und Algor („Hitze“ und „Kälte“)

Die LB vermitteln nicht nur neurovegetative Steuerungssignale, *qi*, sondern auch eine Wirkkraft, die *xue* genannt wird. Der Chinesische Begriff *xue* (sprich ßjö) kann prinzipiell mit „Blut“ übersetzt werden, aber diese Übersetzung führt unvermeidlich zu Missverständnissen. Der Grund hierfür liegt darin, dass das *xue* der TCM nicht dem Konzept etwa des Blutbildes entspricht, sondern eher den steuernden und nährenden Wirkkräften der Mikrozirkulation (vgl. Tab. 1 – Energieformen).

Durch Aktivierung und De-Aktivierung des *xue* werden die Gewebe des Körpers reguliert, man kann deshalb auch für diesen Vorgang eine regulative Kurve postulieren, der sich in der Funktion der LB widerspiegelt. Besonders die Blasenleitbahn, die LB des vesikalen Orbis/FK, ist davon geprägt. Sie soll, entsprechend der Regenerationsfunktion der WP-Wasser, die regenerierenden Funktionen des *xue* in die Gewebe tragen, was durch segmental verlaufende Äste bewirkt wird.

Inwiefern nun eine Fehlsteuerung der Homöostase durch Dysregulation der *xue* -Dynamik und Funktion, also der Erwärmung, der Nährung, der Befeuchtung und Aktivierung der Gewebe gegeben ist, kann man anhand eigener anzeigender Symptome abschätzen, dem Leitkriterium *calor* („Hitze“) und *algor* („Kälte“).

Die Wirkungen der Akupunkturpunkte: Innere und äußere Strategien der Behandlung

Affektionen werden natürlich auch umgekehrt in das Innere gespiegelt. Für die reflexologische TCM-Behandlung ist daher von zentraler Bedeutung, wo der Angriffspunkt der Behandlung liegen soll. Erfolgt er durch äußere Agenzien, so wird auch die Behandlung zunächst auf der Haut stattfinden. Eine Affektion der LB wird sich auf die Leibregionen oder Leibinseln funktionell übertragen, sodass hier der Angriffspunkt der Therapie im Inneren liegt. Deshalb besteht in der Lehre der CM

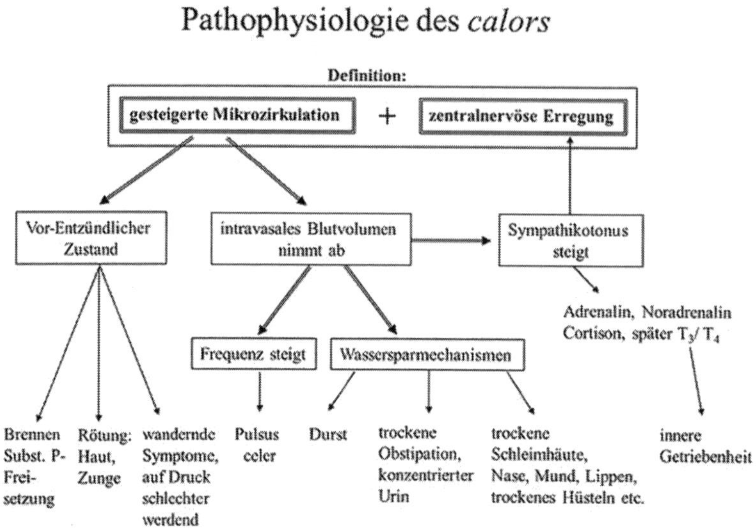

Abb. 6: Die sogenannte „Hitze" oder calor wird durch eine systemische Steigerung der Mikrozirkulation hervorgerufen, die mit einer Überrötung der Zunge und einer Steigerung der Herzfrequenz einhergeht (pulsus celer). Der relative Volumenmangel, der durch die Steigerung der Mikrozirkulation bewirkt wird, bewirkt trockene Schleimhäute, trockene Obstipation, Risse in den Mundwinkeln, trockenes Hüsteln als Schleimhautzeichen, aber auch Flüssigkeit einsparende Mechanismen. Dazu gehört ein geringer, gelber und stark konzentrierter Urin.
(aus „Kursbuch Traditionelle Chinesische Medizin", 3. Auflage, Thieme Verlag)

eine Unterscheidung zwischen äußerer und innerer Therapie. Die Akupunktur wäre dabei eine äußere Therapie, die sich über die Punkte der *extima* vollzieht, während die innere Therapie über Diätetik oder die Chinesische Arzneimitteltherapie stattfindet.

Natürlich ist es zweckmäßig, auch die Akupunkturpunkte mit vermehrter Wirkung auf die Leibinsel und die LB zu unterscheiden. Für die LB der Innenorbes/FK gilt folgendes:

Die Lokalisation des Leitbahnbeginns im Ursprungspunkt der LB, dem sogenannten *Brunnenpunkt (foramen puteale, jing well),* der sich am Nagelfalz der jeweiligen Zehe oder des jeweiligen Fingers befindet,

haben wir schon begründet. Er wird nur bei drohendem Totalverlaust einzelner Orbisfunktionen oder Kollaps eingesetzt.

In der Folge werden drei weitere Punkte unterschieden, die vor allem auf das Innere wirken:

Der zweite Punkt einer LB, der *Punkt des Ausgießens (foramen effusorium, xing)* wird bei akuten Störungen mit Druckschmerz in der Leibinsel oder den Symptomen von „Hitze" *(calor)* eingesetzt, was eine Stimulation der Mikrozirkulation, quasi eine „Vorform des Fiebers im Kleinen" darstellt und als solche nicht einmal einer Temperaturerhöhung zu ihrer Diagnose braucht.

Der dritte Punkt einer LB, der Einflusspunkt *(foramen inductorium, yuan)* wird bei weniger akuten Störungen verwendet, etwa bei milderen funktionellen Symptomen, die im Allgemeinen nicht akut, aber beständig vorhanden sind. Er wirkt auf die jeweiligen Leibesregionen und vor allem auch auf die emotionalen Zustände, die hiermit verbunden sind.

Der fünfte Punkt einer LB liegt bei der Ellenbeuge oder der Kniebeuge und wirkt besonders in die Tiefe *(Vereingungspunkt, foramen coniunctorium, he)*. Er wirkt auf den Zellenstaat (das *yin*) in der Tiefe seiner Substanz. Man könnte dies in einer ersten Beschreibung als eine Wirkung bei konstitutiver Schwäche der Leibesregion beschreiben. Die Folge einer solchen konstitutiven Defizienz ist das sogenannte labile *qi*. Das bedeutet, dass die Grundfunktionen, die von diesen Zellpopulationen ausgehen sollen, zunächst unzureichend sind und deshalb besonders stark von stimulierenden vegetativen Mechanismen *(qi)* getriggert werden müssen. Erschöpft sich diese Stimulation, so fällt die Aktivität der Gewebe (yang) überstark ab. Dann erfolgt wieder eine Stimulationsphase usf. Auf diese Weise erhält die Sinuskurve übersteigerte Maxima und vertiefte Minima (s.u.)

Zu diesen auf das Innere und die Leibinseln wirkenden Punkten gibt es auch Punkte, die auf die ganze LB wirken und deshalb auf Symptome im Verlauf.

Punkte mit besonderer Wirkung auf den Leitbahnverlauf:

Diese Punkte sind einmal der Brunnenpunkt (**f. puteale**), der die ganze LB stimuliert und das ***foramen transitorium***, das man auch als Transportpunkt bezeichnet. Bei Störungen im Leitbahnverlauf wird man diesen letzten Punkt am ehesten einsetzen und die Stimulationsform nach dem äußeren pathogenen Faktor *(agens)* wählen.

In der jeweiligen Leitbahnanatomie gibt es zudem Punkte, die in anatomischen Engstellen verlaufen und deshalb als *Engstellenpunkte (**rimicum**, i.e. cleft)* bezeichnet werden. Auch diese Punkte gehören zu den wichtigen therapeutischen Schmerzpunkten.

Innen-LB	Punktkategorie	Lateinische Bezeichnug	Wirkung und Stimulation
1. Punkt	Brunnenpunkt	*foramen puteale*	Drastische Wirkung bei Kollaps oder drohendem totalen Funktionsverlust suppletiv, so wie bei ventus (Reaktionen vom Zugluft Typ dispulisv)
2. Punkt	Punkt des Ausgießens	*foramen effusorium*	Akute schmerzhafte Zustände mit hohem Druck oder Hitze-empfinden dispulsiv)
3. Punkt	Einflusspunkt	*foramen Inductorium*	Funktionelle Störungen aller Art
4. Punkt	Transportpunkt	*foramen transitorium*	Wirkung auf die ganze LB
5. Punkt	Vereinigungspunkt	*foramen coniunctorium*	Störungen des *yin*
	Engstellenpunkt (cleft)	*foramen rimicum*	Wirkung auf die ganze LB

Tab. 3: Übersicht über die klassischen 5 Punkte der LB. Der Transportpunkt und der Engstellenpunkt haben besondere Bedeutung bei Schmerzen im Leitbahnverlauf (außen, extima), der Punkt des Ausgießens, der Einflusspunkt und der Vereinigungspunkt für Beschwerden im Inneren der Leibinsel (innen, intima).

Das Leitkriterium extima/intima

Aus dieser Unterscheidung zwischen äußerer und innerer Behandlungsstrategie hat sich vermutlich in der Folge der „Organbegriffe" der CM, dem FK *(orbis),* eine hochwichtige Lehre der Schmerzbehandlung entwickelt, die im Klassiker Shang Han Lun (Lehre von der Schädigung durch „Kälte") belegt ist.

Dieser Lehre liegt zugrunde, dass man das langsame Eindringen einer sogenannten Kältereaktion in den Körper in sechs Phasen unterteilt, denen jeweils abwehrende Wirkkräfte entgegenstehen, die an anderer Stelle näher erläutert werden.

Diese sechs Kräfte „wehren sich" gegen das „Eindringen" dieser „Kälte", dabei entstehen besondere Sensationen und Symptome, die der Auseinandersetzung mit dieser Energieform mit dem Agens *algor* entspringen.

Bei der Abwehr der lokalen Mikrozirkulationsstörung (Agens *algor)* entsteht als Reaktion eine im ganzen Körper einsetzende Steigerung der Durchblutung, ähnlich wie die Fieberreaktion, eine zunächst der angeborenen Immunologie entsprechende Abwehrreaktion. Dieser *reaktive calor* wird reguliert und verläuft deshalb in der Wellenform. Es handelt sich also um die Regulation einer Abwehrreaktion, und die Symptome entsprechen *bei chronischem Befall* zum Beispiel denen, die wir rheumatologisch oder immunologisch im Alltag sehen.

Sie wird von entsprechenden vegetativen Symptomen begleitet, die in der Sprache der Orbes/FK beschrieben werden. Auf diese Weise ergibt sich eine neue, von den Wandlungsphasen unabhängige Kombination von 2 Orbes/FK, die in der Praxis der Schmerztherapie sehr bedeutend ist. Sie wird deshalb im Theoriegerüst der TCM als neues Postulat über den Leitbahnverlauf eingesetzt, so dass die zwei LB wie eine einzige benannt werden, z.B. *tai yang (yang maior)* der Hand und des Fußes.

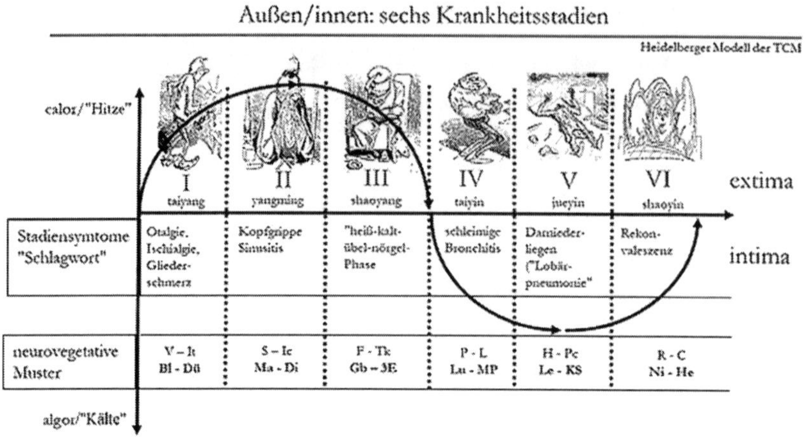

Abb. 7: Die sog. Sechs-Stadien-Lehre des Shang Han Lun unterscheidet sechs Stadien der Affektion, wie sie zum Beispiel bei einer Erkältung eintreten können. Dabei entsteht eine Reaktion auf die lokale Mikrozirkulationsstörung algor, die man als systemische Steigerung der Mikrozirkulation betrachten kann. **Stadium I:** algor überwindet das qi defensivum, schauerartige Gefühle (volksmündig „Gänsehautbibbern"), **Stadium II:** lokale Blockade des LB-qi, daher lokaler Schmerz, der auf Wärme besser wird, z.B. Rotlicht bei Sinusitis, **Stadium III:** Abwehr durch das LB-xue mit wechselnden Temperatur-Empfindungen beim Eintritt in das Innere; ab **Stadium IV:** Schmerz und funktionelle Symptome im Leibesinneren wie Husten mit Schmerz in der Luftröhre, westli. z.B. Bronchitis, **Stadium V:** algor ergreift den ganzen Körper und der Patient hat extreme Schwäche und Antriebslosigkeit, z.B. bei Pneumonie **Stadium VI:** Rekonvaleszenz mit Gelenkschmerz und ggf. mnestischer Schwäche.
(aus „Kursbuch Traditionelle Chinesische Medizin", 3. Auflage, Thieme Verlag)

Die meisten Schmerzsyndrome werden auf der Grundlage dieser Theorie am effizientesten behandelt. Sie sprengen den Rahmen dieser Abhandlung und werden im Kursbuch der TCM (Greten, 2017) genauer erläutert. Das Prinzip dieser Überlegungen aber bedeutet, dass diese LB miteinander kombiniert wirken.

Das Leitkriterium *yin* und *yang*

Bisher haben wir die Beschwerden begründet, die primär durch eine Dysregulation des Körpers entstehen. Diese Betrachtungen sind für die meisten alltäglichen Beschwerden zutreffend und nehmen deshalb den größeren Teil unserer Darstellung ein. Man kann diese Beschwerden als eher funktionell-vegetativ beschreiben. Eine Formulierung, die Patienten besser verstehen würde, wäre

„Sie haben ein Software-Problem, die Hardware, (der Zellenstaat) aber ist in Ordnung".

Was aber, wenn nicht nur eine funktionelle, sondern auch eine strukturelle Defizienz vorliegt? Auch dieses Problem ist der TCM-Theorie bekannt. Schaut man noch einmal auf das Wasserbecken und reduziert das Substrat der Regulation, den „Körper" des Wassers, dann führt das zu einer charakteristischen Veränderung der Regulation.

- Die Nachwärme wirkt auf die Hälfte des Wassers ein und so steigt die Temperatur steiler und vermehrt an
- die Oberfläche nimmt im Verhältnis zum Volumen des Wassers zu, so dass ein vermehrtes Absinken der Temperatur einsetzt

Man nennt dieses das *labile qi bei yin-Mangel.* Die Bewegung aller Wandlungsphasen wird damit stärker, und alle Orbes/FK manifestieren sich mit ihren Zeichen stärker. Wechselnde Symptome bei System-Instabilität ist die Folge (vergl. Tabelle der Energieformen).

Das Leitkriterium *yin* bedeutet, dass der *yin*-Mangel entscheidend zur Entstehung der Symptome beiträgt, das Leitkriterium *yin* hingegen, dass primär ein Regulationsdefekt vorliegt und die anderen Leitkriterien dieses näher beschreiben.

Aus der Theorie dieses Leitkriteriums ergeben sich auch charakteristische Syndrome des „pathologischen Aufsteigens" der Aktivität innerhalb der Kurve:

- **hochschlagendes yang** mit hepatischen Zeichen („hochschlagendes „hepatisches" yang"), wie man es z.B. bei hypertonen Krisen findet. In der Schmerztherapie kann dieses bei einigen häufigen Formen der Migräne (insgesamt sind 18 Formen bekannt) vorkommen

- **ardor vigens** (hochschlagende Glut), was aufsteigende Hitzegefühle beinhaltet, z.B. beim klimakterischen Syndrom, in der Schmerztherapie kann dieses bei anfallsartigem Brennschmerz im oberen Körperdrittel vorkommen
- **ventus internus** („Wind erhebt sich im Inneren"), meist mit neurologischen Zeichen mit Kribbeln, Parästhesien, Taubheit, Vibrieren, Angst bis hin zum Schlaganfall. In der Schmerztherapie kann dieser Mechanismus bei der Psychosomatik der Neuralgie beteiligt sein

Auch der Begriff des *yang*-Mangels kann im Rahmen dieser Theorie erklärt werden. Dabei kommt es zum Leitsymptom der Eiseskälte mit Funktionsminderung, die am häufigsten die WP im untern Abschnitt der Kurve befällt:

- **Yang Mangel mit renalen Zeichen**, Eiskalte Haut in den Lenden, extreme Schwäche, Impotenz usw.
- **Yang Mangel mit lienalen Zeichen** mit Durchfall und eiskaltem Bauch, mit einer Reihe gastro-intestinaler Folgeerscheinungen.

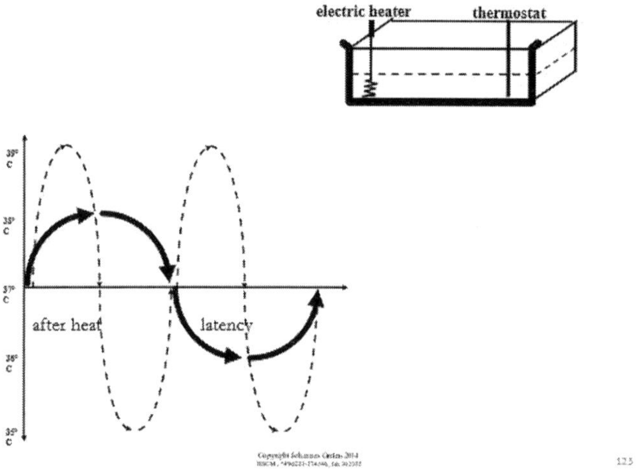

Abb. 8: Yin-Mangel führt zu labilem qi mit widersprüchlichen Symptomen (vgl. „Methusalix"-Syndrom in der Tab. 1 – Energieformen). (aus „Kursbuch Traditionelle Chinesische Medizin", 3. Auflage, Thieme Verlag)

Synopsis der vier Bausteine der Diagnose

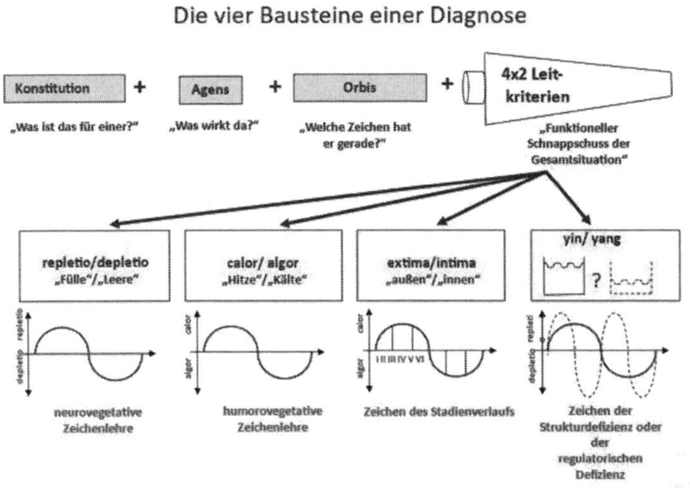

Abb. 9: *Die vier Bausteine der Diagnose.*
(aus „Kursbuch Traditionelle Chinesische Medizin“, 3. Auflage, Thieme Verlag)

Die vollständige Diagnose der TCM umfasst die **Konstitution** des Patienten, innere und äußere **Krankheitsauslöser**, den entsprechenden **Orbis/FK** und die Einordnung in das Gesamtsystem der Körperregulation in Form von **Leitkriterien.**

Jeder dieser Bausteine fließt in die Behandlung durch eigene Akupunkturpunkte mit ein.

Merke: es gibt drei wichtige Dinge in der TCM: die Diagnose, die Diagnose, und die Diagnose!

Sie ist die Grundlage für die Auswahl der richtigen LB und Akupunkturpunkte und gewährleistet eine optimale, individualisierte Therapie.

References

Beißner, F. (2009). Mu and Shu points vs. Head's Maximum Points – How Chinese Medicine and Modern Neuroscience Explain the Phenomenon of Dian Xue. Master Thesis, Porto University.

Beißner, F. (2010). Vital Points in the Martial Arts: The Phenomenon of Dian Xue explained by Chinese Medicine and Modern Neuroscience, VDM Verlag Dr. Müller.

Chen, C.W., Tai, C.J., Choy, C.S., Hsu, C.Y., Lin, S.L., Chan, W.P., Chiang, H.S., Chen, C.A., Leung, T.K, (2013). Wave-Induced Flow in Meridians Demonstrated Using Photoluminescent Bioceramic Material on Acupuncture Points, Evid Based Complement Alternat Med doi: 10.1155/2013/739293.

Da Silva, A. (2015). Efeitos imediatos da vacuoterapia na disfunção temporomandibular (Immediate effects of cupping therapy on temporomandibular joint dysfunction). Master Theses at the University of Porto.

Ding, G.H., Zhang, D., Huang, M., Wang, Yao W. (2013). „Function of collagen and mast cells in acupuncture points" in: Current Research in Acupuncture, Y. Xia, G.H. Ding, and G.C. Wu, Eds., Springer, New York, pp. 53–83, doi: 10.1007/978-1-4614-3357-6_3.

Ding, G.H., Zhang, D., Huang, M., Chen, K. (2014). „Biophysical Bases of Acupuncture" in: Comprehensive Biomedical Physics, Anders Brahme, Eds., Elsevier, pp. 299–316, doi: 10.1016/B978-0-444-53632-7.01018-2.

Doenitz, C., Anjos, A., Efferth, T., Greten, T., Greten, H.J. (2012). Can Heat and Cold be Parametrized? Clinical Data of a Preliminary Study. JCIM; 10(5):532–7.

Duarte, A. (2012). Efeitos Agudos da Acupuntura na Dor Lombar Crónica Estudo Prospetivo, Randomizado, Controlado e Duplo Cego (Acute Effects of Acupuncture in Chronic Low Back Pain – A prospective, randomized, controlled and double-blind study). Master Theses at the University of Porto.

Duarte, A., Correia, N., Sá, M., Machado, J., Laranjeira, E., Laranjeira, M., Greten, H.J. (2013). Acute acupuncture on low back pain: a randomised, controlled, clinical trial with a novel double-blinding methodology, CGCM Congress Proceedings, Graz.

Ernst, E. (2005). Komplementärmedizinische Diagnoseverfahren, Deutsches Ärzteblatt, Jg. 102, Heft 44, p. 4.

Fei, L., Cheng, H.S., Cai, D., et al. (1998). Experimental exploration and research prospect of physical bases and functional characteristics of meridians. Chinese Science Bulletin, 43(15): 1233–1252.

Fernandes, M., Seca, S., Gabriel, J., Correia, R., Santos, M.J., Cabrita, A., Machado, J., Greten, H.J. (2016). Effect of acupuncture on hand pain in patients with rheumatoid Arthritis – Clinical research protocol. Experimental Pathology and Health Sciences, 8 (2) 125–130.

Freire, V. (2015). TCM Diagnoses in Temporomandibular Disorders – A Prerequisite for the Development of Optimised prospective, randomized controlled study designs. Master Theses at the University of Porto.

Gomes, P. (2015). Efeitos Agudos da Acupuntura na Disfunção Temporomandibular (Acute effects of acupuncture in temporomandibular disorder – prospective randomized controlled clinical trial in parallel group design). Master Theses at the University of Porto.

Greten, H.J. (2007). Kursbuch Traditionelle Chinesische Medizin, pp. 21, 24, 327, Thieme 2nd ed.

Greten, H.J., Kick, A., Scholz, E., Fischer, J., Greten, T., Brazkiewicz, F., Schröder, S., Sertel, S., Wendt, I., Goncalves, M., Karrer, O., Remppis, A. (2008). Acupuncture Effects on Heart Failure: How to Create Objective Study Designs. J. Acupunct. Tuina Sci. 6(5): 307–308.

Greten, H.J. (2011a). Chinesische Medizin als vegetative Systembiologie. Teil I: Therapeutische Verfahren (Chinese Medicine as Vegetative System Biology I. Part I: Therapeutic Methods). HNO_2011 59:1160–1164, DOI: 10.1007/s00106-011-2409-6 (IF 2011: 0.400).

Greten, H.J. (2011b). Chinesische Medizin als vegetative Systembiologie. Teil II: Die Struktur der TCM-Diagnose (Chinese Medicine as Vegetative System Biology. Part II: The structure of Chinese diagnosis). HNO_2011, 59:1165–1175, DOI: 10.1007/s00106-011-2413-x (IF 2011: 0.400).

Greten, H.J. (2012). Chinese Medicine as a Model of System Biology – Diagnosis as the Foundation of Acupoint Selection. in Xia, Y., Ding, G.H., Wu, G.C. Current Research in Acupuncture (Research Monograph), Springer.

Greten, H.J. (2017). Kursbuch Traditionelle Chinesische Medizin (Textbook of Traditional Chinese Medicine), Thieme 3rd ed.

Hauer, K., Wendt, I., Schwenk, M., Rohr, C., Oster, P., Greten, H.J. (2011). Stimulation of Acupoint St 34 Acutely Improves Gait Performance in Geriatric Patients During Rehabilitation: A Randomized Controlled Trial. Arch Phys Med Rehabil; 92(1):7–14 (IF 2011: 2.282).

Heine, H. (1988). Anatomical structure of acupoints. J Tradit Chin Med. 8(3):207–12.

Huang, M., Zhang, D., Sa, Z., Ding, G.H. (2012). In Adjuvant-Induced Arthritic Rats, Acupuncture Analgesic Effects Are Histamine Dependent: Potential Reasons for Acupoint Preference in Clinical Practice. Evidence-based Complementary and Alternative Medicine, doi: 10.1155/2012/810512.

Jacinto, R. (2013). Acute Effects of Acupuncture in Temporomandibular Disorder (TMD). Master Theses at the University of Porto.

Karner, M., Brazkiewicz, F., Remppis, A., Fischer, J., Gerlach, O., Stremmel, W., Subramanian, S.V., Greten, H.J. (2013). Objectifying specific and non-specific effects of acupuncture: A double-blinded, randomised trial in osteoarthritis of the knee. Evid Based Complement Alternat Med, http://dx.doi.org/10.1155/2013/427265 (IF 4.774).

Kim, Y.C., Jeong, D.M., Lee, M.S. (2004). An examination of the relationship between five oriental musical tones and corresponding internal organs and meridians. Acupuncture and Electro-Therapeutics Research, vol. 29, no. 3–4, pp. 227–233.

Langevin, H.M., Churchill, D.L., Cipolla, M.J. (2001). Mechanical signaling through connective tissue: a mechanism for the therapeutic effect of acupuncture. The FASEB Journal vol. 15 no. 12 2275-2282, doi:10.1096/fj.01-0015hyp.

Lee, S.J., Lee, B.C., Nam, C.H., Lee, W.C., Jhang, S.U., Park, H.S., Soh, K.S. (2008). Proteomic analysis for tissues and liquid from bonghan ducts on rabbit intestinal surfaces. J Acupunct Meridian Stud. 1(2):97-109. doi: 10.1016/S2005-2901(09)60029-7.

Leibniz, G.W. (1744). Die Theodizee. Von der Güte Gottes, der Freiheit des Menschen und dem Ursprung des Übels. Nicolai Försters und Sohns Erben.

Matos, L.C., Lopes, L., Freire, V., Machado, J., Monteiro, F.J., Greten, H.J. (2020). Can the electrical potential of acupoints be used to assess the functional state of meridians and the effects of therapeutics? An exploratory data analysis. J. Bodyw. Mov. Ther. 2020; doi 10.1016/j.jbmt.2020.12.038.

Miranda, D., Seca, S., Ramos, B., Laranjeira, M., Cabrita, A., Greten, H.J., Machado, J. (2016). Effect of acupuncture on hand pain in patients with rheumatoid arthritis – Clinical research protocol. Experimental Pathology and Health Sciences, 2016; 8 (2) 93–98.

Mukaino, Y. (2008). Sports Acupuncture: The Meridian Test and Its Applications. Eastland Press, ISBN 978-0939616664.

Sa, Z., Huang, M., Zhang, D., Ding, G.H. (2013). The Interaction of Mast cells and Cardiac Sympathetic Nerves during Acupuncture in Acute Myocardial Ischemia Rats. Medical Acupuncture, 25(5):343–352.

Sarkisyanz, H. (1980). Fundamentals of Electroacupuncture According to Voll. Medizinisch Literarische Verlagsgesellschaft, ISBN 978-3881360814.

Schröder, S., Liepert, J., Remppis, A., Greten, H.J. (2007). Acupuncture Treatment Improves Nerve Conduction in Peripheral Neuropathy. European Journal of Neurology 2007, 14: 276–281.

Schröder, S., Remppis, A., Greten, T., Brazkiewicz, F. et al. (2008). Quantification of Acupuncture Effects on Peripheral Neuropathy of Unknown and Diabetic Cause by Nerve Conduction Studies. J. Acupunct. Tuina Sci. 6: 312–314.

Seca, S., Capelo, P., Efferth, T., Doenitz, C.A., Schroeder, S., Anjos, A., Machado, J., Greten, H.J. (2013). Diagnosis and Objective Pain Assessment of Traditional Chinese Medicine May Be Useful to Demonstrate Specific Effects of Acupuncture in Low Back Pain – A Prospective, Randomized, Controlled and Single-Blinded Pre-Study. J Acupunct. Tuina Sci, 11(3): 155–159, doi: 10.1007/s11726-013-0679-0.

Seca, S., Miranda, D., Cardoso, D., Greten, H., Cabrita, A., Rodrigues, M.A. (2016a). The effectiveness of acupuncture on hand pain, physical function and health-related quality of life in patients with rheumatoid arthritis: a systematic review protocol. JBI Database System Rev Implement Rep; 14(5): 18-26. doi: 10.11124/JBISRIR-2016-002543.

Seca, S., Kirch, S., Cabrita, A.S., Greten, H.J. (2016b). Evaluation of the effect of acupuncture on hand pain, functional deficits and health-related quality of life in patients with rheumatoid arthritis – A study protocol for a multicenter, double-blind, randomized clinical trial. J Integr Med;14(3):219–27. doi: 10.1016/S2095-4964(16) 60254-6.

Seca, S., Miranda, D., Patrício, M., Correia, R., Kirch, S., Cabrita, A.S., Greten, H.J. (2017). New Pressure Algometry Device for the Quantification of Acupuncture Induced Pain Relief. J Altern Complement Integr Med; 3:019.

Seca, S., Miranda, D., Cardoso, D., Nogueira, B., Greten, H.J., Cabrita, A., Rodrigues, M.A. (2018a). Effectiveness of Acupuncture on Pain, Physical Function and Health-Related Quality of Life in Patients with Rheumatoid Arthritis: A Systematic Review of Quantitative Evidence. Chin J Integr Med. 2018 Dec 19. doi: 10.1007/s11655-018-2914-x. [Epub ahead of print]

Seca, S., Patrício, M., Kirch, S., Franconi, G., Cabrita, A.S., Greten, H.J. (2018b). Effectiveness of acupuncture on pain, functional disability and quality of life on rheumatoid arthritis of the hand – results of a double-blind randomized clinical trial. J Altern Complement Med:https://doi.org/10.1089/acm.2018.0297.

Seca, S., Patrício, M., Kirch, S., Franconi, G., Cabrita, A.S., Greten, H.J. (2018c). Chinese medicine functional diagnosis: An integrative insight to understand rheumatoid arthritis of the hand. Eur J Integr Med doi:10.1016/j.eujim.07.005.

Soh, K.S. (2009). Bonghan Circulatory System as an Extension of Acupuncture Meridians. J Acupunct Meridian Stud;2(2):93–106.

Teixeira, E.B. (2013). Acute Effect of Korean Hand Acupuncture on Neck Pain – Design of a Clinical Study. Master Theses at the University of Porto.

Thambirajah, R. (2008). Cosmetic Acupuncture: A TCM approach to cosmetic and dermatological problems. Churchill Livingstone; 1st ed.

Timmerman, P. (2014). The Healing Power of Light and Color: A Practical Guide to Colorpuncture according to Peter Mandel, esogetics.

Unschuld, P.U. (2003). Huang Di Nei Jing Su Wen: Nature, Knowledge, Imagery in an Ancient Chinese Medical Text. University of California Press.

Vodyanoy, V., Pustovyy, O., Globa, L., Sorokulova, I. (2015). Primo-Vascular System as Presented by Bong Han Kim. Evid Based Complement Alternat Med, DOI: 10.1155/2015/361974.

Yu, X., Zhan, R., Huang, H., Ding, G.H. (2008). Role of Collagen Fibers in Rat Zusanli Acupoint (ST36) during Acupuncture Analgesia Therapy. Connective Tissue Research, 50(2): 110–120.

Zhang, D., Ding, G.H., Shen, X., et al. (2008). Role of Mast Cells in Acupuncture Effect: A Pilot Study. Explore: The Journal of Science & Healing, 4(3):170–177.

Zhang, D., Spielmann, A., Ding, G.H., Schwarz, W. (2012). Mast-Cell Degranulation Induced by Physical Stimuli Involves the Activation of TRPV2. Physiological Research, 61(1): 113–124.

Zhang, W.B. (2015). Finding Threadlike Structures Similar to the Meridians on Fish Body Using Alcian Blue. Proceedings of BIT`s 2nd Annual World Congress of High-Tech Acupuncture & Integrative Medicine, Hangzhou.

Zhu, B., Rong, P., Ben, H., Li, Y., Xu, W., Gao, X. (2002). Generating sensation and propagating myoelectrical responses along the meridian. Sci China C Life Sci. 45(1):105–12. doi: 10.1360/02yc9012.

Georg Weidinger

„Stress & Schmerz" aus der Perspektive der Traditionellen Chinesischen Medizin

Prolog

Der vorliegende Text behandelt das Thema „Stress & Schmerz" aus der Perspektive der Traditionellen Chinesischen Medizin (TCM). Der Autor beschreibt die physiologischen Reaktionen auf Stress und die Auswirkungen auf den Körper. Dabei verweist er auf die Stressreaktion als „generelle Alarmreaktion" und „generelle Anpassungsreaktion" und betont die Bedeutung des Begriffs „Stress", der erstmals 1936 von Hans Selye geprägt wurde. Stress wird in der TCM mit dem Funktionskreis Leber-Gallenblase in Verbindung gebracht. Die Leber soll für einen reibungslosen Energiefluss im Körper sorgen, doch Stress führt zu Stagnation und Schmerzen, da Qi (Lebensenergie) und andere Substanzen nicht mehr ungehindert fließen können. Der Text unterstreicht die Relevanz von Stress als Ursache für zahlreiche Krankheiten und Schmerzzustände in der modernen Gesellschaft. Die TCM wird als eine wertvolle Ressource zur Stressprävention und -therapie vorgestellt, indem sie auf die Bedeutung von entspannter Bewegung, Ernährung und Akupunktur eingeht. Der Text schließt mit dem Gedanken, dass innere Harmonie und der bewusste Umgang mit Stress eine Lösung für die moderne Stress-Gesellschaft sein könnten.

Stress & Schmerz

Im Jahr 1936 erschien in der englischen Fachzeitschrift *Nature* ein halbseitiger Bericht unter dem Titel „A Syndrome produced by Diverse Nocuous Agents" (auf Deutsch: „Ein Syndrom, welches durch ver-

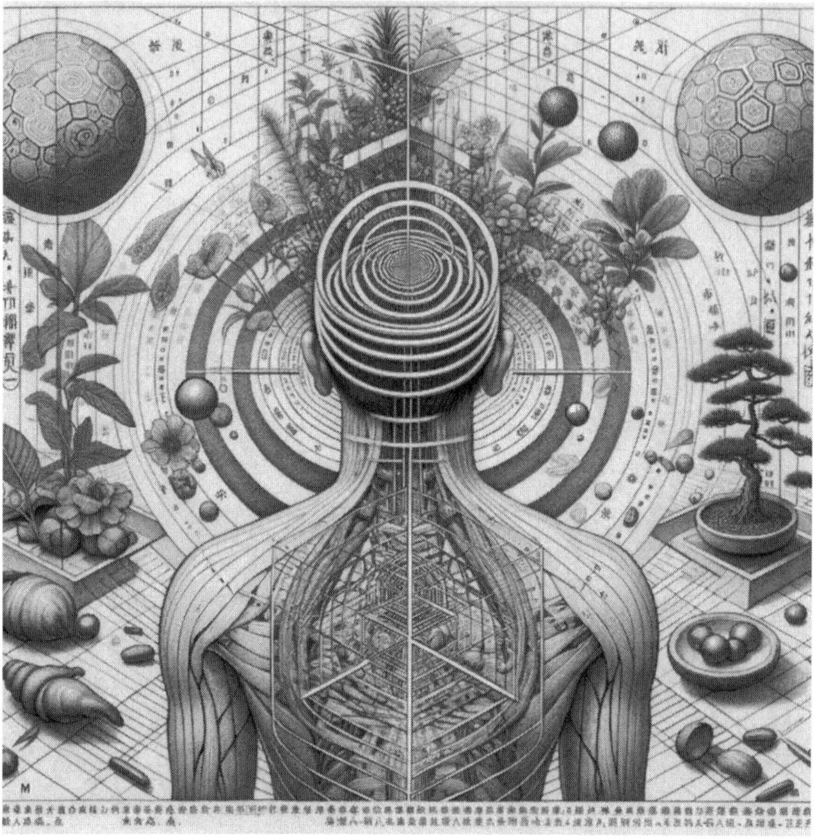

Abb. 1: *Stress aus Perspektive der TCM*. Digitales Bild.
Erstellt von ChatGPT 4.0. in 01/2024.

schiedene schädliche Auslöser hervorgerufen wird“). Autor dieses Artikels war der ursprünglich aus Wien stammende **Hans Selye** (1978) von der McGill-Universität in Montreal / Kanada. Im Artikel beschrieb er, dass es weitreichende körperliche Veränderungen bei Ratten gibt, wenn diese verschiedenen spezifischen und unspezifischen Reizen (wie Kälte, erzwungene körperliche Aktivität, verschiedene Gifte und Hormone etc.) ausgesetzt werden. Ursprünglich wurden diese körperlichen Veränderungen noch als „generelle Alarmreaktion“ und in weiterer Folge als „generelle Anpassungsreaktion“ beschrieben, doch Hans Selye entlehnte sich dafür einen Begriff aus der Materialkunde in der Physik, nämlich **Stress**. Viel später würde er das als seine größte

Errungenschaft bezeichnen: Er habe der Welt mit dem Begriff „Stress" in allen Sprachen einen neuen Begriff geschenkt.

Stressreaktion als zentrales Regulationsprinzip bei Menschen und Tieren

Bei Menschen und Tieren läuft die Stressreaktion in zwei Phasen ab, nämlich als Alarmreaktion und dann als Anpassungsreaktion. Steht man etwa plötzlich vor einem Löwen, wird der gesamte Körper alarmiert – das nennt man **Alarmreaktion.** Während dieser stellt das Gehirn den gesamten Körper auf „Flight or fight"-, Flucht oder Kampf-Modus um. Die „Aktivatoren" des Körpers, nämlich das symphatische Nervensystem und die Hormonachse aus Hypophyse und Nebennierenrinde, bringen Geschwindigkeit in den Körper: Gedanken laufen viel schneller ab, wir erleben die Zeit langsamer, um auch schneller reagieren zu können, das Herz rast und pumpt Blut viel schneller durch den Körper, um die Muskulatur für den Weglauf-Sprint bereitzumachen, gleichzeitig wird die Atmung beschleunigt, um die roten Blutkörperchen im Blut mit möglichst viel Sauerstoff zu bestücken, um dem gesamten Körper Feuer für das Verbrennen von Kalorien zu machen und die Leistungsfähigkeit jeder einzelnen Zelle im Körper auf „übermaximal" einzustellen. Der Blutdruck wird gesteigert, Gefühle wie „Aggression" und „Ich kann das" werden überhöht, Selbstzweifel abgeschaltet, Angst unterdrückt, alles, um effektiv ohne ablenkende Nebengedanken den Kampf zu führen oder übernatürlich schnell davonzurennen. Gleichzeitig wird über das Gehirn, das angeschlossene Hormonsystem und den Parasymphatikus alles im Körper heruntergefahren, was im Moment der Begegnung mit dem Löwen nicht essentiell ist: das Immunsystem (den Schnupfen abzuwehren hat gerade keine Priorität), verschiedenste Reparaturmechanismen (Gewebe und Organe kann man auch nach der Flucht oder dem Kampf reparieren ...), die Verdauung (gerade werden die Reserven mobilisiert), das Schmerzempfinden (damit man auch bei Verletzungen weiterkämpft ...), störende Gedanken und Gefühle. Die Evolution hat das genial entwickelt, um nicht nur den Menschen, sondern alle höheren Lebewesen auf dieser

Erde für den Kampf ums Überleben zu wappnen und damit die eigene Art zu erhalten. Normalerweise läuft diese Reaktion im Bereich von Sekunden bis Minuten ab. Danach stellt der Körper wieder auf Normalmodus um und das Erste, was wir nach dem Stressereignis erleben ist diese Erschöpfung: Der Körper zwingt uns, auszuruhen, um vollständig regenerieren zu können. Jetzt kommen auch all jene Gefühle wieder hoch, die vorher unterdrückt waren, wie Angst, Selbstzweifel und Depression, Gefühle, die helfen, *wirklich* Ruhe zu geben und wieder zu Kräften zu kommen.

Wenn die Stressreaktion so abläuft, hat sie ihren Zweck erfüllt. Das Individuum hat überlebt, leckt seine Wunden, kommt wieder zu seiner Kraft und fährt mit seinem Leben fort. Das große Problem des modernen Menschen ist jedoch, dass er nicht nur einmal vor dem Löwen steht und dann lange nicht mehr. Ein Teil unseres zivilisierten Lebens ist es, täglich ein bisschen vor dem Löwen zu stehen, sodass die Stressreaktion mit der Alarmreaktion nicht vorbei ist. Viel mehr sind unsere Körper gezwungen, sich an das ständig Unter-Stress-Stehen anzupassen. Diese **Anpassungsreaktion** führt dazu, dass all jene Veränderungen, die im Stress akut passieren, nun dauerhaft vorhanden sind, nicht in dem vollen Ausmaß, aber doch ständig ein bisschen, sodass das Herz schneller pumpt, die Atmung schneller geht, die Muskulatur mehr Spannung hat, die Verdauung unterdrückt ist, das Immunsystem nicht vollständig funktioniert und ein merkwürdiger Cocktail aus Gefühlen wie Aggression, Selbstüberschätzung und fehlende Angst sich breitmachen. Auch diese Anpassungsreaktion kann eine Zeit lang gut gehen. Hält sie jedoch Monate lang an, entstehen die sogenannten Stresskrankheiten, zu denen neben Autoimmunerkrankungen, Allergien, Magen-Darm-Erkrankungen und verschiedenen psychischen Erkrankungen auch verschiedenste Schmerzsymptome zählen.

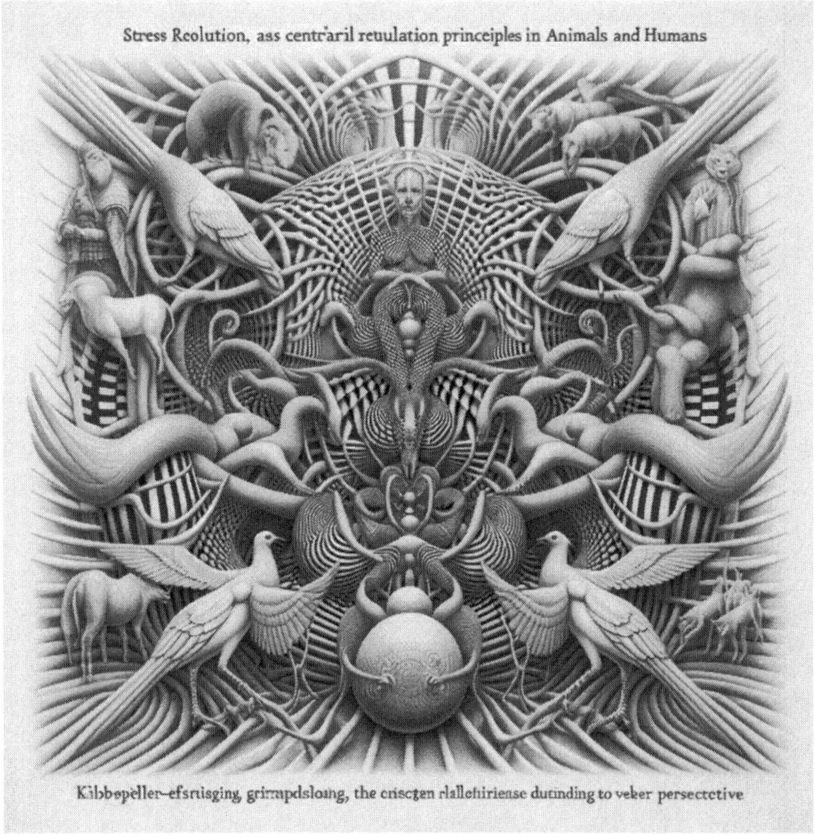

Abb. 2: *Stress aus Perspektive der TCM*. Digitales Bild.
Erstellt von ChatGPT 4.0. in 01/2024.

Schmerz durch Stress-induzierte Dysregulation

Das Prinzip der Dysregulation als Schmerzursache beruht auf der unterschiedlichen Bewertung und Verarbeitung von Stress im Gehirn. Dabei spielen die Begriffe Eustress und Disstress eine wichtige Rolle. Eustress wird als positiv empfundener Stress bezeichnet, der als angenehm erlebt wird, während Disstress als unangenehmer Stress empfunden wird.

Interessant ist, dass bei beiden Arten von Stress die gleichen physiologischen Reaktionen im Körper ablaufen, wie oben beschrieben. Der Körper mobilisiert Energiereserven, beschleunigt den Herzschlag, steigert die Atmung und schaltet bestimmte Funktionen wie Verdauung und Schmerzempfinden vorübergehend zurück. Doch nun kommt der entscheidende Unterschied: Die Bewertung und Interpretation von Stress erfolgt im präfrontalen Cortex, einem Teil der Großhirnrinde, und wird mit den Gefühlen des limbischen Systems, einem älteren Teil des Gehirns, verknüpft.

Bei Eustress bewertet der präfrontale Cortex den Stress positiv und verknüpft diese Gedanken mit glücklichen und angenehmen Gefühlen im limbischen System. Dadurch entsteht im Gehirn eine Art Belohnungssystem, das dazu führt, dass Eustress als angenehm und lohnend empfunden wird. Dies kann dazu führen, dass Menschen Eustress regelrecht suchen und eine gewisse „Sucht" nach diesem positiv erlebten Stress entwickeln.

Dysregulation entsteht nun, wenn dieses Belohnungssystem bei Eustress nicht mehr angemessen funktioniert. Positiver Stress wird übermäßig gesucht und erlebt, was zu einer ständigen Aktivierung der Stressreaktion im Körper führt. Der Organismus gerät dadurch in eine ständige Alarmbereitschaft und die physiologischen Reaktionen, die eigentlich nur für kurzfristige Krisensituationen gedacht sind, werden chronisch. Dies kann zu einer Vielzahl von Gesundheitsproblemen bis hin zu Schmerzzuständen führen.

Als Folge der Dysregulation können verschiedene Schmerzmechanismen ausgelöst werden. Eine anhaltende Aktivierung des sympathischen Nervensystems und von Stresshormonen kann zu Muskelverspannungen und Schmerzen führen. Gleichzeitig kann die Unterdrückung der Schmerzwahrnehmung im limbischen System dazu führen, dass körperliche Beschwerden nicht adäquat wahrgenommen und behandelt werden.

„Jede Anpassungsreaktion, die zu lang dauert, schädigt den Körper.“

In der Traditionellen Chinesischen Medizin (TCM) wird diese Dysregulation mit einer Störung des Flusses von Qi (Lebensenergie) und anderen Substanzen im Körper in Verbindung gebracht. Der gestörte Energiefluss kann zu Schmerzen und verschiedenen anderen gesundheitlichen Beschwerden führen. Daher ist es wichtig, Stressreaktionen bewusst wahrzunehmen und auf eine gesunde Balance zwischen Eustress und Disstress zu achten, um eine Dysregulation zu vermeiden und Schmerzen vorzubeugen.

„Die Bedeutung der Stressdiagnose in der TCM für die Schmerzbehandlung“

Die **TCM** demaskiert Stress sehr schnell, was dieser Form der komplementären Medizin einen wichtigen Stellenwert in der Früherkennung einräumt: In der Alarmreaktion, auch der protrahierten westlichen Form, findet man bei der **Radialis-Pulsdiagnose** meist einen schnellen, sehr gespannten Puls, der in der Anpassungsreaktion entweder erhalten bleibt, was nicht zum allgemeinen Bild der Erschöpfung und Depression passt, oder so erschöpft ist, dass er kaum noch tastbar ist. Die **Zunge** zeigt klar erkennbare Veränderungen an den Rändern: diese sind zunächst rot und prall und werden bei Fortbestehen des Stresses trocken, flach und schließlich blass.

Aus meiner Erfahrung der letzten 25 Jahre als niedergelassener Arzt kann ich sagen, dass bei mittlerweile mehr als zwei Drittel aller Beschwerden bei uns im städtischen und großstädtischen Bereich Stress eine dominante Rolle spielt. Die TCM mit ihren Werkzeugen der bewussten Lebensführung inklusive Ernährung, Akupunktur und Kräutermedizin kann einen großen Betrag in unserer Gesellschaft leisten, die Erkrankungen durch dauerhaften Stress zu vermeiden und Stresskrankheiten, falls bereits eingetreten, effektiv zu behandeln. Eine wichtige Aufgabe ist die der **Prävention**. Im Sinne der TCM bedeutet das, dass wenn ich Zeichen von Stress in Puls und Zunge finde, egal, um welche Störung oder Erkrankung es sich handelt und auch egal, ob der Patient sich gut fühlt oder nicht, muss Stress behandelt werden.

„Leber-Qi-Stagnation:
Wie Stress zu Schmerzen im Verdauungssystem führen kann"

Wenn wir von „Stress" reden, reden wir in der TCM vom Funktionskreis **Leber-Gallenblase**. Die Aufgabe der Leber in der TCM ist es, dafür zu sorgen, dass ALLES im Körper gut fließt. Damit meint man primär **Qi**, bei uns gerne als „Lebensenergie" übersetzt. Diese Energie Qi bewegt dann selbst alles andere: Blut, Flüssigkeiten, Nahrung, Schleim und Wärme/Hitze.

Schafft es die Leber nicht, diese sechs Substanzen zu bewegen, kommt es zu einer Blockade, einer **Stagnation**. Die häufigste Ursache für eine solche Stagnation ist **Stress**. Stress wird in der TCM am ehesten als **Wind** übersetzt. Dabei bedeutet Wind einerseits die materielle Luftbewegung, was wir als Wind wahrnehmen können, andererseits jede Form schneller Bewegung, sei es als Qi „energetisch" und emotional oder materiell „körperlich". Unser Stress in unserer heutigen Arbeitswelt und der Schnelllebigkeit unseres schnellen Lebens ist für die Leber purer Wind.

„Die Leber hasst Wind" drückt aus, dass die Leber mit diesen schnellen Bewegungen nicht zurechtkommt und mit ihrer eigenen Emotion, der **Wut**, reagiert. Dabei stellt sich die TCM vor, dass ein Geist, der Geist **Hun**, in der Leber lebt und sich fürchterlich aufregt, weil so viel Wind in und um den Körper herrscht. Diese Spannung spürt man im Puls und so gespannt, wie sich der Puls anfühlt, ist es im ganzen Körper: Jedes Organ, vor allem die **Mitte**, welche für den gesamten Verdauungsapparat und modern gesprochen für den gesamten Stoffwechsel steht, können unter diesen gespannten Bedingungen dauerhaft nicht gut arbeiten. Es resultieren Störungen der Organfunktionen und vor allem Störungen und Schmerzen des Verdauungsapparates. Ganz typisch für stressbedingte Verdauungsschmerzen sind wandernde, stechende Schmerzen im Bauch und belastungsabhängige Magenschmerzen.

Schmerz bedeutet, dass Qi oder eine der anderen im Folgenden näher beschriebenen fünf Substanzen nicht gut fließen, was wir als **Stagnation**, Blockade, bezeichnen. Schmerz bedeutet weiters, dass die Leber es nicht schafft, den glatten Fluss aller sechs Substanzen aufrechtzuerhalten.

Im Schmerz herrscht immer eine Leberspannung, eine sogenannte „Leber-Qi-Stagnation".

Qi bewegt **Blut**. Ist Qi blockiert, resultiert eine Blut-Stagnation und verursacht einen tiefen, dumpfen, stationären Schmerz. Qi bewegt die **Flüssigkeiten**. Ist Qi blockiert, resultiert eine Flüssigkeitsstagnation mit den Symptomen Ödem (Anschwellung) und einem Gewebsspannungsschmerz. Qi bewegt die **Nahrung** durch den gesamten Verdauungsapparat. Ist Qi blockiert, resultieren eine Nahrungsstagnation mit Verdauungsstörungen und Druckschmerzen von der Speiseröhre bis zum After. Qi bewegt den **Schleim** der Schleimhäute und auch den Schleim der „Schlacken", des Unverdauten, um es verdauen zu können. Ist Qi blockiert, resultieren Schleimansammlungen (Tumore) und Verdickungen der Gewebe mit stationären Schmerzen je nach Lokalisation. Qi bewegt **Wärme/Hitze**. Ist Qi blockiert, resultieren ein Wärmestau in verschiedenen Körperregionen sowie Hitze als Entzündung in Haut, tieferen Geweben und Organen und es treten brennende Schmerzen und sekundäre Schmerzen durch die Entzündung auf.

Denkt man nun an die Häufigkeit der Beteiligung von Stress bei mehr als zwei Drittel aller westlichen (urbanen) Krankheiten, kann man sich die Häufigkeit der Stressbeteiligung bei Schmerzen vorstellen.

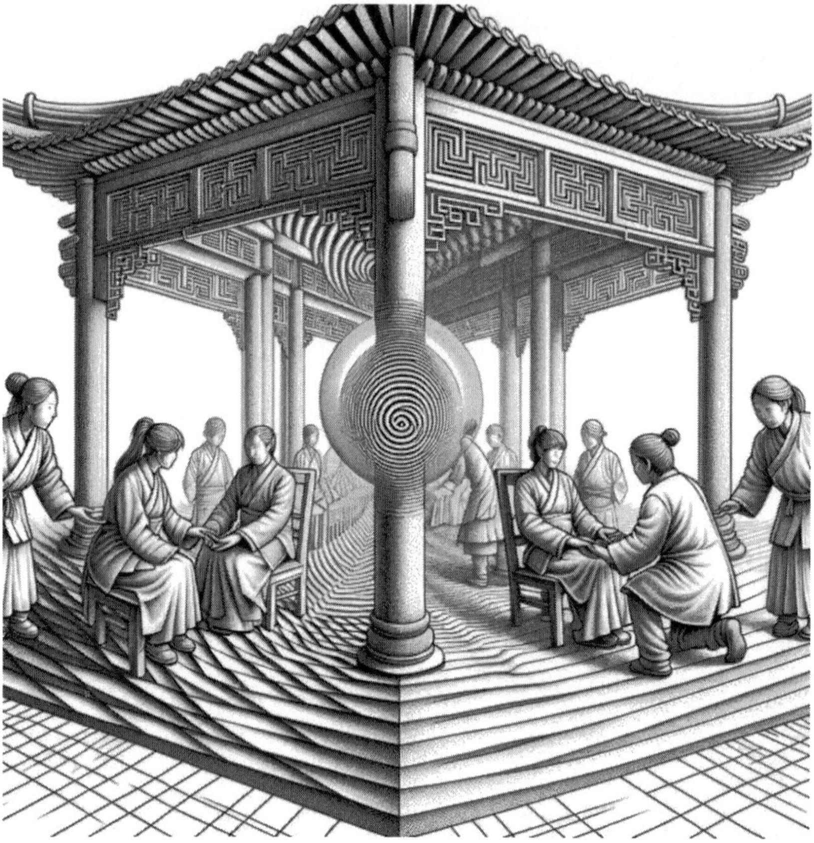

Abb. 3: *Der Pulsmythos.* Digitales Bild.
Erstellt von ChatGPT 4.0. in 01/2024.

Stressprävention und -therapie ist eine der wichtigsten Maßnahmen gegen Schmerzen, vor allem des Bewegungsapparates, der Muskulatur und des Verdauungsapparates.

Um Stress, also Wind, laut TCM zu vermeiden oder zu behandeln, ist die wichtigste Maßnahme die **tägliche entspannte Bewegung.** Dabei meint man mit Bewegung den Körper, die Seele und den Geist. Alles gehört bewegt: Man soll sich täglich körperlich betätigen mittels Sports, idealerweise Ausdauersport, ohne sich dabei einen Leistungsdruck zu machen. Dabei ist die beste Sportart jene, die am meisten Freude macht. Man soll sich um die Bewegung seiner Gedanken kümmern, indem man regelmäßig etwas lernt und den Geist schult beziehungsweise gute Gespräche führt. Man soll sich um die Bewegung der eigenen Gefühle kümmern, indem man aktiv Beziehungen zu anderen Menschen pflegt und diese nicht „schleifen lässt" und Emotionen gut kommuniziert und gut auslebt. Und man soll sich um die Bewegung seiner Seele kümmern, der eigenen Träume und Ziele, der spirituellen Beschäftigung mit dem Leben und dem Tod. Dabei ist es oft gut, sich Gruppen Gleichgesinnter anzuschließen, sei es in Form von Religionsgemeinschaften oder Sportvereinen, Wandergruppen oder ehrenamtlichen sozialen Gruppierungen.

Der **Ernährung** kommt generell in der TCM ein hoher Stellenwert zu. Stressvermeidung bei der Ernährung bedeutet, sich so zu ernähren, dass die eigene Mitte ein leichtes Spiel und sicherlich keinen Stress hat, die tägliche Nahrung zu verdauen. Dabei geht es um einfache Empfehlungen wie dreimal täglich gut zubereitet, langsam zu essen. Viel rohes Essen setzt unserem Verdauungsapparat oft zu, vor allem wenn man schnell isst, weil gerade im Stress der Parasympathikus gehemmt ist, jener Teil des autonomen Nervensystems, der sich um die reibungsfreie Abwicklung des gesamten Verdauungsprozesses kümmert, und so der Körper die Nahrungskalorien nicht aufspalten kann und zu wenig Energie, Qi, in den Körper hineinbekommt. Alleine schon das Ritual, langsam zu essen, kann dem schnellen Alltag ein guter Gegenpol sein und eine Oase, um drei Mal am Tag runterzukommen. Außerdem kann das gemeinsame Essen in der Familie oder mit Kollegen die Kommunikation fördern und die Gemeinschaft stärken. Des Weiteren wichtig ist es, all jene Nahrungsstoffe aus der täglichen Ernährung zu streichen, die schwer verdaubar sind oder den Körper überlasten. Dazu zählen Milchprodukte, Weizenmehlprodukte, tierisches Eiweiß und Gluten, wenn diese zu viel und täglich zu sich genommen werden.

Als Faustregel gilt: **Ist man müde nach dem Essen, war es das falsche Essen oder zu viel davon oder zur falschen Zeit.**

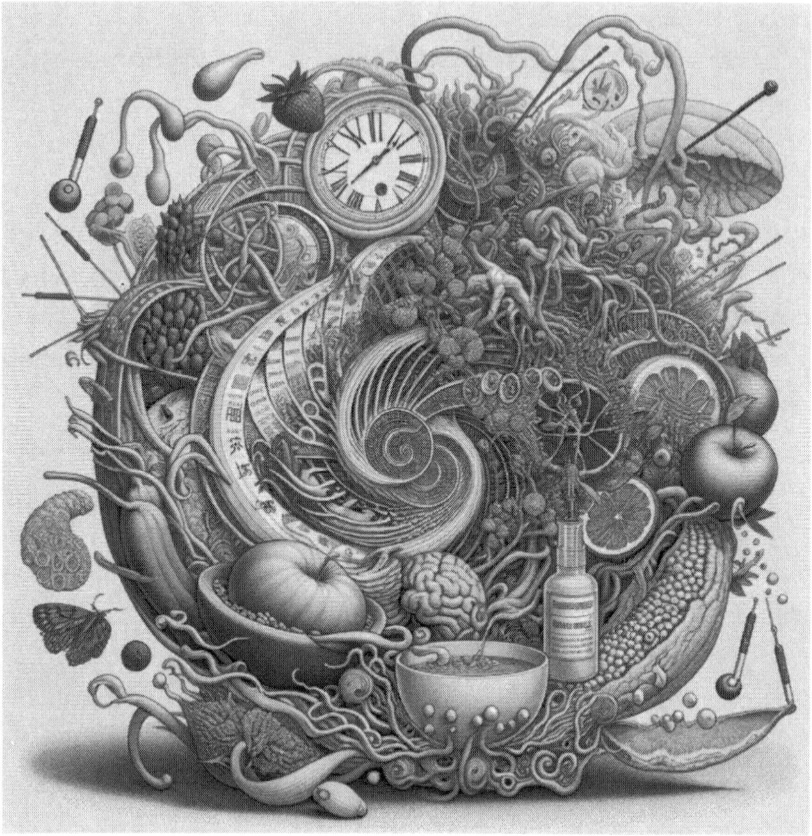

Abb. 4: *Ernährung aus Perspektive der TCM*. Digitales Bild. Erstellt von ChatGPT 4.0. in 01/2024.

So kann jeder selbst ausprobieren, seine Ernährung so umzustellen, dass er nach den Mahlzeiten viel Qi, viel Energie hat.

Die **Akupunktur** hat in der Stressbehandlung einen großen Stellenwert, vor allem, wenn es um die medizinische Behandlung von psychischen Problemen, von akuten Schmerzen und generell akuten Beschwerden geht. Dabei ist aus meiner Erfahrung ein mehrmaliges Akupunktieren in einem kürzeren Zeitraum optimal (mehrmals die Woche bis mehrmals täglich), was erfahrungsgemäß in unserem medizinischen System schwer machbar ist. Die traditionelle Empfehlung für die Länge der Therapie lautet: Sobald die Beschwerden nachlassen, endet die Therapie mit den Nadeln. Dann treten andere Maßnahmen wie die Lebensführung wieder in den Vordergrund.

Die **Kräutertherapie** hat einen hohen Stellenwert in der Begleitung von Stress-PatientInnen, vor allem, wenn es um chronische Beschwerden, Erschöpfung, Burnout und Depression geht. Dabei nutzt man vor allem die nährende Wirkung verschiedenster Wurzeln und Früchte, um die Subtanzen des Lebens Qi und Blut im Körper wieder gut aufzufüllen.

Wenn viel fließt, blockiert es viel schwieriger.

Abschließend möchte ich noch darauf hinweisen, dass Stress keine Erfindung der Moderne ist. Menschen hatte in allen Zeitaltern Stress, nämlich den zu überleben, im Kampf gegen Hunger und Kälte, gegen Erkrankungen und wilde Tiere. Neu ist, dass wir uns Stress aussetzen, als würde es um Leben und Tod gehen, dabei geht es um die Bewältigung des Alltags und die Erfüllung verschiedenster Vorgaben im Beruf. Sehr selten geht es tatsächlich ums Überleben. Die Einstellung, das zu erkennen, dass es eben nicht um „Leben und Tod“ geht, kann schon helfen, den Pegel der Belastung zu vermindern. **Konfuzius** hat eine Reihe von Schriften hinterlassen, welche nachhaltig die chinesische Gesellschaft verändert haben. Konfuzius will, dass wir kultivierte Wesen sind, und er will, dass wir an uns arbeiten, und er will, dass wir gut, freundlich, ehrlich, mit klaren Worten, besonnen und ohne Hintergedanken miteinander umgehen. Er will eine bessere menschliche Gesellschaft dadurch, dass jeder Einzelne an sich arbeitet und sich um innere Harmonie und Stabilität bemüht. Richard Wilhelm, Missionar und Begründer der deutschen Sinologie, fasst die Lehre des Konfuzius in einem Satz zusammen: „Für jede Lebenslage gibt es ein Handeln, durch das das Innere des Menschen sich so ausdrückt, dass es in Harmonie mit dem Kosmos sich befindet.“

Es wäre ein schöner Gedanke und wohl ein Weg aus unserer Stress-Gesellschaft, wenn diese Harmonie im Vordergrund des

Menschseins stehen und die Bewertung eines Menschen ausschließlich nach seiner erbrachten Leistung ersetzen könnte.

Referenzen

Peetz, C. (2013). *Helen Flanders Dunbar – Die Mutter der Psychosomatik* (1. Aufl.). Vandenhoeck & Ruprecht, Göttingen.

Selye, H. (1978). *The stress of life*. McGraw-Hill Inc., US.

Weidinger, G. (2011). *Die Heilung der Mitte*. Ennsthaler Verlag, Streyr.

Weidinger, G. (2022). *Frei von Stress durch die Heilung der Mitte*. Kneipp, Wien.

Wilhelm, R. (2011). Konfuzius: Gespräche". Nikol, Ungek.

Ulrich Sollmann

Körperhaltung, Erleben, Ausdrucksverhalten und Schmerz

Prolog

Schmerz kann auf verschiedene Arten verstanden werden, nämlich als körperlicher Schmerz und psychischer Schmerz. Schmerz ist immer auch als ein Prozess persönlichen Erlebens zu begreifen. Körperlicher Schmerz, auch als somatischer Schmerz bezeichnet, ist eine unangenehme Sinnesempfindung, die durch Gewebeschädigung oder eine Störung im Körper ausgelöst wird. Dies kann durch Verletzungen, Entzündungen, Krankheiten oder andere körperliche Probleme verursacht werden. Körperlicher Schmerz dient normalerweise als Warnsignal, um den Körper vor potenziellen Schäden zu schützen. Er kann akut oder chronisch sein. Akuter Schmerz ist oft kurzlebig und tritt als Reaktion auf eine Einwirkung von außen, Verletzung oder Krankheit auf, während chronischer Schmerz anhaltend ist und über längere Zeiträume andauern kann. Psychischer Schmerz, auch emotionaler Schmerz oder seelischer Schmerz genannt, bezieht sich auf das Leiden, das aufgrund von emotionalen Belastungen, Trauer, Verlust, Angst, Depression oder anderen psychischen Herausforderungen entsteht. Psychischer Schmerz kann auch als Neben- und Folgewirkung von körperlicher Erkrankung auftreten. Im Gegensatz zum primär körperlichen Schmerz ist psychischer Schmerz nicht unmittelbar auf physische Schädigungen zurückzuführen, sondern auf die Art und Weise, wie Menschen ihre Emotionen und Gedanken wahrnehmen, erleben und verarbeiten. Dieser Schmerz kann genauso stark sein wie körperlicher Schmerz. Beide Schmerzmodi können miteinander interagieren, da starke körperliche Schmerzen auch psychische Belastung verursachen können und umgekehrt. Schmerzen zu haben, ist immer ein Erlebensprozess.

Schmerzkonzepte

Es gibt verschiedene Erklärungsmodelle für Schmerz. Grundsätzlich lassen sich drei Modelle voneinander unterscheiden: Das *biomedizinische Verständnis von Schmerz* ist insoweit problematisch, da es fälschlicherweise eine lineare Beziehung zwischen schädlichen Reizen und Schmerz annimmt und oft dualistisch oder reduktionistisch ist. Von dieser Perspektive aus betrachtet, scheint Schmerz im Gehirn „verankert" zu sein – ursächlich zurückzuführen auf krankhafte Veränderungen in den Gewebestrukturen oder dem Nervensystem selbst. *Biopsychosoziale Konzepte* beziehen sich auf das Zusammenspiel der drei Dimensionen und doch bleiben sie letztendlich reduktionistisch. Diese Konzepte ziehen zwischen dem biologischen, psychologischen und sozialen Bereich künstliche Grenzen, sodass das das Modell häufig fragmentarisch angewandt wird. Zudem hat das Modell eine begrenzte theoretische Grundlage, was dazu führt, dass dualistische und reduktionistische Überzeugungen aufrechterhalten werden. Ein relativ neuer und über das biomedizinische und biopsychosoziale Modell hinausgehender Ansatz ist der sogenannte enaktive Ansatz zur Schmerzbekämpfung („An enactive approach to pain"). Dieser kann dazu dienen, Schmerzen ganzheitlich zu verstehen und zu behandeln. Unter Berücksichtigung der Fortschritte in der Schmerzforschung, gepaart mit den Arbeiten von Phänomenologen und Kognitionswissenschaftlern, hat sich das biopsychosoziale Modell in vielerlei Hinsicht als unzureichend herausgestellt. Schmerz wird daher inzwischen (auch) als ein „5E-Prozess" konzeptualisiert: Embodied, Embedded, Enacted, Emotive and Extended. (verkörpert, eingebettet, umgesetzt / gelebt, emotional /gefühlt und erweitert). Schmerz wird daher auch verstanden als ein relationaler und emergenter, entstehender Prozess der Sinnfindung durch einen erlebten Körper, der untrennbar mit der Welt verbunden ist, die wir gestalten und die uns gestaltet.

Hier ein Beispiel: Chronische Rückenschmerzen werden zu mehr als 90% als nichtspezifischer Schmerz wahrgenommen. Noch gibt es eine klar feststellbare, zu definierende zugrundeliegende Pathologie wie ein Knochenbruch, Tumorinfektion usw. (Maher, 2017). Dies wirft natürlich für die Behandler einerseits viele klinische Fragen auf, weil diese sich eher an einem physiologischen oder biopsychosozialen Modell orientieren, während der Patient sich und sein persönliches Schmerzerleben in den Mittelpunkt der Kommunikation stellt. Rückenschmerzen *zusammen* mit dem Patienten zu verstehen und nicht nur zu diagnostizieren, fungiert daher als State of the Art bei der Schmerzbehandlung.

„We are in and of the world." Noë (2009) spiegelt die essenzielle, komplexe und dynamische Interdependenz. Das eine geht nicht ohne das andere. Schmerz ist nicht primär im Gehirn oder im Körper oder in der Psyche. Würde man den Schmerz im Gehirn verorten, könnte man auch sagen „Die Fähigkeit zu fliegen, steckt in den Flügeln des Vogels." (zitiert nach Thomas Fuchs, kollegialer Diskurs vom 28.6.2023 im Rahmen des Embodiment-Treffens) Schmerz wird daher von den Vertretern des 5E-Modells beschrieben als ein „process of unpleasant and distressing sense-making from the perspective of an embedded person attempting to adapt and self-regulate to preserve their embodied identity/existence that is threatened. With this definition, pain is a process, emphasizing its developmental and relational nature."[1] (Stilwell, 2019).

Ein multimodales Verstehensmodell von Schmerz (z.B. 5E-Modell, Multimodal Assessment Model of Pain (MAP) beachtet den persönlichen Schmerzausdruck (verbal-kommunikativ, narrativ und/ oder durch Verhalten). Das MAP berücksichtigt auch die psychologische, subjektive, erlebnismäßige Überprüfung, während die medizinische Perspektive genau den Körper (inklusive Gehirn) betrachtet.

1 deutsch: Schmerz ist ein Prozess unangenehmer und belastender Sinnfindung aus der Perspektive einer eingebetteten Person, die versucht, sich anzupassen und selbst zu regulieren, um ihre verkörperte Identität/Existenz zu bewahren, die bedroht ist. Nach dieser Definition ist Schmerz ein Prozess der seinen entwicklungsbedingten und relationalen Charakter hervorhebt.

Nach dem Modell können vorhandene Daten und Untersuchungen quantifiziert werden. Hierdurch kann man jedoch nicht sehen, wie Schmerz und die persönliche Schmerzerfahrung miteinander zusammenhängen bzw. man kann diesen Prozess nicht beobachten. Ist die Person selbst doch stets eine dynamische Gestalt/Ganzheit, die eingebettet ist in eine jeweils konkrete, spezifische Umgebung. Schmerzerleben, Schmerzausdruck und Kommunikation über diesen ist und bleibt stets ein emergenter Prozess, der jeweils auf ein Gegenüber bezogen relational allmählich sinnhafte Gestalt annimmt. „*With this perspective the experience of pain cannot be observed or measured, and qualitative pain narrative remains the best available proxy for inferring pain in others*" (Stilwell, 2019).

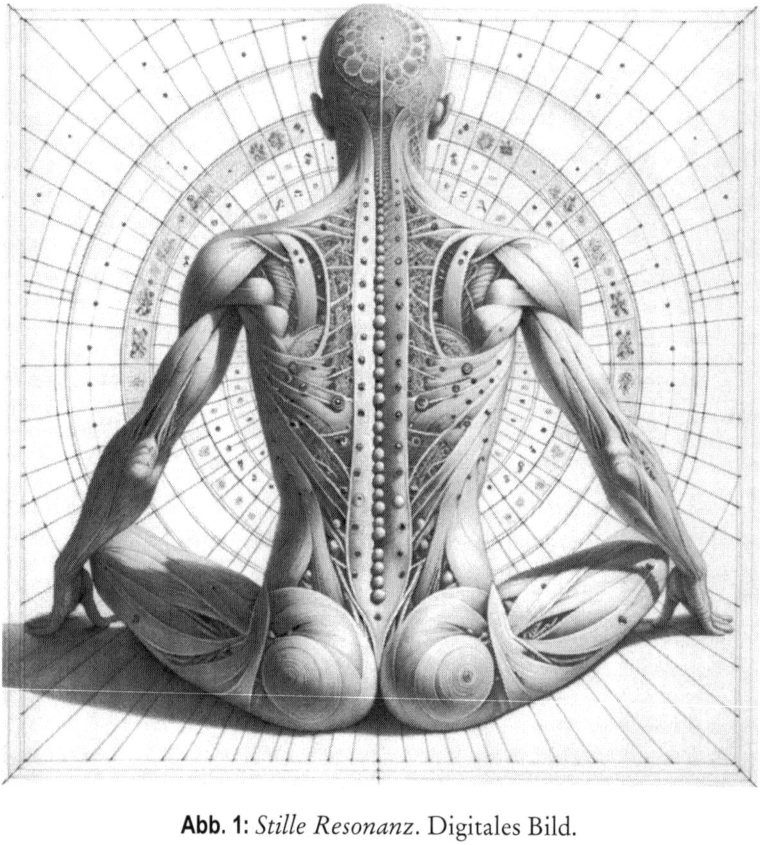

Abb. 1: *Stille Resonanz*. Digitales Bild.
Erstellt von ChatGPT 4.0. in 01/2024

Schmerz kann also in unterschiedlicher Art und Weise in Erscheinung treten.

- auf *sensorischer Ebene*: Der Schmerz kann gefühlt und unterschieden werden, er kann stechend, bohrend, dumpf, krampfartig ... sein
- auf affektiver bzw. *emotionaler Ebene*: Der Schmerz greift an, macht Angst, ermüdet, erschöpft, deprimiert.
- auf *kognitiver Ebene*: Der Schmerz lenkt die Aufmerksamkeit, beeinflusst Prozesse der Antizipation, der Interpretation und des Verständnisses (und wird natürlich auch durch diese beeinflusst)
- auf der *Verhaltensebene:* Der Schmerz führt zu verändertem Verhalten und sprachlichen sowie nichtsprachlichen Äußerungen (Belot 2009)
- auf *sozialer Ebene:* Der Schmerz isoliert uns von Anderen

Die unterschiedliche Betrachtung von Schmerz bedingt auch einen entsprechenden Modus der praktischen Herangehensweise. Einen zentralen Ansatz, Schmerzen nicht nur isoliert körperlich zu betrachten, sondern diese dynamisch eingebettet im Kontext von Emotionen, Gedanken und Verhaltensweisen zu verstehen, bieten körperpsychotherapeutische Konzepte.

Schmerz in Körperpsychotherapie (KPT) und Bioenergetischer Analyse (BA)

Körperpsychotherapeutische Konzepte beziehen sich immer auf den Körper als einen erlebenden, ein erlebter Körper.[2] An dieser Stelle kann aus Platzgründen nicht näher auf die unterschiedlichen Körperpsychotherapie -Konzepte eingegangen werden. (Marlock et al, 2006)

Schmerz wird grundsätzlich als ein komplexes Phänomen verstanden, das eng mit dem Körper (Soma), den Emotionen, der Psyche, dem Verhalten/Körperausdruck und daher Erleben in Beziehungen verbun-

---

2 Ich müsste der jeweiligen Relevanz geschuldet, mal von Körper, mal von Leib sprechen. Dies würde aus Platzgründen den Rahmen sprengen. Da im „Enacting-Approach", zumindest in der englischsprachigen Literatur, von „Body" gesprochen wird, übernehme ich die wörtliche Übersetzung „Körper".

den ist. „Körper“ wird dabei in der Regel als biographisch geprägt oder kontextuell bedingt und als erlebend konzeptualisiert.

Zentrale Aspekte, die ein so kennzeichnendes Körperkonzept ausmachen, sind:

- Körper ist ein durch lebensgeschichtliche Erfahrung geprägter Körper
- Gefühle sind auf ein Gegenüber oder eine erlebte Situation bezogen
- Emotionen werden körperlich wahrgenommen und ausgedrückt
- Zusammenspiel von Erregung / Erleben und Körperstruktur / Haltung
- Zusammenspiel von Atmung, Bewegung / Haltung und Erleben
- Erleben ist immer (auch) Muskeltätigkeit bzw. die Wechselbeziehung zwischen Anspannung und Entspannung induziert und beeinflusst stets Erleben
- Chronische Verspannungsmuster / fasziale Verhärtungen verkörpern / bedingen erlebnismäßiges (unbewusstes) Widerstandsverhalten
- Emotionaler Widerstand, chronische Verspannungsmuster reduzieren Vitalität, Lebensfreude, Selbstausdruck und Selbstwirksamkeit
- Revitalisierung von strukturellem Erleben, Verhaltens und Reaktionsmustern unter Stress (persönliches Stressprofil)
- Körperliche Verankerung von traumatischer Erfahrung
- Integration von Körper und Geist

Solche Aspekte des Verständnisses von „Körper“ in der Körperpsychotherapie legen eine konzeptionelle Nähe zu dem oben genannten 5-E-Konzept („Enacting Approach“) nahe.

Die Bioenergetische Analyse hat diesbezüglich differenzierte Konzepte des Verstehens und von Behandlungspraxis entwickelt. (Heinrich-Clauer, 2008)

Hier ein Fallbeispiel:

Die Klientin sprach über ihre Schmerzen und die starken Kopfschmerzen sowie über ihre spezifische Lebenssituation, die durch intensiv erlebten Stress gekennzeichnet war, insbesondere seit sie ihr Studium als Fachärztin abgeschlossen hatte. Während sie über ihre Schmerzen und ihre Lebenssituation sprach und sie erklärte, schien die Klientin recht ausgeglichen zu sein, obwohl sie ihre Schmerzen auf einer Skala zwischen 0 und 100 bei etwa 85–90 einordnete.

Dies war für mich erstaunlich, da ich ihren sich allmählich verändernden Gesichtsausdruck bemerkte, während sie über ihre Schmerzen und ihre Lebenssituation sprach.

Ich ging noch nicht auf den emotionalen oder psychologischen Teil der Beschwerden ein. Ich fragte sie, wie sie mit den Schmerzen umgehen und eine so schwere Lebenssituation in ihren beruflich gut ausgeführten und anspruchsvollen Job integrieren konnte. Sie antwortete spontan auf den Stress der gegenwärtigen Situation, nachdem sie sich unbewusst angewöhnt hatte, niemandem zu zeigen, dass sie Kopfschmerzen habe, dass sie chronische Schmerzen habe und wie es sich anfühlte so starke Kopfschmerzen zu haben. Stattdessen schwieg sie und lächelte ein wenig, womit sie mir unbewusst eine Botschaft übermittelte, die ich so interpretierte

„Du bist dran."

Ich hatte den Eindruck, dass die Rigidität ihrer Gewohnheit, sich emotional und nonverbal gegenüber anderen nicht zu öffnen, der Intensität ihres Schmerzes und Leidens entsprechen würde. Könnte es sein, fragte ich mich, dass diese Kompensation es ihr erschwert, sich als „Opfer des Schmerzes" zu fühlen, als emotional und psychisch tief berührt und belastet durch die Chronifizierung? Fühlte sie Schmerz, Traurigkeit, Verzweiflung oder sogar Wut gegenüber der andauernden Folter und der Selbstfolter und öffnete sich emotional nicht für jemand anderen?

......Später im Prozess der gemeinsamen Erfahrung in der Gruppe....

Sie beschrieb den Beginn und das Auftreten der Schmerzen im Zusammenhang mit der zunehmenden Intensität des Stresses in ihrem Leben und ihrer Arbeit. Besonders damals, so betonte sie, spürte sie einen spontanen Impuls oder ein starres Selbstverlangen, diesem Schmerz nicht nachzugeben, sondern sich noch auf ihre Aufgaben und ihre Pflicht, die Bedürfnisse der anderen, ihrer Patienten, der Klinik und die Bedürfnisse der nächsten Untersuchung sowie die Bedürfnisse ihres Über-Ichs. Und doch, die Symptome, oder vielleicht ist es besser zu sagen, dass ihre symptomatischen Reaktionen auf die unbewussten Symptome ihr Stresserleben „verschlimmern". Aber sie blieb still. Keine verbalisierten Beschwerden, sondern mehr Steifheit in ihrer Körperhaltung, ihrem Rücken und dem starren Blick auf mich als Therapeut.

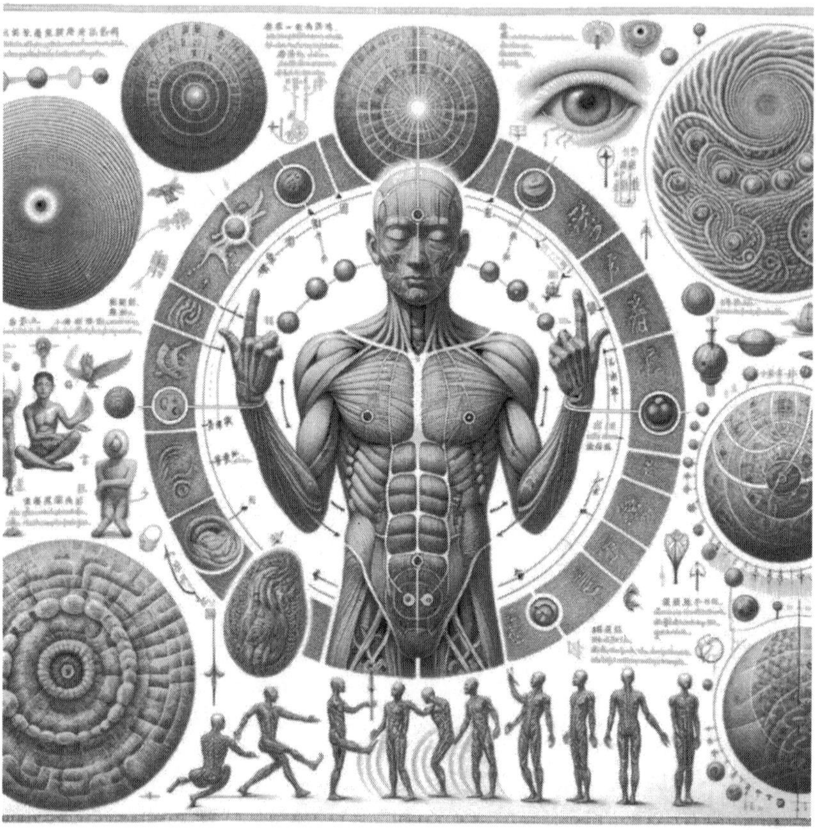

Abb. 2: *Gedankenspiele der Seele.* Digitales Bild.
Erstellt von ChatGPT 4.0. in 01/2024

Was ist Bioenergetische Analyse?

Die Bioenergetische Analyse ist nach ihrem Begründer Alexander Lowen (1988) ein Weg, die Persönlichkeit vom Körper und seinen energetischen Prozessen her zu verstehen. Der Ausdruck „Bioenergetische Analyse" setzt sich aus zwei Hauptkomponenten zusammen: Bioenergetik und Analyse. Der Begriff ‚Bioenergetik' bezieht sich auf die Idee einer Energie im Körper, die mit psychischen Prozessen verbunden ist, während der Begriff ‚Analyse' den psychotherapeutischen Ansatz beschreibt, bei dem Therapeut und Klient körperliche Empfindungen erforschen, um ein tieferes Verständnis für emotionale und psychische Aspekte zu gewinnen.

Diese Prozesse, d.h. die Energieproduktion durch Atmung und Stoffwechsel und die Entladung der Energie in Bewegung sind grundlegende Vorgänge des Lebens. Wieviel Energie man hat und wie man diese Energie gebraucht, bestimmt die Art, wie man auf eine Lebenssituation antwortet. Je mehr Energie man frei in Bewegung und Ausdruck umsetzen kann, desto besser kann man mit den verschiedenen Situationen umgehen.

Die Bioenergetische Analyse geht davon, dass die Quelle von Impulsen, Energie oder Erregung stets in beide Richtungen wirkt: die körperliche, somatische Richtung einerseits und die emotionale, psychische Richtung andererseits (siehe Abb. 3).

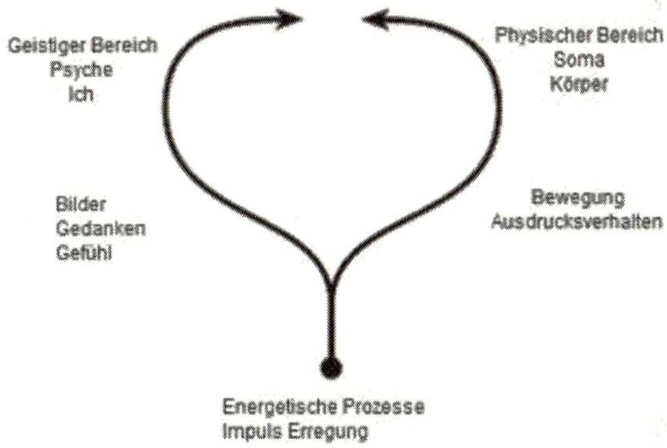

Abb. 3: Psychische und somatische Phänomene haben eine gemeinsame Quelle. Die zugrundeliegenden energetischen Prozesse, hiermit verbundene Impulse und das sich hieraus ergebende Erregungsgeschehen formen den physischen Bereich im Hinblick auf Bewegung, Ausdrucksverhalten, Mimik, Körperhaltung usw. Andererseits sind dies die Quellen für die Gestaltung des geistigen Bereichs/Psyche. Hier kommt es zur Entwicklung von Gefühlen, Imaginationen, Gedanken, Zukunftsentwürfen usw. Entsprechend der funktionellen Identität wirkt sich der Einfluss in einem Bereich (entweder physischer Bereich oder geistiger Bereich) stets jeweils auch auf den anderen aus.

Die aktive Öffnung des Organismus nach außen wird dabei gespeist, wie gesagt, durch innere Erregung, durch unspezifische Impulse. Diese drängen selbst wie eine Energiebewegung vom Zentrum des Organismus hin zur Oberfläche, wo sie die Beziehung des Organismus, der Persönlichkeit zur Außenwelt beeinflussen. Und umgekehrt: die Art und Weise der Einflussnahme durch die Außenwelt wirkt auf die innere Quelle dieser Impulse. Die Energiebewegung geschieht vom Zentrum (schwarzer Kern) her zur Peripherie und umgekehrt (siehe Abb. 4). Wird diese Bewegung eingeschränkt, in welcher Form auch immer, hat dies eine Auswirkung auf die Muskulatur und die fasziale Strukturierung (roter Kreis).

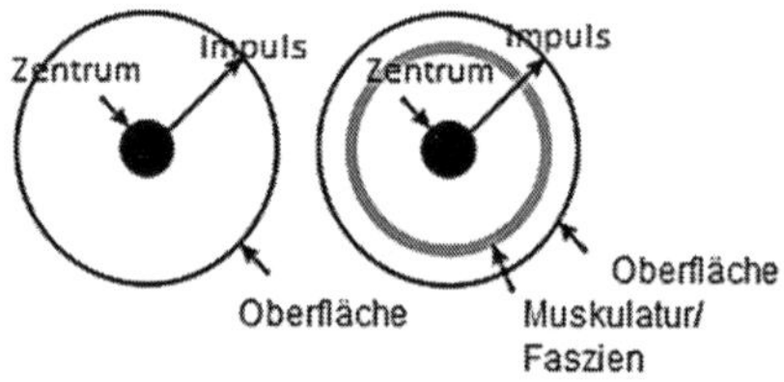

Abb. 4: Der von innen, vom Zentrum herkommende Impuls bewegt sich hin zur Welt (zur Oberfläche). Stellen Sie sich einfach das spontane Ausdrucksverhalten eines Neugeborenen vor. Wird die Ausbreitung des Impulses gehemmt, gestört, beeinträchtigt oder wie auch immer irritiert, reagiert der Organismus (Muskelsystem und Faszien) durch Verspannungen, Verhärtungen, Verklebungen grundsätzlich mit Spannung und Abwehr. Diese hervorgerufenen Bedingungen sind der Dialog zwischen Mutter und Kind bereits in der Vorgeburtsphase sowie in der ersten Zeit nach der Geburt, aber auch die gesellschaftlichen Bedingungen, die vornehmlich Anfangs über die unmittelbaren Bezugspersonen hergestellt werden.

„Körperausdruck und Persönlichkeit" spiegeln die Lebensgeschichte, die wiederum zeigt, inwieweit es uns gelungen ist, Lebendigkeit in uns Gestalt werden zu lassen. Leben als lebendiges Leben ist ein energetischer Prozess, ein Vorgang von Erregung, Aufladung, Anspannung, Entspannung, Entladung und loslassen. Dieses energetische Modell ist eine Möglichkeit, den Vollzug von Lebensprozessen darzustellen und zu verstehen.

Die Persönlichkeit des Menschen wird von seiner Vitalität, seiner Ausdruckskraft und Anmut derselben bestimmt. Vitalität und Anmut als Lebensausdruck sind abhängig von der Stärke der Impulse und den Abwehrhaltungen, die errichtet worden sind, um gerade diese Impulse zu kontrollieren. Jeder Mensch hat eine spezifische innere Vitalität und ein individuelles Abwehr-bzw. Kontrollverfahren das sich in Mustern / Strukturen von muskulären Verspannungen, faszialen Verhärtungen und Verklebung und Einschränkungen von Bewegung und Ausdrucksverhalten niederschlägt.

Die Bioenergetische Analyse geht davon aus, dass der Mensch dem Schmerz entfliehen will und nach Lust Befriedigung und Selbstwirksamkeit strebt. Diese Orientierung ist biologischer Natur, weil die Lust körperlich gesehen das Leben und das Wohlergehen des Organismus fördert. Schmerz wird in der Regel als Bedrohung der Integrität des Organismus empfunden. Man öffnet sich dem Leben gegenüber und greift spontan danach, während man sich zurücknimmt, sich begrenzt oder gar abkapselt und zurückzieht, wenn man sich in einer schmerzlichen Lage befindet.

Biographische Erfahrungen prägen die Grundstruktur des Einzelnen. Diese spiegelt die Verkörperung des jeweils individuellen Zusammenspiels von Erregung / Energiefluss und Körperhaltung. Die persönliche Struktur zeigt wieviel der Mensch aktiv, vital und stark erleben und ausdrücken kann. Sie zeigt auch die persönlichen, emotionalen und vor allem das körperliche Abwehr- und Vermeidungsverhalten sowie hiermit verknüpfte Widerstandsmuster in Form von muskulärer (chronischer) Verspannung, faszialer Verhärtung und Einschränkung von Bewegung bzw. Beweglichkeit.

Die Person ist der jeweilige Körper. Er bildet sich energetisch im Erregungsprozess. Seine jeweilige Form ist Ausdruck und Quelle der lebensgeschichtlich geprägten Lebendigkeit. Die Atmung spielt dabei als Schlüssel zum Energiestoffwechsel des Körpers eine zentrale Rolle.

Sie ist eng mit dem Muskelgeschehen und dem Erleben des Menschen verknüpft. Wenn das Gefühl sich ändert, ändert sich die Atmung und umgekehrt. Die Atmung ist zu einem großen Teil eine Muskeltätigkeit. Eine Änderung der Atmung drückt sich also auch in einer geänderten Muskeltätigkeit aus und umgekehrt.

Die bioenergetische Analyse versteht das Leben als einen wesensmäßigen Erregungsprozess. Erregung hat eine organische, materielle Grundlage und findet als Erregungsfluss in den Gefühlen und Empfindungen einen erlebnismäßigen, verkörperten Ausdruck. Dieser geht weit über die anatomischen Grenzen hinaus. Hier ein Beispiel: Ist man zornig, so spürt man wie im oberen Teil des Körpers Zorn hochbrandet und Arme, Gesicht und Augen „erregungsmäßig auflädt". Dabei kann einem "der Kragen zu eng werden". Wenn ein Mensch so wütend ist, dass er Rot sieht, ist seine Netzhaut tatsächlich mit Blut überschwemmt worden. Man kann Zorn allerdings auch kalt und weiß empfinden und wird dann „blass vor Wut". Das beruht auf einer Verengung der peripheren Gefäße, die das Blut daran hindert, an die Oberfläche des Körpers zu kommen. Dann gibt es noch den „düsteren Zorn", bei dem die Empfindung von einer dunklen Wolke des Hasses überlagert wird was sich im Körper-Inneren aufbauenden, erdrückenden Gefühl von Zorn äußern kann.

Motilität

Diese Regungen, Gefühle und Empfindungen sind die Wahrnehmungen innerer Bewegungen des „energetischen Körpers". Verbunden mit seinen natürlichen Rhythmen und Schwingungen. Diese „inneren Bewegungen" bezeichnet man als Motilität des Körpers. Bei einem Baby kann man dies gut betrachten, wenn man das ständige Spiel der Bewegungen wie Wellen auf einem See verfolgt. Diese sind durch innere Impulse und Kräfte hervorgerufen, ohne dass sie der willkürlichen Einflussnahme unterliegen.

Unsere willkürlichen Bewegungen haben immer eine unwillkürliche Komponente, nämlich die obengenannte grundlegende Motilität des Organismus. Auf der unwillkürlichen, in die willkürliche Aktivität integrierte Komponente beruht sie auf der Lebhaftigkeit oder Spontaneität unserer Aktionen und Bewegungen. Wenn sie fehlt oder reduziert ist, wirken die Körperbewegungen mechanisch, leblos. Das Gefühlselement einer expressiven Bewegung geht dabei auf die unwillkürliche Komponente zurück - also auf die Komponente, die der bewussten Steuerung entzogen ist. Die Vereinigung von bewussten und unbewussten Komponenten führt zu Bewegungen, die emotional gefärbt sind und gleichzeitig koordinierte, gezielte Handlungen darstellen.

Will Therapie diesem Wirkungsgeschehen gerecht werden, bedarf es auf jeden Fall der Intensivierung des Körpererlebens, der Differenzierung der Körperwahrnehmung, der Ermutigung zum spontanen Körperausdruck und der Bewusstmachung des „persönlichen Körpers".

Lebensgeschichtliche Prägung des Körpers

Die lebensgeschichtliche Vielfalt der individuellen Erfahrungen und die Verschiedenartigkeit der dabei entstandenen Haltungs- und / oder (Ver-) Spannungsmuster im Körper finden in der Persönlichkeitsstruktur ihren psychischen Ausdruck. Sie entspricht als psychologische Komponente der Form und Beweglichkeit des Körpers und ist funktionell mit diesem identisch. Sie ist allen Veränderungen und Einflüssen von außen gegenüber sehr widerstandsfähig. Das gesamte Spannungs- und Haltungsmuster im Organismus reguliert die Stärke und den Gebrauch der Körperenergie. Man kann also die Energiedynamik einer Person ohne das Konzept dieser Persönlichkeitsstruktur nicht voll umfänglich verstehen.

Die eingeschränkte Beweglichkeit und Erregbarkeit des Körpers verursachen in Zukunft neue emotionale Probleme, die mit den Anforderungen des erwachsenen Lebens in Konflikt stehen könnten. Denn, wenn die angstbesetzte Situation aus der Kindheit nicht gelöst und das Erleben verdrängt wird, bleibt in der Regel die körperliche „Verhärtung" („Freezing", „Versteifung", „Ungelenkigkeit" usw." bestehen. Der Mensch ist daher bemüht eine Wiederholung derartiger schmerzlicher Situationen zu vermeiden. Er dämmt sich selbst ein, verringert den Umfang, Lebensfreude zu empfinden und sich zu entwickeln.

Körperhaltung / Körperstruktur (unter Stress)

War es in früheren Zeiten eventuell noch eher möglich, schnell zwischen Angriff und Flucht zu entscheiden, um „die eigene Haut zu retten", ist dies im Lauf der Zivilisation komplexer und dadurch schwieriger geworden. Ein Kind wird in einen gesellschaftlichen Zusammenhang hineingeboren. Es bringt eine körperlich-energetische Grundausstattung mit. Die zunächst noch diffusen körperlichen Empfindungen des Kindes, die basalen Affekte, werden im Verlauf der frühen Eltern-Kind-Beziehung, zu Gefühlen, Vorstellungen, Gedanken und Verhalten ausgeprägt. Dies geschieht jeweils in einem spezifischen gesellschaftlich-kulturellen Kontext.

Diese Beziehung ist ein Dialog zwischen den körperlichen Äußerungen des Kindes und der Antwort durch die Eltern. Hierdurch kommt es zur Gestaltung bestimmter Verhaltensmuster, zu Entwicklung und Differenzierung, innerer Bilder, kognitiven Vorstellungen, Gefühlen und zur spezifischen funktionalen und strukturellen Ausprägung des Körpers. Diese äußert sich in der Körperhaltung, der Bewegung, der Mimik, der Stimme, der Atmung, der Art der Verdauung usw. Körperhaltung und Bewegung als Motilität sind dabei Quelle, Ursache und Bedingung von Erleben / Gefühl einerseits. Andererseits spiegelt Motilität Erleben und Gefühl. Körperausdruck trifft im kommunikativen Geschehen immer auf den Eindruck des Gegenübers.

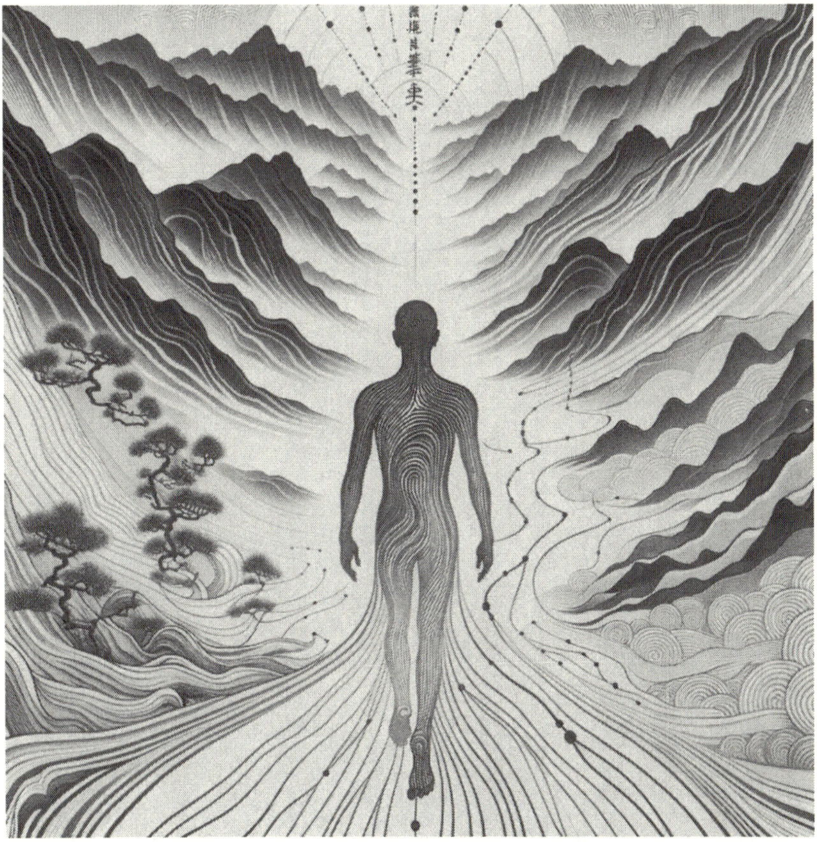

Abb. 5: *Der Pfad der Lebensenergie*. Digitales Bild.
Erstellt von ChatGPT 4.0. in 01/2024.

„Körperhaltung, Ausdrucksverhalten, Bewegung und Persönlichkeitsstruktur“ stimmen dabei funktionell überein.

Jeder äußere Stress (Stressor) verursacht einen körperlichen Spannungszustand (Angst) der bei Stressbeendigung in der Regel wieder abklingt. Nun ist es aber häufig so, dass der Mensch durch seine Lebenserfahrung in einem chronischen unbewussten Spannungszustand verbleibt, auch wenn die ursächliche Belastung (Stressor) vorbei ist. Entscheidend ist in diesem Fall, dass der Mensch die Situation individuell (unbewusst) begreift, emotional interpretiert und einschätzt und letztendlich mit der Bewältigung der Lage nicht zufriedenstellend oder situationsgerecht fertig wird. Dies spürt der Mensch. Dies kann über die Wahrnehmung von Körperhaltung, Ausdrucksverhalten und Bewegung vielfach durch sein Gegenüber in einer solchen Situation auch wahrgenommen werden, wie bewusst auch immer.

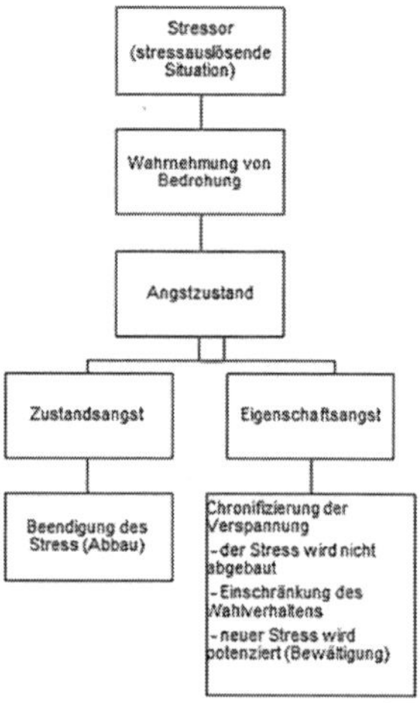

Abb. 6: Legenden Stresserleben und Stressbewältigung hängen in einem großen Maße von der veränderten Wahrnehmung der eigenen Person und der Umwelt ab. Stress ist also nicht nur Folge, Stress ist auch Ursache des Stressgeschehens. Eine stressauslösende Situation wird in der Regel als Bedrohung/Angst wahrgenommen. Man erlebt diesen Zustand so, als würde man aus seinem vertrauten Gleichgewicht geraten sein. Kann man die Phänomene, die einem Stress bereiten, erkennen und beeinflussen, führt dies zu einer Reduktion, schließlich hin zum Verschwinden des Stresses.

Erlebt der Mensch sich aber sozusagen aus seinem inneren Gleichgewicht gebracht und erlebt er die stressige Situation wie eine Bedrohung seiner Persönlichkeit, kann er dem Stresserleben insoweit nicht so leicht entfliehen, als er psychisch und erlebnismäßig angetriggert auf die ausgelöste Angst fixiert bleibt. Stresserleben ist dann eher eine „Eigenschaftsangst“, weil der Stress sich so anfühlt wie: „Das passiert mir schon wieder.“, „Immer wieder kann ich dem Stress nicht entkommen.“ oder „Jetzt hat es mich wieder erwischt.“

Die Stresssituation ruft bei dem Menschen Angstreaktionen hervor, die sich dann in einem Zusammenwirken von muskulären Spannungen, (unbewussten) körperlichen Angewohnheiten, einem erhöhten Angstpegel und einem eingeschränkten Bewegungs- sowie Handlungsspielraum ausdrücken. Man kann dabei das Beibehalten der physiologischen Spannungshaltung und die des inneren, emotionalen, chronischen Spannungszustandes (Eigenschaftsangst) nur lebensgeschichtlich verstehen.

Wie gesagt, das Leben prägt den Körper und der Körper prägt die Persönlichkeit. Die lebensgeschichtliche Vielfalt der individuellen Erfahrungen und die Verschiedenartigkeit der dabei entstandenen Verspannungsmuster im Körper finden in der Persönlichkeitsstruktur des Menschen ihren psychischen Ausdruck. Sie entspricht als psychologische Komponente der Form und Beweglichkeit des Körpers und ist, wie weiter oben näher ausgeführt, funktionell identisch mit diesem.

Stressprofil und Stresskompetenz

Die Persönlichkeitsstruktur geht einher mit einer jeweils typischen Form der Konflikt- /Krisenbewältigung (Stressprofil). Dieses Profil gibt somit Aufschlüsse über das persönliche Stresserleben, wiederkehrende für den Einzelnen typische Stressprobleme und die Art der individuellen Stressbewältigung im Sinne eines emotionalen „Überlebens“.

Das Stressprofil ist oft Einflüssen von außen und dem eigenen Veränderungsbemühen gegenüber sehr widerstandsfähig. Einerseits ist das persönliche Stressprofil selbst nicht bewusst. Andererseits kann man sich der Stress bedingten, beinah automatischen Revitalisierung nicht entziehen.

Verspannung und Emotion

Jeder physiologische Ausdruck des Körpers hat eine Bedeutung. Die Qualität des Händedrucks, die Haltung des Körpers, die Art der Atmung, der Bewegung usw. Wenn dieser Ausdruck fixiert und zur Lebenseinstellung geworden ist, erzählt er die Geschichte vergangener

Erfahrungen, Konflikte, Begegnungen mit Menschen und Überlebensstrategien. Die Interpretation der fixierten physiologischen Haltungen und die Arbeit an der chronisch-muskulären Verspannung, den faszialen Verhärtungen und Verklebungen, den Atemblockierungen und Beeinträchtigungen des Bewegungsflusses eröffnet eine neue Dimension der Wirklichkeit. So gibt es z.B. Menschen, die ihre Angst durch einen übertriebenen Ausdruck von Mut kaschieren, der sich in einer „eingefrorenen" körperlichen Haltung manifestiert: Die Schultern sind eckig, der Brustkorb ist „aufgeblasen", der Bauch eingezogen. Die Beine sind steif, der Blick nur weit nach vorne gerichtet, statt dorthin zu schauen, wo der nächste Schritt hintritt. Der Mensch ist sich dabei nicht bewusst, dass seine Haltung eine „emotionale Verteidigung" gegen die Angst ist, solange er seine Schultern nicht fallen lassen kann, seinen Brustkorb nicht entspannen und seinen Bauch nicht loslassen kann. – Wenn die muskulären Verspannungen und die Beeinträchtigung der Atmung gelöst sind, gelangen die Furcht und ihre lebensgeschichtliche Entstehungsgeschichte oft ins Bewusstsein.

Diesbezüglich lassen sich 3 Wirkungsprinzipien näher bestimmen:

1. Jede Einschränkung der Bewegungsfähigkeit ist zugleich Ergebnis als auch Ursache emotionaler Schwierigkeiten.
2. Jede Einschränkung der natürlichen Atmung ist dabei sowohl Ergebnis als auch Ursache von Angst. Die Schwierigkeit, unter emotionalem Stress tief und befreiend zu atmen, ist die physiologische Basis für die Erfahrung von Angst in solchen Belastungs- und Stresssituationen. Die Einheit und Koordinierung physiologischer Antworten hängt also von der Integration der Atembewegung einerseits, der gegenläufigen Bewegung des gesamten Körpers andererseits ab. Die physiologischen Funktionen des einzelnen können also insofern verbessert werden, als Atmung und Beweglichkeit von der Einschränkung der chronischen Spannung und Blockierung „befreit" werden.
3. Jede dieser Einschränkungen kann einhergehen mit dem Erleben von Schmerz bezüglich:

- der chronischen, strukturellen Verspannungen, Verhärtungen usw.
- der Reaktivierung des individuellen Stressprofils
- der emotionalen Selbstreduktion, Zurücknahme, psychologischen Abwehr usw.
- möglicher mittelbarer Auswirkungen auf den Organismus insgesamt.

Spezifizierung der 5 Strukturen (Gefährdungen, Schmerzfokus,)[3]

Die Bioenergetische Analyse geht grundsätzlich von 5 typischen Reaktions- und Verhaltensmustern aus und deren Wirkung nach außen im Sinne eines Stressprofils sind:

- *Der Analytiker:* zurückhaltend, distanziert bis arrogant, (zu) nüchtern, körperlich eher unlebendig-ungelenk, wenig Mimik und Gestik, flache Atmung, „Kopf-/Zahlenmensch". Zentral gefährdete Bereiche sind die Augen- und Nackenmuskulatur sowie die Beweglichkeit in den Gelenken.
- *Der Kommunikative*: einladende Freundlichkeit, offen und zugewandt, viel Mimik, sitzt lieber oder stützt sich ab, als dass er freisteht, Energie eher im Kopf/Gesicht und weniger im Rest des Körpers. Zentral gefährdete Bereiche sind pektorale Verspannungen, Bauch- und Verdauungsregion sowie Kehle und Hals.
- *Der Macher*: (aggressiv-) dominant, nicht zu übersehen, voller Kraft und Energie, initiativ und durchsetzungsstark, wirkt unabhängig, krisenkompetent, mächtige Armgestik und aufrechte Körperhaltung, kraftvoller Gang. Zentral gefährdete Bereiche sind Schultergürtel, unterer Rücken und oberer Rumpf. Die Atmung ist stark gehalten. Er kann stark über ein „Zuviel an Energie" klagen.
- *Der Verlässliche*: ruhig bis bedächtig-schwer, „körperlich" kompakt und voller Energie, aber innerlich eher festgehalten, freundlich-zurückhaltend, situativ energisch bis explosiv und meinungsstark. Zentral gefährdete Bereiche sind: starker Druck im Rücken- und Schulterbereich, Schließmuskel sowie Hals- und Kehlbereich angespannt. Beugemuskulatur insgesamt angespannt.
- Der *Zielstrebige:* verbindlich und gut strukturiert, präsent ohne sich unbedingt in den Mittelpunkt zu drängen, innerlich leicht getrieben, zielori-

---

3 Spezifizierung der Muster und wie es bei Lowen heißt „Charakterstrukturen" (Lowen, 1988) sind von Sollmann (1997) durch nichtpathologische Begriffe erweitert.

entiert und erfolgreich. Zentral gefährdete Bereiche sind: Rigidität in der Brust und der extensorischen Muskulatur, grundsätzlich hohes Spannungsniveau im gesamten Körper bei gleichzeitig existierender erhöhter energetischer Ladung.

Grundsätzlich lassen sich verkörperte Affektmodi im Sinne von persönlichem Ausdrucksverhalten wie folgt diagnostisch nutzen:

- Körperhaltung, Motilität und Gesichtsausdruck
- Motorische, dynamische Handlungstendenzen
- Physiologische Reaktionen
- Klang der Stimme
- Verkörpertes Ausdrucksgeschehen
- Körperlich ausgedrücktes, (un-) bewusstes Erleben
- Durch Semantik ausgedrückte Verkörperung
- Körperlich ausgedrückte Szene zwischen sich und anderen

Solche Muster (vgl. individuelles Stressprofil) können später im Leben nur bedingt verändert werden. Zwar kann man sich in einer Situation, die nicht sehr stark durch Stress gekennzeichnet ist, jeweils anders, der jeweiligen Situation gegenüber neu verhalten. Kommt es jedoch zu einer emotionalen, erlebnismäßigen Zunahme des Stresses bzw. der psychischen Beanspruchung, scheint der Mensch „automatisch“ in die Verhaltens- und Ausdrucksmuster seines Stressprofils „zurückzufallen“. Ein mit diesem Geschehen möglicherweise verbundener Schmerz kann dann einerseits chronifiziert werden, andererseits, durch das mit dem Stressprofil verbundene Agieren, überlagert werden. Dies kann das bewusste, mit der eigenen Person verbundene Schmerzerleben verdrängen/abwehren und gleichzeitig zu einer hypostasierenden Schmerzentwicklung führen. Letzteres meint, dass der Schmerz als „lediglich“ körperlich bedingt erlebt wird, physiologisch zu erklären sein müsste bzw. zu behandeln wäre. Das Schmerzerleben bleibt dann auf jeweils spezifische, beklagte Körperbereiche fixiert. Verbunden mit der unbewussten Hoffnung auf eine deutliche körperlich-therapeutische Besserung der beklagten Schmerzbereiche. In der Konsequenz meint dies folgendes: Schmerz kann dann durch das persönliche Ausdrucks- und Bewegungsverhalten für andere sichtbar werden, ohne dass das hiermit verbundene Erleben sowie die Funktion für den Einzelnen erkennbar ist oder verstehbar werden.

- Durch das verkörperte Stressprofil entsteht von innen heraus eine „Schmerzbereitschaft“, die bei erhöhtem Stress zur Wirkung kommt.
- Der Schmerz wird chronifiziert und ist Teil der Grundstruktur der Persönlichkeit, die sich letztendlich auf allen Ebenen der Persönlichkeit niederschlägt.
- Schmerz wird dann weitgehend als körperlich bedingter und verankerter Schmerz wahrgenommen.

Funktion der Faszien

Die Bedeutung der Faszien wird zunehmend in der Medizin und im Bereich der Bewegungswissenschaften erkannt. Spielen sie doch eine wichtige Rolle bei verschiedenen gesundheitlichen Problemen und Bewegungsstörungen. Ein besseres Verständnis der Funktionen von Faszien kann dazu beitragen, verschiedene medizinische Bedingungen besser zu verstehen und Therapieansätze zu entwickeln, die auf die Faszien abzielen

Faszien sind eine Art von Bindegewebe im Körper, das eine wichtige Rolle in der Unterstützung, Verbindung und Kommunikation verschiedener Körperstrukturen spielt. Die grundlegende Funktion von Faszien besteht darin, Gewebe und Organe im Körper zu umhüllen, zu stützen und zu schützen. Hier sind einige der Hauptfunktionen von Faszien:

1. *Unterstützung*: Faszien dienen als strukturelle Grundlage, die Gewebe und Organe im Körper zusammenhält. Sie unterstützen die Form und Festigkeit von Organen und Muskeln.
2. *Trennung und Isolation*: Faszien trennen verschiedene Muskelgruppen, Organe und andere anatomische Strukturen voneinander. Dies ermöglicht eine klare Abgrenzung und Organisation der verschiedenen Körperteile.
3. *Bewegungsfähigkeit:* Faszien ermöglichen die Bewegung von Muskeln, Sehnen und Gelenken, indem sie als Gleitschicht dienen. Sie reduzieren die Reibung zwischen den Geweben und ermöglichen reibungslose Bewegungen.

4. *Kraftübertragung*: Faszien spielen eine wichtige Rolle bei der Übertragung von Kräften innerhalb des Körpers. Sie ermöglichen die effiziente Weiterleitung von Muskelkraft und unterstützen die Stabilität des Körpers.
5. *Schutz*: Faszien schützen empfindliche Strukturen im Körper, wie Nerven, Blutgefäße und Organe, vor äußeren Einflüssen oder Verletzungen.
6. *Sensorische Funktion*: Faszien sind reich an Nervenendigungen, die Informationen über Spannung, Druck und Bewegung im Körper an das Nervensystem übertragen. Diese sensorischen Informationen sind wichtig für die Wahrnehmung und Kontrolle von Bewegungen.

Faszien können sich verhärten, verkleben oder verdrehen, wenn sie unter Stress, Bewegungsmangel, Überlastung und nach Traumatisierung zu stark beansprucht sind. Diese Veränderungen begünstigen unter anderem Schmerzen. Die zahlreichen Schmerzrezeptoren, welche durch die Veränderung im Gewebe stimuliert sind, werden oft als Schmerzen wahrgenommen. Die Schmerzen werden auch begünstigt, da bei Verhärtung der Faszien die reibungslose Arbeit der Muskeln gestört ist.

Beachtenswert dabei ist das Zusammenspiel zwischen Muskeln, Faszien und Skelett als wesentliche strukturgebende Bereiche im Organismus. So können z.B., Spannungskopfschmerzen am unteren Rücken beginnen und nach oben steigen. Alles im Körper ist miteinander verbunden. Die Faszien sind dafür das Kommunikationsorgan. Durch die Verklebungen sind die Faszien schlechter verschieblich, sie verlieren ihre Elastizität und Stabilität, was wiederum zu multi-lokalen Schmerzen führen kann.

Der gesamte Bewegungsapparat steht in Verbindung mit den Faszien. **Verlieren die Faszien ihre Funktion sind auch Muskeln, Bänder, Sehnen und Gelenke betroffen.** Schmerzen können somit an allen anatomischen Strukturen auftreten, wobei eine Faszie der Ort der Ursache sein kann. Mikrorisse und Verklebungen in den Faszien haben Einfluss auf die im Bindegewebe liegenden Nervenzellen. Die Nervenzellen werden durch die Spannungsveränderungen irritiert. Die Information wird von den Nervenzellen über das Rückenmark zum zentralen Nervensystem weitergeleitet. Die Koordination zwischen Nerven und Muskelzellen wird dann beeinträchtig, wenn diese Nervenzellen irritiert werden. Unsere Bewegungen werden unökonomischer. Es kommt zu Schonhaltungen und Fehlhaltungen. Werden bestimmte Bewegungen vermieden verkleben die Faszien noch mehr. Es kommt zu einem Teufelskreislauf.

Diese Betrachtung des Schmerzgeschehens als einem komplexen Erlebensprozess legt nahe, dass das jeweils individuelle Wechselspiel von verklebten Faszien und Schmerzen körpersprachliche, strukturelle Auswirkungen des gestörten Zusammenspiels von Faszien und Muskeln mit sich bring und vice versa Schmerzen bedingt:

- Die Schmerzen wirken diffus und großflächig.
- Streckung und Dehnung sind erschwert bzw. durch „unklare" Schmerzen begleitet.
- Bewegungsabläufe oder spezifische, vertraute Bewegungen lassen sich nur unter Schmerzen ausführen.
- Treten Schmerzen eher an einer Seite im Körper auf, ist dies ein Hinweis auf eine Störung im oben genannten Sinne.
- Die Schmerzen treten oft mit einer Verzögerung nach Verletzung, Traumatisierung usw. auf.
- Vernarbtes Gewebe (äußerlich oder innerlich) fördert die scherzhaften Auswirkungen.
- Lassen sich andere Ursachen für Schmerzen nicht auffinden, so kann von einem gestörten Zusammenspiel der Faszien und Muskeln ausgegangen werden.

Woran kann man Faszien Symptome erkennen?

- Faszien Symptome treten oft einige Zeit nach einer Verletzung auf
- Sind die Beschwerden auf einer Körperseite, ist das ein typischer Hinweis auf ein Faszien Problem
- durch Bewegung reduzieren sich die Schmerzen
- die Schmerzen sind eher großflächig
- der unklare Schmerz
- das Strecken und Recken fällt schwer
- Narben und Tattoos führen zu Faszien Symptomen
- die fehlende Diagnose

Erste Ergebnisse aus Wissenschaft und Forschung helfen den Sinn einer solchen Betrachtung zu bestätigen. Und doch gibt es hier noch viel zu tun.

Epilog

Körperhaltung, Erleben und persönliches Ausdrucksverhalten spiegeln nicht nur die Qualität und den Grad an bewusstem Schmerzerleben, sondern sind zugleich Quelle für das Entstehen von Schmerz. Ein solcher diagnostischer Blick auf Schmerz ermöglicht es das persönliche Erleben und den diesbezüglichen Erfahrungsprozess in besonderer Art und Weise mit einzubeziehen.

Insoweit kann berechtigterweise angenommen werden, dass körperpsychotherapeutische Verstehenskonzepte gut geeignet sind, um dem 5-E-Konzept, somit dem Ansatz von „enactive approach to pain" hinreichend Rechnung zu tragen. Die Bioenergetische Analyse hat diesbezüglich ein ganzheitliches Modell von Verstehen, Diagnostik und Behandlung entwickelt. Es bleibt abzuwarten, wie weitere Forschung und klinisch-körperpsychotherapeutische Praxis eine solche Perspektive differenzierter und fundiert untermauern werden.

Es wird auch spannend sein, einen Dialog zwischen den oben beschriebenen Konzepten und Konzepten der Traditionellen Chinesischen Medizin zu führen. Ein solcher Dialog könnte ein transkulturelles Verstehen von Schmerz ermöglichen. Ein solches würde zudem die Möglichkeit fördern, kulturell bedingte Unterschiede zu finden einerseits. Dies würde andererseits die Chance eröffnen Ähnlichkeit und Übereinstimmung zu finden, auch wenn diese zunächst noch in unterschiedlichen Begriffen sowie einer unterschiedlichen Sprache bzw. Ausdrucksweise verborgen liegen.

Referenzen

Bartz, R. (1999). Beyond the biopsychosocial model: New approaches to doctor-patient interactions. The Journal of Family Practice, 48(8), 601–607.

Belot, M., Marrimpoey, P. & Rondi, F. (2009). Bogen zur Evaluation der Schmerzzeichen bei Jugendlichen und Erwachsenen mit Mehrfachbehinderung – die EDAAP-Skala. In: Maier-Michalitsch, N. (Ed.): Leben-pur Schmerz. Düsseldorf: Selbstbestimmtes Leben.

Benning, T. (2015). Limitations of the biopsychosocial model in psychiatry. Advances in Medical Education and Practice, 347.

Duncan, G. (2000). Mind-body dualism and the biopsychosocial model of pain: What did Descartes really say? Journal of Medicine and Philosophy, 25(4), 485–513.

Heinrich-Clauer, V. (Ed.). *Handbuch der Bioenergetischen Analyse.* Gießen: Psychosozial Verlag.

Lowen, A. (1988). *Bioenergetik.* Reinbek: Rowohlt.

Maher, C., Underwood, M.& Buchbinder, R. (2017). Non-specific low back pain. Lancet, 389(10070), 736–747.

Marlock, G., Weiss, H., Young, C. & Soth, M. (Eds.). (2006*). Handbuch der Körperpsychotherapie*. Stuttgart: Schattauer.

Moseley, G.L. & Butler, D.S. (2017*). Explain pain supercharged: The Clinician's manual.* South Australia: Noigroup Publications.

Noë, A. (2009). *Out of your heads: Why you are not your brain, and other lessons from the biology of consciousness.* New York: Hill and Wang.

Schleip, R. (2020). *Lehrbuch Faszien.* München: Elsevier, formerly Urban & Fischer.

Sollmann, U. (1997). *Management by Körper.* Zürich: Orell Füssli.

Sollmann, U., Zhang, W., Li, J. & Wang, Y. (2017). Body-to-Body-Communication and Somatoform Disorder in China – A case study under the perspective of culture and gender. International Journal of Body, Mind and Culture, 4(2).

Stilwell, P.& Harman, K. (2019). An enactive approach to pain: beyond the biopsychosocial model. Phenomenology and the Cognitive Sciences, 18, 637–665.

Schlichting, H. (2023). Schmerzen und Schmerzerkennung. Accessed on 29.8.2023 at: https://www.dgpalliativmedizin.de/images/Schmerzen_und_Schmerzerkennung_Helga_Schlichting.pdf

Yoga-Body. (2023). Faszien Symptome. Accessed on 23.8.2023 at: https://yoga-body.de/faszien-symptome/#1

Christa Zumfelde-Hüneburg

Qìgōng als begleitendes Therapieverfahren in der Schmerztherapie

Prolog

Gesundheit und Wohlbefinden, Lebenskraft und geistige Klarheit gehören in allen Kulturen zu den sehnlichsten Wünschen der Menschen. In China zählen Methoden, die der Kultivierung des Lebens, dem Erhalt der Gesundheit oder der Stärkung der Lebenskräfte dienen, zu den hochgeschätzten Kulturgütern.

Historische Texte hierzu sind in den Werken von Philosophen ebenso zu finden wie in denen berühmter Ärzte und Literaten.

„… *Wer Qì zu führen weiß, nährt im Inneren seinen Körper und wehrt nach außen hin schädlichen Einflüssen ab.*“ (Ge Hong, 4. Jh.)

„*Wenn man gelassen und frei von Wünschen ist, erhält man sich das Wahre Qì, wenn man die geistigen Kräfte in Inneren bewahrt, wie könnte Krankheit einen dann angreifen.*“ (Jiao, 1994)

In diesen Zitaten lässt sich erkennen, dass auf die eigenen Fähigkeiten und die dem Menschen innenwohnenden Kräfte vertraut wird.

Qìgōng Yǎngshēng

Der chinesische Begriff Qì wird oft mit Lebenskraft übersetzt, hat jedoch einen breiteren Bedeutungsumfang. Qì ist die fließende Lebenskraft, die vitale Energie, die antreibende Kraft, aber auch Atem, Odem, Geist. Gōng bezieht sich auf die Übungsfertigkeit, das wiederkehrende Üben, um die menschlichen Fähigkeiten als Ganzes zu fordern und zu fördern. In den Übungen des Qìgōng werden sowohl körperliche als auch seelische und geistige Kräfte angesprochen und

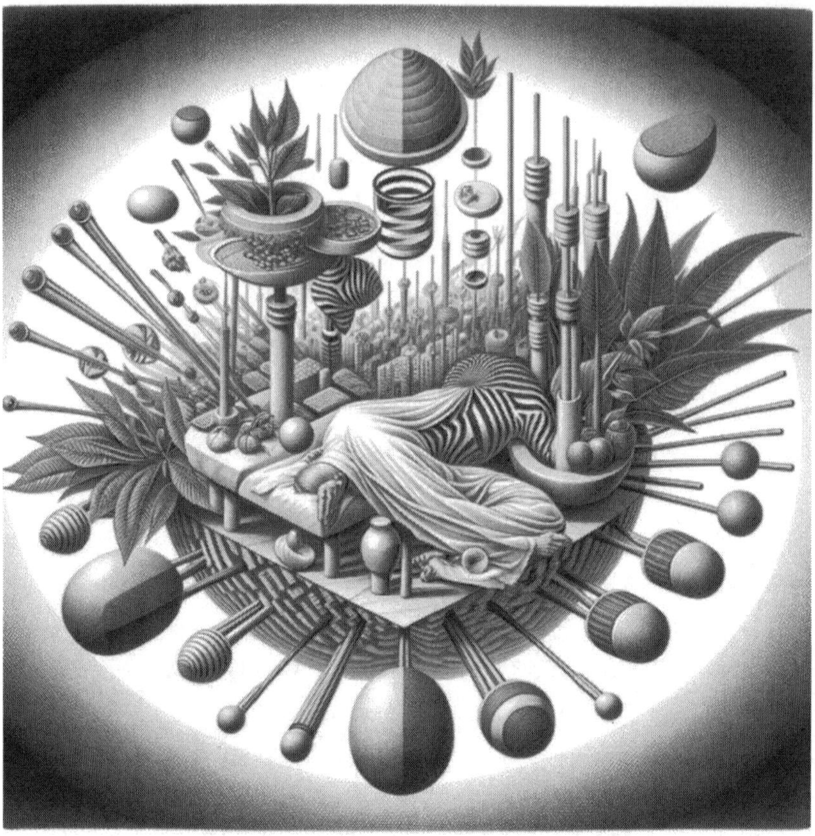

Abb. 1: *Qigong in der Schmerztherapie*. Digitales Bild.
Erstellt von ChatGPT 4.0. in 01/2024.

gestärkt. Die ganzheitliche Pflege des Lebens – yǎngshēng – steht im Vordergrund.

Übungsprinzipien des Qìgōng

Qìgōng stellt neben Akupunktur, Tuina, Ernährungs- und Arzneimitteltherapie einen bedeutenden Zweig der Traditionellen Chinesischen Medizin (TCM) dar. Die therapeutische Wirkung der Qìgōng Übungen beruht auf der Beeinflussung physiologischer Prozesse im Sinne einer Regulierung und Stärkung durch bestimmte Körperhaltungen und Bewegungen, durch verschiedene Methoden der Atemführung und durch geistige Übungen, wie Vorstellungskraft, Konzentration, Imagination. Dabei gelten die körperlichen Übungen als Grundlage des Qìgōng. Die Bilder, die eine Übung in der Vorstellung begleiten, sind die führenden Kräfte und gehen der körperlichen Bewegung voraus. Sie sind der Natur entlehnt wie „Stehen wie eine Kiefer", „Hände wie ziehende Wolken", „Der Kranich breitet seine Schwingen aus", „Die Wolken zerteilen, den Mond tragen", „Die Wolken schieben und den Mond heranziehen" usw.

Die Lockerung von Körper und Geist sowie die Wahrung der Natürlichkeit bei allen körperlichen und geistigen Übungen ist essenziell. Besonders leicht irritierbar sind Atmung und Vorstellungskraft, wenn sie zu stark, mit dem Blick auf schnelle Wirkung und raschen Erfolg, eingesetzt werden.

Während der Qìgōng-Übungen lenkt man vermehrt die Aufmerksamkeit auf den unteren Körperbereich durch Betonung nach unten wirkender Vorstellungskraft oder durch die gedankliche Verwurzelung mit der Erde. „Oben leer und leicht, unten voll und stabil", oder „oben 3 und unten 7" sind typische Übungsanforderungen, die das Verhältnis von Kraft und Vorstellung beschreiben.

Die Anpassung der Übungen an die augenblickliche Kondition und Konstitution des Übenden ist ein weiteres wichtiges Übungsprinzip. Die Anpassung kann betreffen: die Körperhaltung (Liegen, Sitzen, Stehen, hohe und tiefe Standhaltungen), die Bewegung (Bewegungsamplitude, Betonung von steigenden und sinkenden Bewegungen, Betonung von öffnenden und schließenden Bewegungen), die Atmung („den Atem vergessen", Betonung der Ausatmung, Anhalten des Atems nach der Aus- oder Einatmung) sowie die Vorstellungsübungen (Auswahl geeigneter innerer Bilder, Lenken der Aufmerksamkeit auf Körperbereiche, Intensität der Vorstellungskraft usw.).

Die unterschiedlichen Fähigkeiten und Bedingungen des einzelnen Übenden geben die Richtung der Anpassung an. Oberstes Primat beim Üben hat die Natürlichkeit. „Natürlichkeit ist teuer", so lautet ein chinesisches Sprichwort. Natürlichkeit soll allen Aspekten der Qìgōng-

Übungen innewohnen. Körperhaltung und -bewegung, Atmung, Bewahren und Lenken der Vorstellungskraft sollen in natürlicher Weise, niemals zwanghaft, geübt werden. Dies hört sich leicht an, erweist sich aber in der Übungspraxis als mühevolles Unterfangen. Natürlichkeit bedeutet dabei keineswegs, sich keiner Mühe zu unterziehen. Es bedeutet vielmehr sich die strengen Regeln – unter Berücksichtigung individueller Gegebenheiten – zu eigen zu machen, dass die Haltungen und Bewegungen ganz natürlich erfolgen.

Dieses Prinzip findet sich in besonderem Maße in daoistischen Schriften. Es gilt, die Naturgesetzlichkeit, den „Weg“ *dào* zu verstehen, um so mit der Natur in Einklang leben zu können.

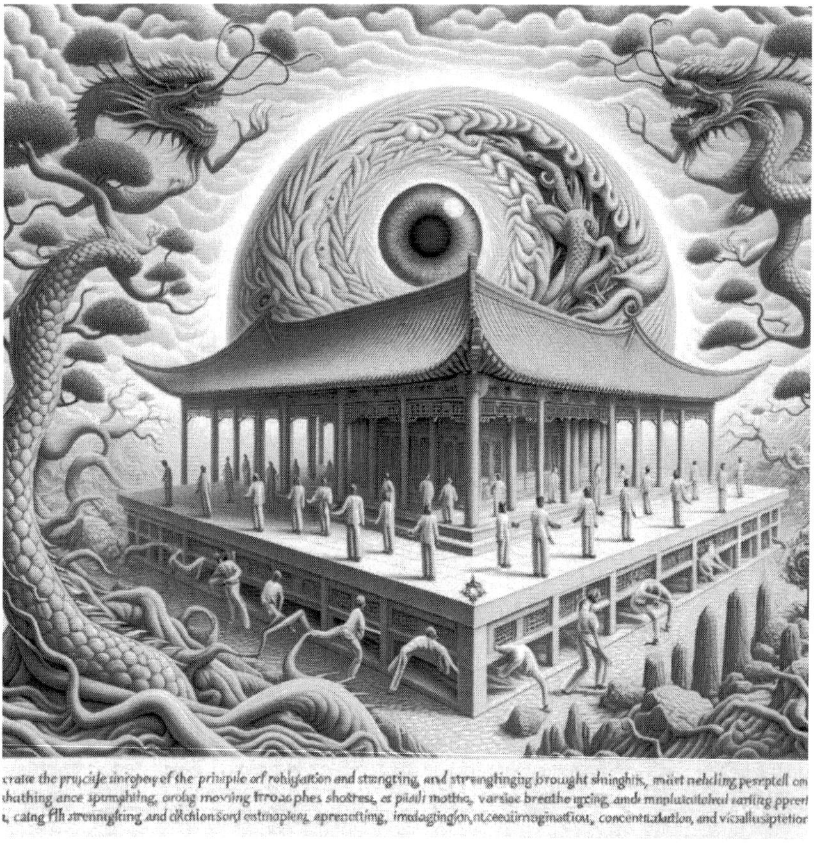

Abb. 2: *Innere Stärkung durch Bewegung und Atmung*. Digitales Bild. Erstellt von ChatGPT 4.0. in 01/2024.

Chronische Schmerzen

„Schmerz ist ein unangenehmes Sinnes- und Gefühlserlebnis, das mit einer tatsächlichen oder potentiellen Gewebeschädigung einhergeht oder einer solchen ähnelt“ (IASP, 2020)

Schmerz ist einer der wichtigsten Schutzmechanismen des Körpers, da ihm eine Signalfunktion für gestörte körperliche und seelische Funktionen zukommt. Beginnt jedoch eine Chronifizierung des Schmerzes so verliert er diese Schutzfunktion und kann sich zu einer eigenständigen Krankheit entwickeln. Zentrale oder periphere Chronifizierungsmechanismen bewirken dabei eine Loslösung von der eigentlichen Schmerzursache. Es kommt zu Veränderungen im zentralen Nervensystem, d.h. auf Rückenmarksebene sowie in den Nervenzellnetzwerken im Gehirn, die in einer Art „Schmerzgedächtnis“ den Schmerz aufrechterhalten können. Störungen der Mikrozirkulation durch nicht angepasste vasomotorische Reaktionen und Erregung oder Sensibilisierung der Nozizeptoren durch die Neurotransmitter des Sympathikus führen zu einer unangemessenen hohen Muskelspannung, die wiederum den Schmerz verstärken kann.

Anhaltende Schmerzen neigen zur Chronifizierung auf somatischer, psychischer und sozialer Ebene und unterhalten damit das Schmerzerleben. Zur Behandlung von chronischen Schmerzen gehört daher immer ein multimodales Konzept bestehend aus somatischen und psychologischen und/oder psychotherapeutischen Anteilen.

Westliche Behandlungsmethoden bei chronischen Schmerzen

In der Schmerztherapie unterscheiden wir zwischen invasiven und nicht invasiven Verfahren. Zur nicht invasiven Therapie gehört die medikamentöse Schmerztherapie, die einen großen Stellenwert hat. Zur Therapie chronischer Schmerzen stehen Medikamente zur Verfügung, bei denen die unterschiedliche Ätiologie des Schmerzes berücksichtigt wird. Zu den invasiven schmerztherapeutischen Verfahren rechnet man z.B. rückenmarksnahe Regionalanästhesieverfahren, neurostimulative

Verfahren, periphere Nervenblockaden und therapeutische Lokalanästhesien.

Die nicht invasive und nicht medikamentöse Schmerztherapie wird in drei Kategorien unterteilt:

1. Komplementäre medizinische Verfahren, auch Stimulationsverfahren genannt, wie Akupunktur und TENS (Transcutane Elektrische Nervenstimulation)
2. Psychologische Verfahren wie Entspannungstraining, PMR (Progressive Muskelrelaxation nach Jacobsen), Hypnose und Verhaltenstherapie
3. Physikalische Therapieformen: Krankengymnastik (aktiv und passiv), Lymphdrainage, Wärme- und Kälteanwendungen, isometrisches Muskeltraining, Medizinische Trainingstherapie (Gerätegestütztes Training zur Steigerung der Leistungsfähigkeit, Verbesserung der Kraft, der Ausdauer und der Koordination)

Chronische Schmerzen nach den Konzepten der TCM

Schmerzen werden in der TCM erklärt als:

- Abweichungen von der Ausgewogenheit der polaren Aspekte Yīn (Ruhe, Stabilität, Verdichten, Vollenden, nach innen und nach unten gerichtet) und Yáng (Bewegung, Dynamik, Beginn, Verändern, nach außen und nach oben gerichtet).
- Disharmonien von Qì (bewegender Aspekt) und/oder *xuè* (Blut, nährender Aspekt) im Sinne von Mangel, Übermaß, Stauung oder Stagnation.
- Blockaden des Energieflusses im System der Leitbahnen.
- Disharmonien im Sinne von „energetischer Schwäche“, „energetischer Überladung“ und in falsche Richtung gehender Funktion in den Funktionskreisen Leber *gān*, Herz *xīn,* Milz *pí*, Lunge *fèi* und Niere *shèn*.

  Die Namen der Fünf Funktionskreise beziehen sich weniger auf die anatomischen Strukturen und die Funktionen der Organe selbst, sondern bezeichnen vielmehr die funktionellen Zusammenhänge, die sich auf klimatische Faktoren, Emotionen, Farben, Geschmacksrichtungen und körperliche Strukturen beziehen.

Akupunktur und Qìgōng als begleitende Verfahren in der Schmerztherapie

Bei Schmerzen im Bewegungs- und Stützapparat ist Akupunktur in China aber auch in den westlichen Staaten ein anerkanntes Therapieverfahren. Im Qìgōng werden die gleichen Konzepte der TCM angesprochen wie bei der Akupunktur.

Beide können im Rahmen der Schmerztherapie komplementär angewandt werden. Qìgōng-Übungen zählen in der westlichen Medizin zum Bereich der nicht invasiven und nicht medikamentösen Verfahren und können als Selbstübungsmethode einen Beitrag zu allen drei oben genannten Unterkategorien leisten.

Qìgōng als „Stimulationsverfahren“ in der Schmerztherapie

Mit Hilfe der Qìgōng-Übungen können durch bestimmte Körperhaltungen, Bewegungen, Kraftentfaltungen sowie durch Lenken und Bewahren der Vorstellungskraft (*yì*) Akupunkturpunkte und Leitbahnen aktiviert werden.

Melzack und Wall haben 1965 die Wirkung der Akupunktur bei Schmerzen durch die sogenannte Gate-Control-Theorie, die auch zur Einführung der Transcutanen Elektrischen Nervenstimulation (TENS) geführt hat, erklärt. Diese Theorie beschreibt ein kybernetisches Modell der Schmerzleitung und Schmerzwahrnehmung: Danach werden Schmerzreize von peripheren Rezeptoren in Haut, Muskeln, Knochen, inneren Organen usw. aufgenommen und zum Rückenmark geleitet. Im Hinterhorn des Rückenmarks laufen sämtliche afferente Fasern zusammen. Hierauf wirken zwei Kontrollsysteme und entscheiden über die Öffnung des Tores, d.h. Weiterleitung zu höheren Zentren (Formatio reticularis, Thalamus, Hypothalamus, limbisches System, Hirnrinde):

- Afferente Impulse von nicht schmerzleitenden Rezeptoren aus der Peripherie bewirken eine präsynaptische Hemmung. Sie konkurrieren mit den Schmerzimpulsen um den Einlass in das „Tor“. Die schmerzlindernde Wirkung aller Stimulationsverfahren wie Akupunktur, TENS oder auch Qìgōng kann hierdurch erklärt werden.

- Absteigende Bahnen aus dem Hirnstamm, dem Mittelhirn und dem Kortex bewirken eine postsynaptische Hemmung der Schmerzübertragung.

Viele Details dieser Theorie sind schnell widerlegt worden, dennoch gilt es als Verdienst von Melzack und Wall, die inhibitorischen Mechanismen ins allgemeine Bewusstsein gerückt zu haben.

Eine unangemessen hohe Muskelspannung und/oder chemische Sensibilisierung der spezifischen Schmerzrezeptoren kann Schmerzen auslösen oder verstärken.

Pomeranz hat die humorale Antwort auf einen Schmerzreiz durch Ausschüttung von Endorphinen und Enkephalinen im ZNS durch seine Untersuchungen 1989 belegt. Der schmerzlindernde Effekt der Akupunktur durch diesen Mechanismus ist experimentell untersucht. Es ist anzunehmen, dass bei Qìgōng-Übungen ebenfalls Endorphine ausgeschüttet werden, vergleichbar mit der Endorphinausschüttung bei Ausdauersportarten. (Geisler & Weiss 2022)

Übungsbeispiele aus dem Qìgōng

Im Folgenden werden Übungen aus zwei unterschiedlichen Systemen vorgestellt:

1. Übungen aus dem Lehrsystem Qigong Yangsheng von Jiao Guorui (1923–1997), Arzt für TCM und Qigong-Meister, Professor und Mitglied der Expertenkommission an der Akademie für TCM in Beijing, Direktor des Institus für Qigong der Akademie für TCM Beijing.
2. Übungen des *Wuxing Yangsheng Gong – Übungen zur Lebenspflege entsprechend den Fünf Wandlungsphasen* – von Lǐ Héchūn (geb. 1978). Lǐ Héchūn ist Daoist und Abt des Klosters Zhìzhēn Guàn (Kloster der höchsten Wahrhaftigkeit) in Chéngdū und Leiter der Akademie Chóng Xuán Shū Yuàn (Akademie des doppelten Mysteriums) in Chéngdū.

Im „Spiel des Hirsches“ aus dem *Spiel der Fünf Tiere* wird besonders das Dehnen der Gliedmaßen und der Leitbahnen angesprochen. In der Übung „Der Hirsch wendet den Kopf“ wird in der Hauptruhehaltung der Punkt „Der hintere Wasserlauf“ (Dünndarm 3, *hòuxī*) aktiviert. Er ist ein Tonisierungspunkt („Holzpunkt“ entsprechend der Mutter-Kind-Regel) und gleichzeitig Einschaltpunkt für die Leitbahn der Steuerung, *dūmài*. In dieser Haltung wird die Vorstellungskraft *yì* zum Punkt *wěilǘ* (Steißbeinende, Akupunkturpunkt „Wachstum und Stärke“, *dūmài* 1) gelenkt.

Praktiziert man die Übung regelmäßig, kann Qì entlang der Leitbahn der Steuerung *dūmài* wieder frei zirkulieren. Gerade bei chronischen wirbelsäulennahen Beschwerden ist diese Übung indiziert und wird als hilfreich empfunden.

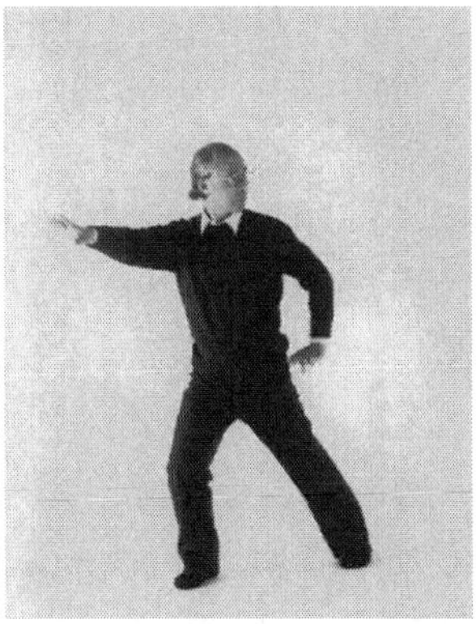

Abb. 3: *Jiao Guorui: Der Hirsch wendet den Kopf*
(aus ML Verlag in der mgo fachverlage GmbH & Co. KG)

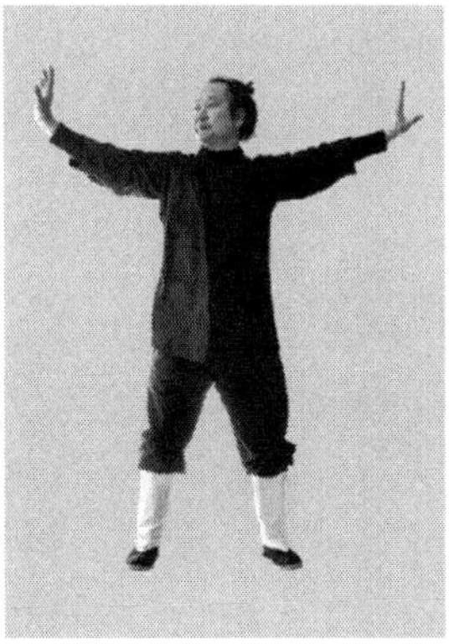

Abb. 4: *Li Hechun: Der Knabe stellt Fragen an den Himmel*
(aus ML Verlag in der mgo fachverlage GmbH & Co. KG)

Ähnlich positive Erfahrungen gibt es bei Rückenschmerzen mit der Übung aus den *Acht Brokaten* „Blicke zurück auf die fünf Übertreibungen und die sieben schädlichen Einflüsse". In dieser Übung werden u.a. Nieren-, Blasen-, Herz- und Dünndarm-Leitbahnen angesprochen. Die Aufmerksamkeit geht vom mittleren *dāntián* (Körperzentrum) über den Bereich „Zusammenkunft des Yīn" (*rènmài* 1, *huìyīn*), zu den Punkten „Die emporsprudelnde Quelle" (Niere 1, *yǒngquán*). Durch Drehen des Kopfes in eine Richtung kommt es zur Rotation nicht nur in der Halswirbelsäule. Eine leichte Drehung wird bis zur Steißbeinspitze wahrnehmbar. Mit Hilfe der Vorstellungskraft wird Qì entlang der Blasenleitbahn auf der Rückseite des Beines zurückgeführt zum hinteren *dāntián.* Nieren- und Blasenleitbahnen werden aktiviert und reguliert. In der Wahrnehmung und Wirkung auf den Rückenbereich ist diese Übung vergleichbar mit der *Acht Brokatübung im Sitzen* „Drehe den Kopf und schwenke sanft die *tiānzhù*, Blase 10". Durch diese Rotation kommt es zur Aktivierung der Leitbahn der Steuerung, *dūmài*, der Punkte „Zu beiden Seiten der Wirbelsäule" (*huá tuō, jíajī*) sowie der Punkte auf den Blasen-Leitbahnen am Rücken.

Bei chronischen Schulterbeschwerden sind z.B. die feinen, schlängelnden und spiraligen Bewegungen effektiv, wie sie beim „Spiel des Bären" aus dem *Spiel der Fünf Tiere* oder in den *Emei-Übungen* praktiziert werden. Hier werden nicht nur die drei Yáng-Leitbahnen der Hand (Dickdarm-, Drei-Erwärmer- und Dünndarm-Leitbahnen), angeregt, die über die Schultern verlaufen, sondern zugleich auch die drei Yīn-Leitbahnen der Hand (Lungen-, Herzhülle- und Herz-Leitbahnen).

Im „Spiel des Bären" werden die weichen, sanften und spiraligen Kräfte betont, wodurch vor allem die sammelnden und Yīn fördernden Aspekte geübt werden können. Die beiden ersten Formen aus dem „Spiel des Bären" zeigen deshalb gute Wirkungen bei chronischen Schulterbeschwerden.

Auch die Übungen, die zur 2. Form der *Emei-Sequenz* gehören „Hängende Arme, die Schultern gerade" haben durch ihre feinen, schlängelnden Bewegungen einen sehr positiven Einfluss auf den Schulter-Nacken-Bereich. Im schulterbreiten Stand werden kleine langsam kreisende Bewegungen mit den Händen neben den Hüften ausgeführt, gleichzeitig werden die Finger leicht bewegt. Die Bewegungen finden in den kleinen Fingergelenken statt – nahe an den Anfangs- und Endpunkten der Leitbahnen – und setzen sich in immer feiner werdenden Bewegungen bis in die Schulter fort. Ursprung der Bewegung ist das *dāntián* (Elixierfeld, mittleres *dāntián,* in der Körpermitte, auf der Höhe von *rènmài* 8, Nabelbereich, liegend).

Beim „Spiel des Kranichs“ aus dem *Spiel der Fünf Tiere* leitet die Vorstellungskraft die Qì-Bewegung bis in die Fingerspitzen an. Dort liegen die Anfangs- und Endpunkte der Yīn- und Yáng-Leitbahnen der Hände. Ursprung der Bewegung ist das mittlere *dāntián* (Körpermitte). Aus dieser Mitte heraus erfolgen Öffnen und Schließen sowie Steigen und Sinken. Die ersten beiden Übungen aus dem „Spiel des Kranichs“ eignen sich, angepasst an das jeweilige Beschwerdebild, gut zur begleitenden Behandlung bei Schulterbeschwerden.

In der Übung „Der Knabe stellt Fragen an den Himmel“ aus den Übungen des *Wuxing Yangsheng Gong, Übungen zur Lebenspflege entsprechend den Fünf Wandlungsphasen* von Lǐ Héchūn werden die Arme in gleicher Ebene wie der Rumpf zur Seite geführt. Die Handballen führen die Bewegung an, die Finger sind gespreizt, die Fingerspitzen zeigen nach oben. Diese Haltung aktiviert die Anfangs- und Endpunkte der drei Yáng-Leitbahnen der Hände (Dickdarm-, Drei-Erwärmer- und Dünndarm-Leitbahnen) und die drei Yīn-Leitbahnen der Hände (Lungen-, Herzhülle- und Herz-Leitbahnen).

Qìgōng als „psychologisches Verfahren“ in der Schmerztherapie

Chronische Schmerzen stellen in jedem Fall eine hohe psychische Belastung dar – sowohl durch die Schmerzen selbst als auch durch die damit verbundenen Einschränkungen aktiver Lebensgestaltung im beruflichen wie auch im privaten Bereich. Verfahren psychologischer Schmerztherapie sind seit ca. 30 Jahren integraler Bestandteil bei der

Behandlung chronischer Schmerzen. Eine wesentliche Forderung der Schmerztherapie besteht darin, die Fixierung des Patienten auf den Schmerz zu lösen.

Bei chronischen Schmerzzuständen kommt es zu einer Erhöhung des Sympathikotonus, der eine Steigerung des Muskeltonus mit sich bringt. Gleichzeitig wird die Schmerzschwelle erniedrigt. Ziel der therapeutischen Bemühungen muss sein, das Vegetativum wieder in Richtung der Vagotonie zu verschieben. Psychisch wirksame Verfahren wie z.B. progressive Muskelentspannung nach Jacobson, Biofeedback, autogenes Training, Qìgōng usw. leisten diese Arbeit.

Übungsprinzipien

Es gibt sehr viele unterschiedliche Qìgōng-Übungen. Die drei Faktoren Körperhaltung und Bewegung, Atmung und Vorstellungskraft werden in jeder Übung miteinander verbunden und in unterschiedlicher Weise betont. Allen Übungen gemeinsam sind sechs Prinzipien des Übens:

1. Entspannung, Ruhe und Natürlichkeit.
2. Vorstellungskraft *yi* und Qì folgen einander.
3. Bewegung und Ruhe gehören zusammen.
4. Obere Leichtigkeit – untere Festigkeit.
5. Das richtige Maß.
6. Schritt für Schritt üben

Am Beispiel des 4. Übungsprinzpis, „Obere Leichtigkeit – untere Festigkeit“, soll gezeigt werden, wie durch Qìgōng das Vegetativum in Richtung Vagotonie beeinflusst werden kann. Die Grenzlinie zwischen „oben und unten“ ist die Nabelhöhe. Während des Übens soll im unteren Bereich des Körpers ein Gefühl von Stabilität, Festigkeit und Kraftfülle vorherrschen, im oberen Bereich ein Gefühl von Leichtigkeit und „Leere“. Die Grundlage der oberen Leichtigkeit ist die untere Stabilität. Deshalb wird beim Üben des Qìgōng zuallererst auf die

Entwicklung eines festen Fundaments, eines stabilen Standes, Wert gelegt.

Zahlreiche Übungselemente dienen diesem Ziel: das Bewahren der Vorstellungskraft (*yì*) im mittleren *dāntián* (Körpermitte), die Vorstellung einer festen Verwurzelung in der Erde, die Körperhaltung mit nach unten gerichteter Gesäßkraft, so dass die Knie leicht gebeugt sind. Alle nach unten gerichteten Vorstellungen werden mit einer Gewichtung von 70%, die nach oben gerichteten mit einer Gewichtung von 30% geübt. Die große Bedeutung von unterer Festigkeit und oberer Leichtigkeit wird klar, wenn wir einige der wichtigsten Beschwerden des gegenteiligen Zustandes, nämlich energetische Überladung im oberen Körperbereich und energetische Schwäche im unteren Körperbereich aufzählen. Symptome und Beschwerden, die bei „oberer energetischer Überladung" auftreten können, sind Kopfschmerz, Kopfdruck, Schwindel, schlechtes Gedächtnis, Schlafstörungen, innere Unruhe, Engegefühl in der Brust, erschwertes Atmen, leichte Erregbarkeit, Gefühl einer Last auf den Schultern.

Symptome und Beschwerden, die bei „unterer energetischer Schwäche" auftreten können, sind Schmerzen und Schwächegefühl im Bereich von Lenden, Kreuz, Beinen und Füßen, kalte Füße, unsicherer Gang, instabiler Stand.

Der untere Körperbereich ist mehr dem Yīn, dem Verdichten, dem Sammeln und dem Nähren zugeordnet. Dies ist vergleichbar mit dem Überwiegen des Parasympathikotonus im vegetativen Nervensystem. Der obere Körperbereich ist hingegen mehr dem Yáng zugeordnet, der Aktivität, dem Zerstreuen, dem Verbrauch. Dies ist wiederum vergleichbar mit dem Überwiegen des Sympathikotonus im vegetativen Nervensystem. Eigene Untersuchungen über Kreislauf, Atmung und Kalorimetrie bei Qìgōng-Übenden bestätigen den Mechanismus des eher parasympathischen Effektes.

Nicht zu unterschätzen sind weitere psychisch wirksame Komponenten des Qìgōng:

Das Vertrauen in die eigenen Fähigkeiten, am Heilungs- bzw. Linderungsprozess mitwirken zu können, wird gestärkt. Die psychische Befindlichkeit wird durch bildhafte Inhalte der Übungen, die sich an positiv besetzten Naturbildern orientieren, aufgehellt: „Der Kranich breitet seine Schwingen aus", „Hände wie ziehende Wolken", „Die Wolken zerteilen, den Mond halten", „Wolkenhände ausstrecken", „Stehen wie eine Kiefer", „Der Drache fliegt und der Phönix tanzt". Die „Poesie" der Übungen, d.h. ihre natürliche Ästhetik und Anmut, fördert ebenfalls eine wohlgestimmte psychisch-geistige Befindlichkeit.

Übungsbeispiele

Untere Stabilität und obere Entfaltung sind ein Grundprinzip jeder Qìgōng-Übung. In der Pferdschritthaltung wird die Verwurzelung über „Die emporsprudelnde Quelle", Niere 1, *yǒngquán*, besonders deutlich. Dadurch wird der Funktionskreis Niere *shèn* und damit das gesamte Knochengerüst gestärkt. Durch die nach innen schließenden Kräften an der Beininnenseite werden alle drei Yīn-Leitbahnen des Fußes, die Nieren-, Leber- und Milz-Leitbahnen aktiviert und darüber das Yīn generell gestärkt. Entspannung und Leichtigkeit im oberen Körperbereich werden betont und fördern die „Weite des Geistes, *shén*", sowie das „Öffnen des Herzens (*xīn,* als Bewusstsein)". Die wechselseitige Betonung von Öffnen und Schließen, Steigen und Sinken, Ruhe und Bewegung, Entspannung und Anspannung kann zu einer differenzierten leiblichen Erfahrung führen, die in der psychologischen Schmerztherapie eine große Rolle spielt, da das leibliche Erleben bei chronisch Schmerzkranken oft sehr eingeschränkt ist und der Körper vielfach nur noch über Schmerzen wahrgenommen wird.

In der Übung aus den *Acht Brokaten* „In den Pferdschritt gehen, den Kopf wenden und das Herz-Feuer vertreiben" wird durch die Pferdschritt-Haltung der Funktionskreis Niere *shèn* gestärkt. Die Rotation um den Punkt „Tor des Lebens" *dūmài* 4, *mingmen*, hinteres *dāntián,* führt zur Stärkung des vorgeburtlichen Qì (Qì der angeborenen Konstitution). Die Dehnung der Herz-Leitbahn in der Hauptruhehaltung fördert das Wechselspiel zwischen den beiden Kräften „Wasser“ und „Feuer“, entsprechend den Funktionskreisen Niere *shèn* und Herz *xīn*, und den Aspekten Yīn und Yáng.

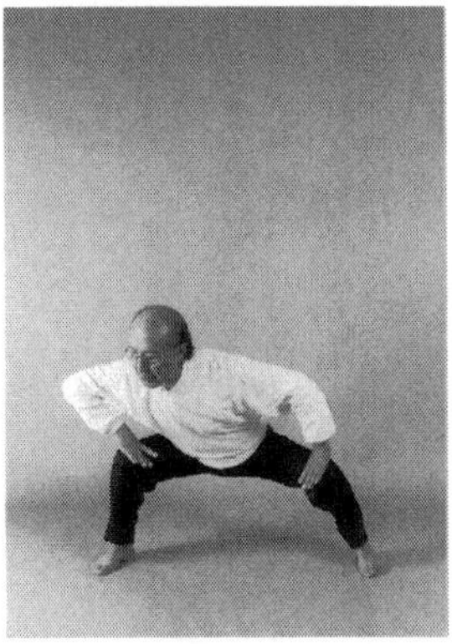

Abb. 5: *Jiao Guorui: In den Pferdschritt gehen, den Kopf wenden*
(aus ML Verlag in der mgo fachverlage GmbH & Co. KG)

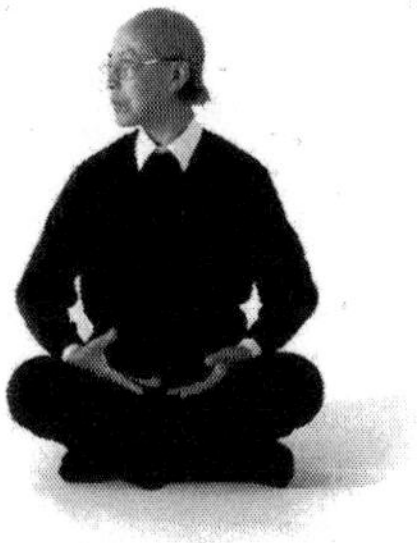

Abb. 6: *Schwenke sanft die tiānzhù, Blase 10*
(aus ML Verlag in der mgo fachverlage GmbH & Co. KG)

Zum Funktionskreis Herz *xīn* gehören nicht nur die Blutzirkulation und die Blutgefäße, sondern auch die geistigen, intellektuellen und mentalen Fähigkeiten, wie Bewusstsein, Gedächtnis, klares Denken, Bewusstheit und Emotionalität. Herz *xīn* bestimmt die Fähigkeit eines Menschen, gute Beziehungen aufzubauen und zu pflegen.

Übungen im Pferdschritt können als hohe, mittlere und auch tiefe Pferdschrittübung praktiziert werden und sind daher den Möglichkeiten des Übenden leicht anzupassen.

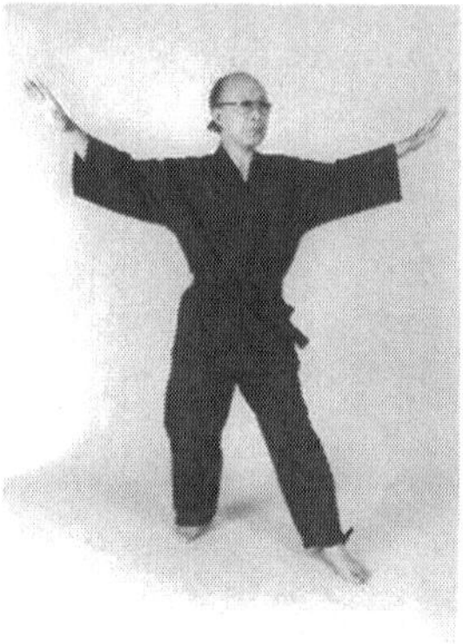

Abb. 7: *Der Kranich breitet seine Schwingen aus*
(aus ML Verlag in der mgo fachverlage GmbH & Co. KG)

Im „Spiel des Kranichs" aus dem *Spiel der Fünf Tiere* können sich die Übenden im oberen Körperbereich leicht und fast schwerelos fühlen, verlieren jedoch die Bodenhaftung durch die untere Stabilität und Verwurzelung mit der Erde nicht. Dadurch können die beiden polaren Aspekte Yīn und Yáng, unten und oben, leicht und schwer, innen und außen, vorne und hinten wahrnehmbar werden, wobei immer beide Aspekte gleichzeitig vorhanden sind.

Bei der Übung „Schwenke sanft die *tiānzhù, Blase 10*", die zu den *Acht Broakten im Sitzen* gehört (vgl. oben), wird auf dem Boden oder auf dem Stuhl sitzend der Kopf langsam und sanft nach links und nach rechts gedreht. Die Drehung erfolgt ohne Anstrengung und ohne ein Ziel zu verfolgen. Diese absichtslose und leicht durchführbare Bewegung kann für Patienten mit chronischen Schmerzen eine Möglichkeit bieten, Vertrauen in die eigenen Fähigkeiten zurückzugewinnen. Erste körperliche Erfahrungen bieten die Chance, auch tiefer liegende seelische und emotionale Störungen aufzudecken.

Die Aufmerksamkeit nicht auf das Vergangene zu richten, sondern mit Zuversicht in die Zukunft zu blicken, ermöglicht die Übung

„Blicke zurück auf die 5 Übertreibungen und die 7 schädlichen Einflüsse“ aus den *Acht Brokatübungen* (vgl. oben).

Hilfreich kann auch bei der Übung „Mit beiden Händen den Berg schieben“ aus den *15 Ausdrucksformen des Taiji Qigong* die Vorstellung sein, die unangenehmen Dinge des Lebens wegzuschieben. Beim Zurückholen der Hände zum *dāntián* (Körpermitte) stellt man sich vor, die positiven und angenehmen Dinge aufzunehmen.

Qìgōng als „Krankengymnastik“ in der Schmerztherapie

Vor allem bei chronischen muskuloskelettalen Schmerzen sind auf Dauer aktive krankengymnastische Maßnahmen den passiven Therapieformen vorzuziehen. Es wird allgemein empfohlen, Patienten zu häufigen selbstständigen Übungen zu Hause anzuregen.

Die Bewegungen im Qìgōng sind langsam, weich und fließend, beinhalten aber auch Ruhehaltungen, die isometrischen Übungen ähnlich sind. So gibt es, im Folgenden am Beispiel der Vorbereitungshaltung „Stehen wie eine Kiefer“ gezeigt, viele Anforderungen, die zur Kräftigung der Rücken- und Bauchmuskulatur und dadurch zu einer Stabilisierung der Wirbelsäule beitragen:

Der Stand ist schulterbreit, die Füße stehen parallel, die Knie sind leicht gebeugt. Im Becken übt man das „innere Schließen“ zu einem Rund, Lenden- und Kreuzbereich werden gelockert und entspannt. Becken und Gesäß werden etwas gesenkt, so als wolle man sich setzen. Der Unterbauch wird leicht eingezogen, so dass ein Gefühl von Festigkeit und Stabilität im Bauch entsteht. Der Rücken ist aufgerichtet mit innerer hochragender Kraft. Die Schultern sind gelockert und entspannt. Der Kopf ist gerade, der Nacken entspannt und natürlich aufgerichtet. Durch das Aufrichten der Halswirbelsäule ist das Kinn leicht angezogen. Der Blick geht geradeaus locker in die Ferne, nichts fixierend. Man stellt sich vor, zu stehen wie eine Kiefer, wie ein Baum, ein Bambus oder wie ein Berg. Koordiniert man die Vorstellungsübung mit der Atmung so atmet man mit der nach außen öffnenden Vorstellung aus und mit der nach innen schließenden Vorstellung ein. Nach außen gehender Vorstellung sowie Ausatmen führen beide zum Sich-Verbreiten und Öffnen des Qì, nach innen gehender Vorstellung sowie Einatmen führen zum Sammeln und Verdichten des Qì.

Sind die Schwerpunkte der einzelnen Körperabschnitte übereinander, so ist die Haltung ausgewogen und im Lot.

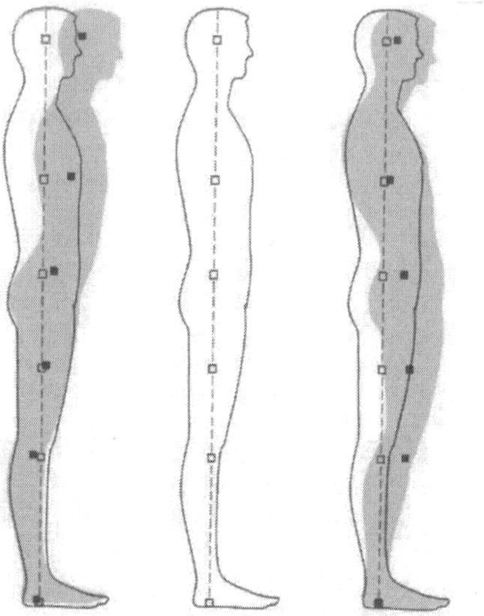

Abb. 8: *Stehen im Lot*
(aus ML Verlag in der mgo fachverlage GmbH & Co. KG)

Man übt im Beckenbereich neben der „inneren Schließung“, wobei sich die Beckenschaufeln und Hüftgelenke vom Rücken ausgehend nach vorne ein wenig zum Rund schließen, eine Lockerung im Lenden-Kreuz-Bereich. Das Gesäß wird etwas gesenkt, so als wolle man sich setzen, was zu einer Lockerung und Dehnung in der Lendenwirbelsäule führt. Das ist der Bereich, der bei Patienten mit chronischen Rückenschmerzen starke Verspannungen in der Muskulatur zeigt. Durch Qìgōng-Übungen kann dieser Bereich gelockert und durch stetiges Üben die Muskulatur im richtigen Maß von Anspannung und Entspannung aufgebaut werden. Patienten mit Schmerzen und/oder Bandscheibenvorfällen im LWS-Bereich lernen in der Qìgōng-Haltung „Stehen wie eine Kiefer“ zu stehen und aus dieser Haltung heraus einfache Bewegungen zu praktizieren. Die nach unten gerichtete sitzende Kraft bewirkt eine Gegenkraft nach oben, die zusammen mit dem entspannten Blick in die Ferne zu einer leichten Aufrichtung und Dehnung im LWS-Bereich führt.

Eine weitere Anforderung bezieht sich auf die Haltung des Kopfes während der Qìgōng-Übungen. Der Kopf ist gerade, der Nacken entspannt und natürlich aufgerichtet, wobei das Kinn leicht angezogen wird. Der Blick geht geradeaus locker in die Ferne, was zu einer Entspannung der Augen- und der mimischen Muskulatur führt. Das ist die Kopfhaltung, die die günstigste Hirndurchblutung zulässt, im Gegensatz zur gebeugten Halswirbelsäule oder zur gestreckten oder gar überstreckten Haltung.

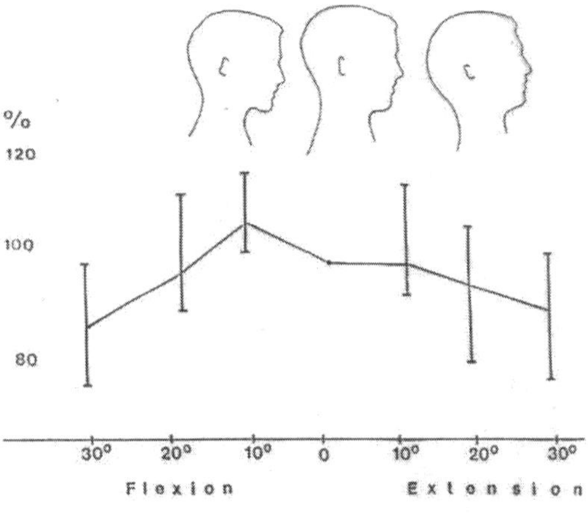

Abb. 9: *Hirndurchblutung bei verschiedenen Kopfhaltungen*
(aus ML Verlag in der mgo fachverlage GmbH & Co. KG)

Bei leichter Kopfneigung von etwa 10 Grad ist die Durchblutung der Arteria vertebralis besser als in der Normalhaltung. Bei weiterer Flexion oder Extension aus dieser Haltung heraus verschlechtert sich die Durchblutung mit zunehmenden Winkelgraden (modifiziert nach J. Krämer, Rückenschule und Halswirbelsäule, 1990)

Übungsbeispiele

In der Übung „Mit beiden Händen die Füße fassen und das Nieren Qì stärken“ aus den *Acht Brokaten* wird bei fast durchgedrückten Beinen der Rumpf im Hüftgelenk rechtwinklig gebeugt. Oberkörper und Hinterhaupt bilden eine Linie. Bei chronischen Schmerzen im unteren Rückenbereich empfiehlt es sich, den Rumpf nur bis zur Horizontalen zu beugen. Dies gelingt in der langsamen Bewegungsausführung nur, wenn Bauch- und Rückenmuskulatur angespannt werden. So werden die Gegenspieler der Vorder- und Rückseite des Rumpfes aktiviert und gekräftigt.

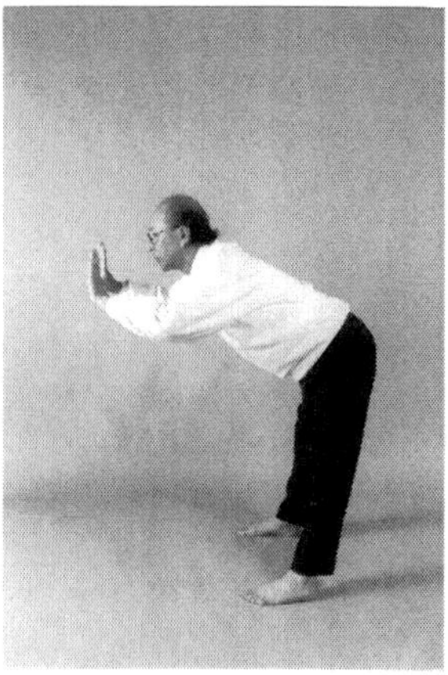

Abb. 10: *Jiao Guorui: Mit beiden Händen die Füße fassen*
(aus ML Verlag in der mgo fachverlage GmbH & Co. KG)

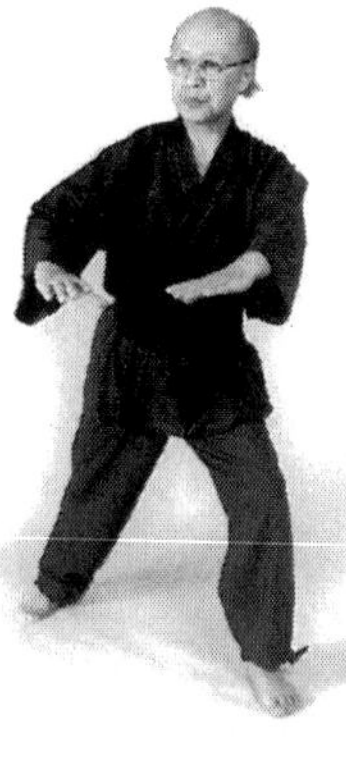

Abb. 11: *Den Ball nach links und rechts rollen*
(aus ML Verlag in der mgo fachverlage GmbH & Co. KG)

Bei allen Pferdschrittübungen, z.B. „In beiden Fäusten die Kraft vermehren“ aus den *Acht Brokaten* oder „Der Kosmos besteht aus dem uranfänglichen Qì“ aus den *Übungen zur Lebenspflege nach den Fünf Wandlungsphasen von Li Hechun,* wird die Kraft in den Beinen und im Beckenbereich trainiert. Mit der Vorstellung, das Becken zu schließen, so als sei ein Tuch um das Becken gewickelt, werden Bauch- und Rückenmuskulatur gestärkt, der Beckenboden trainiert.

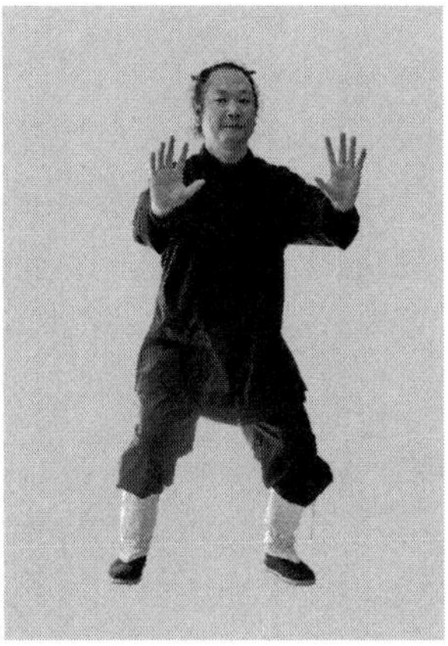

Abb. 12: *Li Hechun: Der Kosmos besteht aus dem uranfänglichen Qi*
(aus ML Verlag in der mgo fachverlage GmbH & Co. KG)

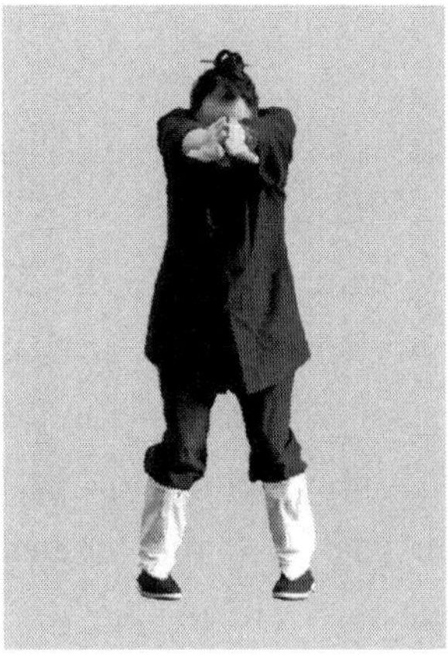

Abb. 13: *Der weiße Kranich breitet seine Flügel aus*
(aus ML Verlag in der mgo fachverlage GmbH & Co. KG)

In der Übung „Der weiße Kranich breitet seine Flügel aus" aus den *Übungen zur Lebenspflege nach den Fünf Wandlungsphasen von Li Hechun* kommt es zu einer starken Dehnung und anschließender Verdichtung im Rückenbereich, besonders im Brustwirbelbereich. Dabei ist die Vorstellungskraft zwischen den Schulterblättern und führt zu einer Aktivierung der Punkte auf dem inneren und äußeren Ast der Blasenleitbahnen. Die öffnenden und schließenden sowie steigenden und sinkenden Bewegungen der Arme können Verspannungen im Schulter- und Nackenbereich lösen.

In der Übung „Den Ball nach links und rechts rollen" aus den *15 Ausdrucksformen des Taiji Qigong* wird eine widerstreitende Kraft wahrnehmbar: Im Bogenschritt nach links werden die Arme in Taillenhöhe nach rechts bewegt, wobei der Blick ebenfalls nach rechts über die Hände hinaus in die Ferne geht. Diese gegenläufige und widerstreitende Kraftentfaltung mit dem Schritt nach links und der Arm- und Blickrichtung nach rechts kann zu einer Aufhebung oder Linderung der Blockierung im Iliosacralgelenk (Kreuzdarmbeingelenk) führen. Diese Übung ist auch zur Vorbeugung bei häufigeren Blockierungen in diesem Gelenk einsetzbar.

Spezifität und Vollständigkeit

Immer wieder stellt sich die Frage, ob es eine spezifische Übung oder Übungsmethode gibt, die besonders gut bei einer bestimmten Erkrankung zu empfehlen ist.

Manche Übungen kündigen in ihrem Titel eine gewisse Wirkungsweise an. So z.B. bei den *Acht Brokaten* die Übungen: „Mit beiden Händen die Füße fassen und das Nieren Qì stärken" oder „In den Pferdschritt gehen, den Kopf wenden und das Herzfeuer vertreiben" oder „Lass dich auf die Fersen fallen und vertreibe alle Krankheiten".

Auch die Zuordnung der Tiere im *Spiel der Fünf Tiere* zu den Fünf Wandlungsphasen verleitet zu der Annahme, dass bei einer Disharmonie in einer Wandlungsphase das entsprechende Tierspiel geübt werden solle. Da jedoch jede Wandlungsphase über den ernährenden und kontrollierenden Zyklus mit jeder anderen in Verbindung steht, kann bei einer Disharmonie in einer Wandlungsphase jedes Tierspiel geübt werden. Dem widerspricht nicht die Tatsache, dass zum Beispiel beim „Spiel des Bären“ die Aufmerksamkeit nicht nur im mittleren *dāntián* (Körpermitte), sondern auch im vorderen *dāntián* (Nabelbereich) ist, wodurch das nachgeburtliche Qì geübt und gestärkt wird. Beim „Spiel des Tigers“ ist die Aufmerksamkeit zusätzlich im hinteren *dāntián, dūmài 4, mingmen* (Tor des Lebens). Diese wiederum reguliert und stärkt das vorgeburtliche Qì.

In verschiedenen Pilotprojekten wurde untersucht, welchen positiven Einfluss Qìgōng Übungen haben können, zum Beispiel auf Bluthochdruck, Asthma bronchiale oder Kopfschmerz/Migräne. Die Patienten erhielten nach einer baseline 1 x wöchentlich Qìgōng-Unterricht für 90 Minuten über acht Wochen, nach ca. drei Monaten erneut 1x wöchentlich für 90 Minuten über acht Wochen. Unterrichtet wurden die ersten sieben Übungen aus den *15 Ausdrucksformen des Taiji Qigong*. Die Patienten wurden jeweils über ein Jahr betreut und begleitet. Die positiven Effekte waren deutlich, jedoch ist nie untersucht worden, ob andere Übungen die gleiche oder sogar eine bessere Wirkung erzielt hätten.

Bei entsprechender Vertiefung kann jede Qìgōng-Übung für sich allein eine ganzheitliche Wirkung entfalten, denn in jeder einzelnen Übung sind alle Prinzipien enthalten.

> *„Jede Qìgōng-Übung reguliert das gesamte System der Leitbahnen.“ „Jede starre Zuordnung von Übung und Beschwerdebild widerspricht einer sinnvollen Anwendung des Qìgōng als einer auf den gesamten Organismus ausgerichteten therapeutischen Methode.“* (Jiao, 2021)

Schlussfolgerung

Da jede Übung für jeden Patienten je nach Kondition und Konstitution modifiziert werden kann, sind Qìgōng-Übungen in fast jedem Gesundheitszustand durchführbar.

Regelmäßiges, beständiges Üben von Qìgōng führt zu langsam sich verbessernden physiologischen und psychischen Faktoren im Sinne einer Regulation und Stärkung. Nicht eine spezielle Übung wird eine chronische Schmerzkrankheit positiv beeinflussen, auch wenn bestimmte Leitbahnen, Akupunkturpunkte oder Funktionskreise aktiviert werden und dadurch Hoffnungen geweckt werden können. In jeder einzelnen Qìgōng-Übung, in jeder Übungssequenz, aber auch über einen längeren Zeitraum der Übungspraxis betrachtet findet sich der stete Wechsel von Yīn und Yáng, von Öffnen und Schließen, Steigen und Sinken, von Ruhe und Bewegung. Körper, Geist und Atem werden harmonisiert. Der Übende kann zu mehr innerer Gelassenheit und Ruhe finden.

Qìgōng Yǎngshēng hat sowohl für die präventive als auch für die kurative und palliative Medizin eine große Bedeutung und spielt in der Rehabilitation eine wichtige Rolle. Zur präventiven Wirkung gehören Gesunderhaltung, Kräftigung, Stärkung der Widerstandskräfte sowohl im körperlichen als auch im seelisch-geistigen Bereich. Im kurativen Bereich kann eine Linderung der Beschwerden durch eigene Übung in vielen Fällen bei Krankheiten wie Rückenschmerzen, Kopfschmerzen, Bewegungsstörungen, Verdauungsbeschwerden, Schlaflosigkeit, Nervosität gelingen. Im palliativen Bereich ist von besonderer Wichtigkeit, dass durch das Üben von Qìgōng das allgemeine Wohlbefinden deutlich gesteigert werden kann. Bei schweren Krankheitszuständen kann zumindest zeitweiliges Wohlbefinden erreicht werden und die seelische Befindlichkeit sich deutlich aufhellen.

Qìgōng-Übungen sind ein aktiver Prozess zur Selbstregulierung und Selbstwiederherstellung. Nicht eine zugeführte Substanz oder die Behandlung durch einen Therapeuten lindern die Schmerzen, sondern die eigene Aktivität und das Üben stehen im Vordergrund. Dies fördern die Mitverantwortung der Patienten und das Kennenlernen der eigenen Kräfte und Fähigkeiten.

„Die Menschen erhalten die Gesundheit von den Göttern. Dass sie selbst daran mitwirken können, wissen sie nicht"
(Demokrit, 460 v.C.)

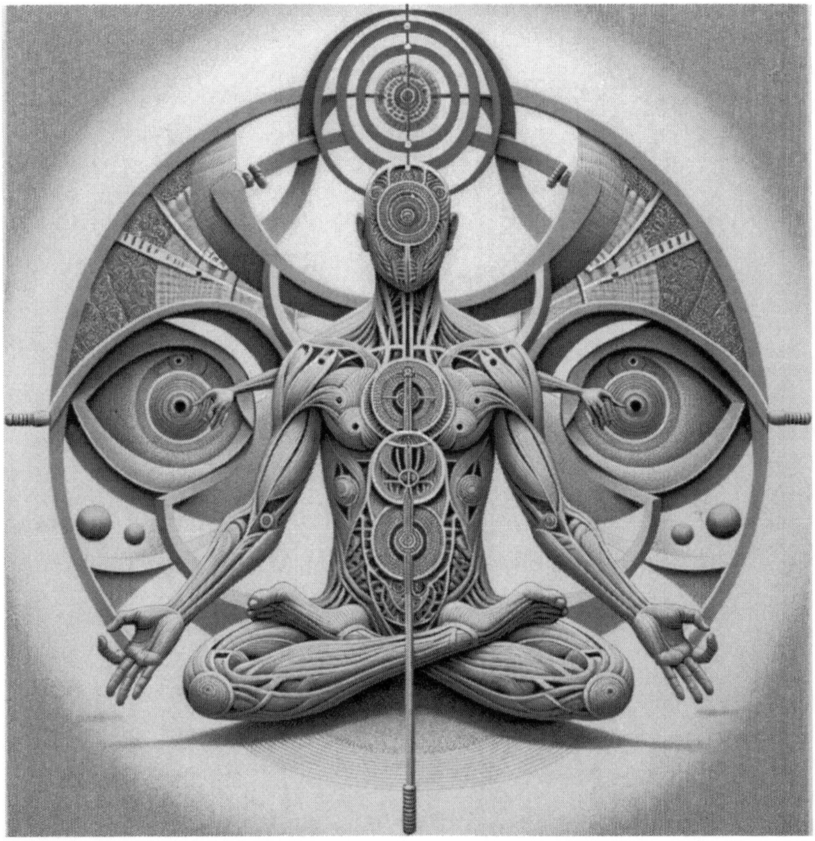

Abb. 14: *Gleichgewicht des Geistes.* Digitales Bild. Erstellt von ChatGPT 4.0. in 01/2024.

Literatur

Engelhardt, U., Hildenbrand, G., & Zumfelde-Hüneburg, C. (2014). Leitfaden Qigong. 2. Auflage, Elsevier Verlag, München.

Engelhardt, U. (1987). Die klassische Tradition der Qì-Übungen (Qigong). Medizinisch-Literarische-Verlagsgesellschaft, Kulmbach.

Friedrichs, E. (2003). Qigong Yangsheng in der Begleitbehandlung bei Migräne und Spannungskopfschmerz. Zeitschrift für Qigong Yangsheng, ML-Verlag, Kulmbach, 101–112.

Geisler, M. & Weiss, T. (2022). Schmerzmodulation durch Ausdauersport. Manuelle Medizin 60:143–150.

Geißler, M., Hildenbrand, G. & Zumfelde-Hüneburg, C. (2020). Emei-Methode zur Regulierung der Lebenskraft von Jiao Guorui. 2. Aufl., ML-Verlag, Kulmbach.

Hildenbrand, G. (1996). Qigong Yangsheng, Das Gute stützen – das Schlechte vertreiben. In: Pothmann R. (Hrsg.), Systematik der Schmerzakupunktur, Hippokrates Verlag, Stuttgart.

International Association for the Study of Pain (IASP). (2020). IASP Announces Revised Definition of Pain.https://www.iasp-pain.org/publications/iasp-news/iasp-announces-revised-definition-of-pain (Stand: 16.07.2020)

Jiao, G. (2013). Qigong Yangsheng. 8. Auflage, ML-Verlag, Kulmbach.

Jiao, G. (2017). 8 Brokatübungen. 8. Auflage, ML-Verlag, Kulmbach.

Jiao, G. (2019). Das Spiel der 5 Tiere. 6. Auflage, ML-Verlag, Kulmbach.

Jiao, G. (2021). Die 15 Ausdrucksformen des Taiji-Qigong. 13. Auflage, ML-Verlag, Kulmbach.

Krämer, J. (1990). Rückenschule und Halswirbelsäule. In: Nentwig CG et al.: Die Rückenschule, Enke Verlag, Stuttgart.

Li, H. CH., Schöniger, M., & Zumfelde-Hüneburg, C. (2022). Wuxing Yangsheng Gong, Übungen zur Lebenspflege nach den Fünf Wandlungsphasen, ML-Verlag, Kulmbach.

Maciocia, G. (1994). Die Grundlagen der Chinesischen Medizin. Verlag für TCM, Dr. E. Wühr, Kötzing.

Melzack, R., &Wall, P.D. (1965). Pain mechanism: A new theory. Science 150:971–976.

Pomeranz, B. (1989). Acupuncture research related to pain, drug addiction and nerve regeneration. In: Pomeranz B, Stux G (Hrsg), Scientific basis of Acupuncture, Springer Verlag, Berlin, Heidelberg, New York, 35–52.

Reuther, I. (1996). Qigong Yangsheng in der Behandlung von Asthma. Zeitschrift für Qigong Yangsheng, ML-Verlag, Kulmbach, 44–50.

Ritter, C. (2000). Qigong Yangsheng als Zusatztherapie bei Bluthochdruck im Vergleich zu einer westlichen Entspannungstherapie. Zeitschrift für Qigong Yangsheng, ML-Verlag, 82–87.

Ryu, H., Lee, H.S., Shin, Y.S., Chung, S.M., Lee, M.S., Kim, H.M., & Chung, H.T. (1996). Acute effect of qigong training on stress hormonal levels in man. The American journal of Chinese medicine, 24(2), 193–198. https://doi.org/10.1142/S0192415X96000256

Seemann, H. (1999). Freundschaft mit dem eigenen Körper schließen. Pfeiffer bei Klett-Cotta, Stuttgart, 2. Auflage.

Tiplt, A. & Irnich, D. (2010). Akupunktur und Schmerz – eine Historie in 3 Teilen. DZA 53, 1/2010.

Unschuld, P. U. (2013). Huang Di Neijing suwen, nanjing, Unbefangene Fragen des Inneren Klassikers des Gelben Fürsten. 3./2. Jh. v.C., Cygnus Verlag, Berlin.

Zenz, M. & Jurna, I. (2001). Lehrbuch der Schmerztherapie. Wissenschaftliche Verlagsgesellschaft, Stuttgart, 2. Auflage.

Zumfelde-Hüneburg, C. (1994). Einfluß der Qigong Yangsheng Übungsmethode Tuna auf Parameter der Keislauf und Atemfunktion. Jahresheft Qigong Yangsheng, ML-Verlag, Kulmbach.

Zumfelde-Hüneburg, C. (1996). Auswirkungen der Qigong Yangsheng Übungsmethode Tuna auf Energieverbrauch und Atmung. Zeitschrift für Qigong Yangsheng, ML-Verlag, Kulmbach.

Zumfelde-Hüneburg, C. (1997). Übungsprinzipien und Wirkungen von Qigong Yangsheng aus physiologischer Sicht. In: Hildenbrand G, Geißler M, Stein S, (Hrsg.), Das Qì kultivieren, die Lebenskraft nähren, ML-Verlag, Kulmbach.

Zumfelde-Hüneburg, C. (2007). Begleitende Behandlung mit Qigong Yangsheng bei einer chronischen Schmerzerkrankung. Zeitschrift für Qigong Yangsheng, ML-Verlag, Kulmbach.

Wei Li

Die physikalischen Therapieformen der Traditionellen Chinesischen Medizin in der Behandlung von Schmerzen

Prolog

In einer Welt, die ständig nach neuen Perspektiven in der Gesundheitsversorgung sucht, hat die Traditionelle Chinesische Medizin (TCM), eine jahrtausendealte medizinische Praxis, die auf einem ganzheitlichen Ansatz basiert, einen bemerkenswerten Platz eingenommen. In diesem Zusammenhang werfen wir einen faszinierenden Blick auf die physikalischen Therapieformen der TCM und ihre effektive Anwendung in der Schmerzbehandlung.

Die vorliegende Abhandlung taucht tief in die Welt der physikalischen Therapieformen der TCM ein und untersucht deren Anwendungen in der Schmerztherapie. Von Tuina über Wärmeanwendungen, Guasha und Schröpfen bis hin zur Akupunktur – jede dieser Techniken hat ihren eigenen philosophischen Hintergrund und trägt dazu bei, energetische Blockaden von Xue, Wasser, Flüssigkeit zu lösen und den Fluss des „Qi" zu harmonisieren. Dabei geht es nicht nur darum, lokale Symptome zu behandeln, sondern den gesamten Organismus ins Gleichgewicht zu bringen, Störungen im System zu erkennen und zu korrigieren und so den gesamten Körper zu harmonisieren.

Schmerz in der Traditionellen Chinesischen Medizin

Die Traditionelle Chinesische Medizin (TCM) ist eine medizinische Disziplin, die auf der Grundlage der philosophischen Theorie des einfachen Materialismus entstanden ist und sich über die Jahrhunderte stetig weiterentwickelt hat. Das Verständnis von Schmerz in der TCM lautet: „Schmerz ist Blockade, im Fluss besteht Schmerzfreiheit", was bedeutet, dass Schmerzen durch Blut-, Wasser- und Flüssigkeitsstau oder durch einen schlechten Fluss des „Qi" verursacht werden. So führt zum Beispiel eine Verstauchung der Gelenke zu einer schlechten Zirkulation von Blut und Gelenkflüssigkeit, wodurch Schwellungen und Schmerzen in den Gelenken entstehen. Auch im Körper wachsende Fremdkörper, wie z.B. Steine und Tumore, verursachen Schmerzen, da sie die Zirkulation von Blut und Gewebeflüssigkeit behindern.

Vereinfachend lassen sich in diesem Verständnis folgende Hauptursachen von Schmerzen identifizieren:

- Kälte: Die TCM geht davon aus, dass sich der menschliche Körper bei Kälteeinwirkung zusammenzieht, die Sehnen verkrampfen und die örtliche Zirkulation von Blut und Gewebsflüssigkeit gestört wird, was zu Schmerzen führt. Beispielsweise kann eine Erkältung Kopf- und Gliederschmerzen verursachen.
- Hitze: Die TCM vertritt die Auffassung, dass eine Steigerung der Körpertemperatur oder lokalen Temperatur in bestimmten Bereichen des Körpers dazu führt, dass Blut und Gewebsflüssigkeiten entweichen oder durchsickern. Diese verlagerten Flüssigkeiten können dann die ursprüngliche Zirkulation behindern und somit Schmerzen auslösen. Ein Beispiel hierfür ist der Konsum von scharfen Speisen, welcher zu schmerzhaftem und geschwollenem Zahnfleisch führen kann; eine Grippe, die hohes Fieber und als Folge Kopf- und Gliederschmerzen verursacht, ist ein weiteres Beispiel.
- Blutstau: Die TCM definiert Blutstau als eine Beeinträchtigung der Durchblutung oder eine simultane Störung der Zirkulation von Gewebsflüssigkeiten, welche Schmerzen verursachen kann. Beispiele hierfür sind lokale Haut-Hämatome nach einem Trauma, begleitet von Schmerzen, oder ein Herzinfarkt, der starke Schmerzen im vorderen Herzabschnitt verursacht.
- Schleimstau: In der TCM wird Schleim als Hindernis für die lokale Zirkulation von Gewebsflüssigkeiten angesehen. So haben Patienten mit Cor Pulmonale häufig thorakale Schmerzen, die mit Schleimansammlungen in der Lunge in Verbindung gebracht werden.
- Qi-Stau: Qi steht in der TCM für den Geist und die Vitalität eines Menschen. Das Blut und die Gewebeflüssigkeiten im Kreislaufsystem sind auf das Qi angewiesen, um die normale Kreislauffunktion aufrechtzuerhalten. Eine Stagnation des Qi führt zu einer gestörten Zirkulation von

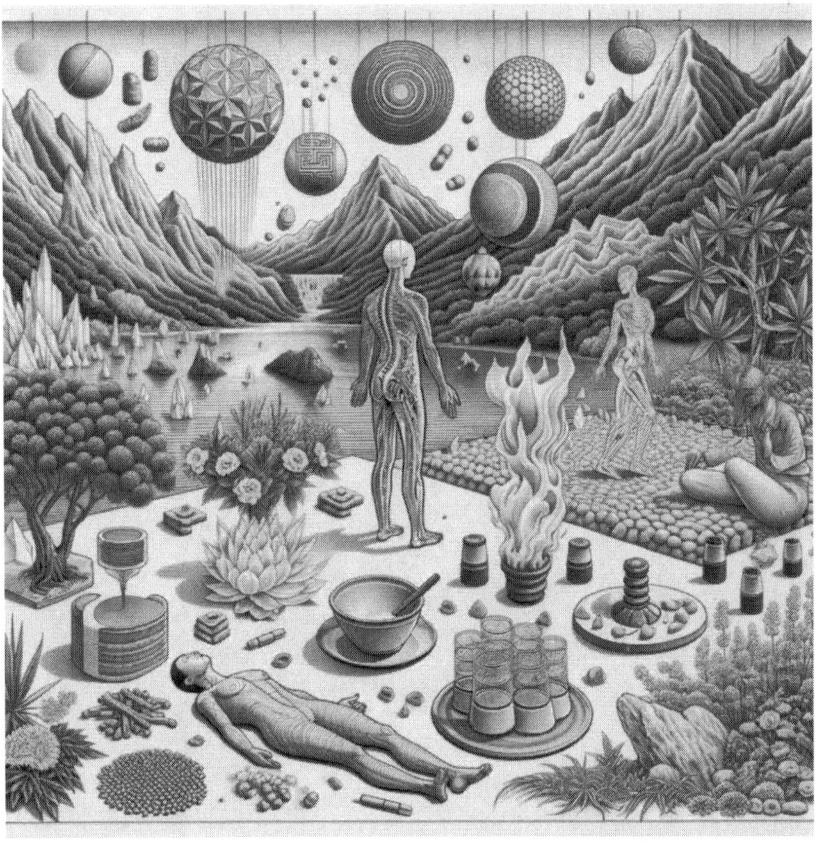

Abb. 1: *Heilende Harmonie der Naturkräfte*. Digitales Bild.
Erstellt von ChatGPT 4.0. in 01/2024.

- Blut und Gewebsflüssigkeiten und damit zu Schmerzen. Zum Beispiel leiden Patienten mit depressiven Störungen oft unter einem Mangel an Vitalität und Geist, was zu einer Stagnation des Qi führt, was wiederum Schmerzen im Körper verursacht.

Die Physikalische Therapieformen der TCM in der Behandlung von Schmerzen

Angesichts der zuvor erläuterten Ursachen von Schmerzen hat die TCM eine Reihe von physikalischen Therapieformen konzipiert, die in

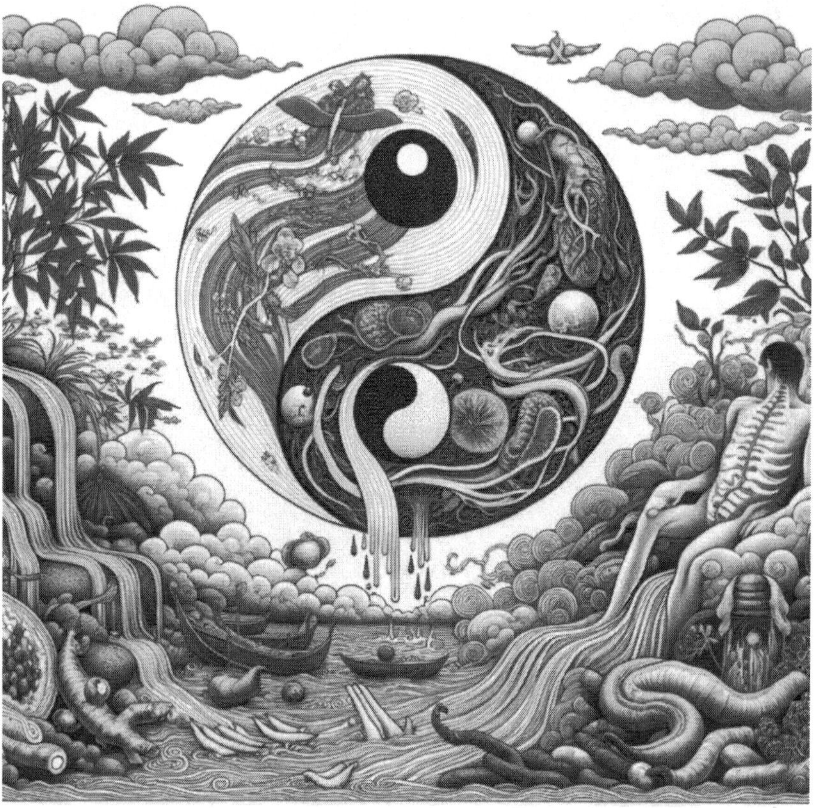

Abb. 2: *Verborgene Nebel: Die Stille des Schleimstaus*. Digitales Bild. Erstellt von ChatGPT 4.0. in 01/2024.

der Schmerztherapie eingesetzt werden können. Diese therapeutischen Ansätze stützen sich auf jahrhundertealte Prinzipien und Techniken mit dem Ziel, den energetischen Fluss im Körper wieder auszubalancieren und die Selbstheilungskräfte zu mobilisieren. Im Folgenden werden wir uns mit den zentralen physikalischen Therapieformen befassen, die in der TCM für die Behandlung von Schmerzen angewendet werden.

1) Tuina

Tuina ist eine TCM Therapietechnik, die aufgrund ihrer spezifischen theoretischen Grundlage und Methodik zur Behandlung und Linderung von Schmerzen weit eingesetzt wird. Der Begriff ‚Tuina' setzt sich aus den chinesischen Wörtern ‚tui' (推, schieben, drücken) und ‚na' (拿greifen, ziehen) zusammen. Durch Schiebe- und Reibe- sowie ziehende Techniken werden „Energiepunkte", also Akupunkturpunkte (xuéwèi, 穴位) und „Leitbahnen des QI", also Meridiane (jīngluò, 经络) im Körper stimuliert, wodurch der Durchfluss von „Qì" (气) und „Xuè" (血□) gefördert und Schmerzen gelindert werden.

Die Wirkung von Tuina in der Behandlung von Schmerzen ist zweifach. Erstens kann Tuina direkt auf den schmerzenden Bereich einwirken und Schmerzen lindern, indem es die Nervenenden stimuliert und Muskelkrämpfe und Gewebeödeme in der lokalen Region reduziert. Zweitens kann Tuina die Immunfunktion des gesamten Körpers verbessern, indem es die Zirkulation von Qi und Xue in „Ganzkörperenergiebändern" reguliert und so die Schmerztoleranz des Körpers erhöht. Darüber hinaus kann Tuina auch die Emotion der Patienten regulieren, körperliche und psychische Beruhigung und Entspannung fördern und schmerzbedingte Angst und Depression lindern. Daher sind die Indikationen für die Schmerzbehandlung mit Tuina sehr breit gefächert und werden bei Schmerzen unterschiedlichster Genesen eingesetzt, wie z.B. bei Muskelschmerzen, Arthritis, Spondylose der Halswirbelsäule, Bandscheibenvorfall der Lendenwirbelsäule und anderen Erkrankungen, die sich besonders für die Behandlung chronischer Schmerzen eignen.

Das theoretische Konzept von Tuina basiert auf den umfassenden Theorien von Yin und Yang, den Fünf Elementen, Zang-Fu und den Meridianen und spielt eine entscheidende Rolle in der energetischen und physischen Gesundheit. Diese Praxis, oftmals als **TCM Massage** bezeichnet, setzt spezifische manuelle Techniken ein, die das Ziel verfolgen, das energetische Gleichgewicht im Körper herzustellen und die innere Harmonie zu fördern, indem der Energiefluss oder „Qi" reguliert wird. Dabei wird der Fokus auf das Lösen von Blockaden des Qi gelegt, um eine freie Zirkulation der Energie im Körper sicherzustellen. Hierzu ein Beispiel: Patienten, die an chronischen Rückenschmerzen leiden, können von Tuina-Behandlungen profitieren, bei denen durch Drücken, Kneten und Reiben der Muskeln und Gelenke im Rückenbereich die schmerzhaften Blockaden gelöst und die Beweglichkeit gefördert wird. Die manuellen Techniken erstrecken sich darüber hinaus auf spezielle Akupunkturpunkte und Meridiane, indem sie punktgenau stimuliert werden, um den Energiefluss entlang dieser Bahnen zu verbessern. Bei einem Migränepatienten könnte ein Tuina-Therapeut beispielsweise bestimmte Punkte am Kopf, Nacken und auf den Schultern bearbeiten, um den stagnierten Energiefluss zu aktivieren und dadurch die Kopfschmerzen zu lindern. Des Weiteren zielt Tuina darauf ab, das Gleichgewicht von Yin und Yang, den gegensätzlichen, aber komplementären Energien, im Körper wiederherzustellen. Ein Beispiel könnte eine Behandlung zur Linderung von Schlaflosigkeit sein, bei der Tuina eingesetzt wird, um das überschüssige Yang zu beruhigen und Yin zu stärken, indem sanfte, beruhigende Techniken angewandt werden. Diese Techniken sind nicht nur in der Schmerzlinderung und der Förderung der Selbstheilung des Körpers effektiv, sondern verbessern auch die Beweglichkeit der Gelenke und fördern die allgemeine Vitalität, indem sie die Blut- und Energiezirkulation anregen. Tuina wird darüber hinaus mit anderen TCM-Methoden wie Akupunktur und Kräutermedizin kombiniert, um einen holistischen therapeutischen Ansatz zu bieten. Beispielsweise könnte eine Behandlung von einem Patienten mit Arthritis sowohl Tuina-Massagen zur Verbesserung der Gelenkbeweglichkeit als auch chinesische Kräuter zur Verringerung der Entzündung umfassen.

2) Wärmeanwendungen

Die Wärmetherapie als Behandlungsmethode in der TCM hat eine lange Geschichte und einen reichen Erfahrungsschatz und wird auch häufig zur Linderung verschiedener Arten von Schmerzen eingesetzt. In der Wärmetherapie werden die Akupunkturpunkte und Meridiane durch die Anwendung von verschiedener Wärme stimuliert um dadurch Qi und Xue zu regulieren und die Meridiane zu entstauen, um Schmerzen zu lindern.

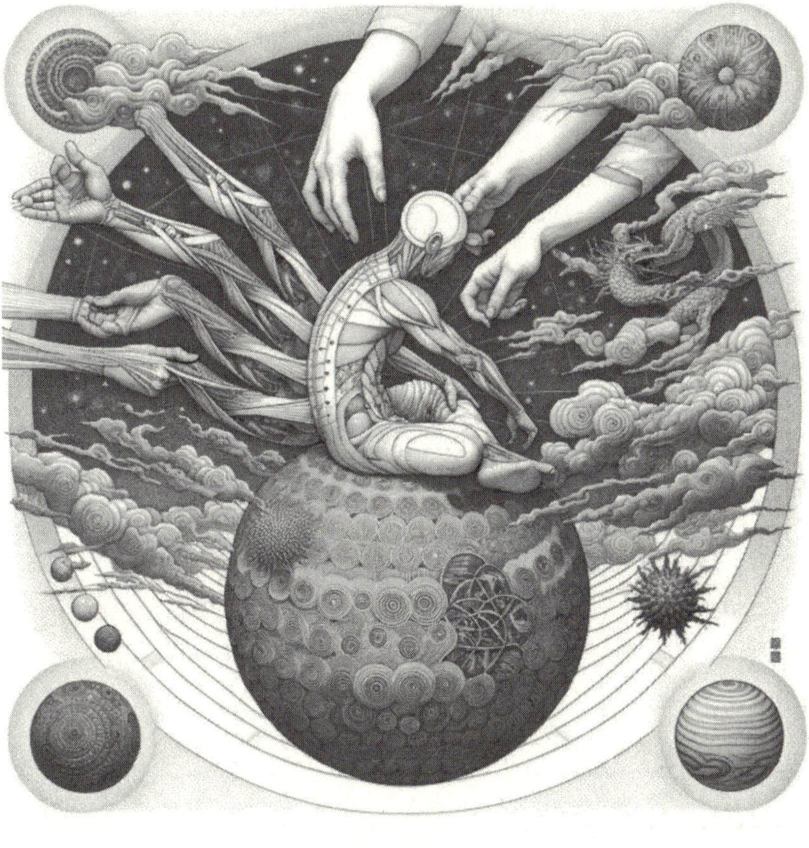

Abb. 3: *Symbole der Tuina*. Digitales Bild.
Erstellt von ChatGPT 4.0. in 01/2024.

Die Wärmetherapie in der TCM umfasst folgende Methoden:

- Moxibustion: Moxibustion ist eine der häufigsten Methoden der TCM-Wärmetherapie. Durch das Abbrennen von Moxa, Moxakegeln oder anderen Moxibustionsmaterialien wird Wärmeenergie hautnah freigesetzt, die in den Körper eindringt, Akupunkturpunkte und Meridiane stimuliert und Qi und Xue reguliert. Die Moxibustion ist fest im theoretischen Konzept der TCM verwurzelt und spielt eine spezielle Rolle, besonders in der Behandlung von chronischen Schmerzen sowie Schmerzen bei Muskelkater. Bei der Moxibustion wird getrockneter Beifuß (auch „Moxa" genannt) über bestimmten Punkten oder Regionen des Körpers entzündet, um Wärme und somit Heilenergie in spezifische Meridiane und ihre zugehörigen Organsysteme zu leiten. Das theoretische Konzept dahinter bezieht sich vornehmlich auf die Regulation des Qi-Flusses, welcher laut TCM essentiell für Gesundheit und Wohlbefinden ist. Die Wärme der Moxibustion soll hierbei tief in die Meridiane eindringen, um Stagnationen aufzulösen, den Fluss von Qi und Blut anzuregen und somit Schmerzen zu lindern und Heilungsprozesse zu fördern. Das Prinzip von Yin und Yang, die gegensätzlichen aber auch einander ergänzenden Kräfte, spielt ebenfalls eine zentrale Rolle. Im Kontext der Moxibustion wird Wärme (Yang) genutzt, um Kälte (Yin), welche mit Stagnation und Schmerz assoziiert wird, aus dem Körper zu vertreiben. Ein konkretes Beispiel für eine differenzierte Anwendung von Moxibustion bei Schmerz könnte die Behandlung von Arthritis sein, besonders wenn diese mit einem zugrunde liegenden Yang-Mangel oder einer Kälte in den Gelenken assoziiert wird. Hierbei könnte indirekte Moxibustion zur Anwendung kommen, um die Gelenke zu wärmen, die Blutzirkulation zu fördern, und somit Schmerzen und Steifheit zu lindern. Ein Punkt, der oftmals in der Behandlung von Arthritis mit Moxibustion verwendet wird, ist der Punkt „Zusanli" (Magen 36), welcher wegen seiner Fähigkeit, das Qi zu stärken und die Durchblutung zu fördern, gerade in der Schmerztherapie geschätzt wird.
- Wärmepackungen: Wärmepackungen sind warme Wasserbeutel, warme Handtücher usw., die direkt auf die schmerzende Stelle gelegt werden, so dass ihre Wärmeenergie durch die Haut übertragen wird und das lokale Gewebe sanft konditioniert, die Durchblutung fördert, die lokale Sauerstoffversorgung und den Nährstofftransport erhöht und Schmerzen lindert. Diese Methode eignet sich zur Behandlung von Entzündungsschmerzen, Muskelkater und Arthritis. Ein konkretes Beispiel ist die Behandlung von einer Arthrose in den Knien. Hierbei könnte eine Wärmepackung, eventuell angereichert mit in der TCM verwendeten Heil-

kräutern oder Essenzen, auf das Knie aufgelegt werden, um Schmerzen und Steifheit zu lindern. Die Wärme dringt in das Gelenk ein, fördert die Durchblutung, entspannt die Muskulatur und unterstützt die Mobilität des Gelenks. Die Besonderheiten von Wärmepackungen in der TCM gehen oftmals über die reine Wärmeanwendung hinaus, indem sie auch energetische und ausgleichende Prinzipien mit einbeziehen. Die Auswahl bestimmter Heilkräuter oder Essenzen, welche in die Wärmepackung integriert oder darauf aufgetragen werden, basiert nicht nur auf deren Fähigkeit, Wärme zu speichern und abzugeben, sondern auch darauf, wie ihre energetischen Eigenschaften mit den zu behandelnden Beschwerden interagieren. In der TCM wird beispielsweise die warme Natur von Ingwer genutzt, um „Kälte" aus dem Körper zu vertreiben und den freien Fluss von Qi und Blut zu fördern. Eine Ingwer-Wärmepackung könnte speziell für Patienten mit "Kälte" in den Gelenken, manifestiert durch steife, fixierte Schmerzen, die sich bei Wärme verbessern, besonders geeignet sein. Die Anwendung der Wärmepackungen ist dabei stets „individualisiert" gewählt, d.h. die konkrete Auswahl und Anwendung der Mittel ist auf die spezifische Konstitution und Beschwerdesymptomatik des Einzelnen abgestimmt. Daher könnten für verschiedene Individuen mit ähnlichen Symptomen unterschiedliche Kräuter und Anwendungsformen der Wärmepackung ausgewählt werden, je nachdem, welches energetische Ungleichgewicht und welche Blockaden im Fluss von Qi und Blut im jeweiligen Fall vorliegen.

- Moxa-Dampf-Methode: Die Moxa-Heißdampfbehandlung nutzt die heilende Wärme von gedämpfter Moxa um therapeutische Wirkungen zu erzielen. Anders als bei der Moxibustion selbst wird die Moxa nicht auf der Haut selbst aufgetragen, sondern die gedämpfte Moxa wird in angemessenem Abstand zur Haut platziert und der von der Moxa freigesetzte heiße Dampf zur Behandlung ist das therapeutische Agens. Die speziellen Inhaltsstoffe der Moxa können Akupunkturpunkte, Meridiane und lokales Gewebe stimulieren und Schmerzen lindern. Die warmen Moxa-Dämpfe werden dazu genutzt, um Akupunkturpunkte, Meridiane und das lokale Gewebe zu stimulieren, die Durchblutung zu fördern und um Schmerzen zu lindern. Diese Methode ist insbesondere bekannt dafür, eine warme und gleichzeitig durchdringende Energie zu bieten, die tief in die Körperkanäle eindringen kann und so dazu beiträgt, die Energie (Qi) und das Blut im Körper zu regulieren. Nehmen wir ein konkretes Beispiel: Ein Patient, der unter einer chronischen Kniearthrose leidet und unter stetigen Schmerzen und Steifheit im betroffenen Bereich leidet, könnte sich einer Moxa-Heißdampfbehandlung unterziehen. In diesem Fall würde der Therapeut das Moxa-Kraut über dem betroffenen Kniegelenk platzieren, ohne die Haut direkt zu berühren. Der aufsteigende, heiße Dampf dringt tief in das Gelenk ein, wodurch sowohl die Durchblutung als auch der Energiefluss im Bereich des Kniegelenks verbessert werden können. Diese Wärmebehandlung kann dazu beitragen, die Schmerzen und Steifheit zu reduzieren, indem sie das lokale Qi und Blut mobilisiert, Blockaden löst und damit die Selbstheilungsprozesse des Körpers unterstützt. Ein besonderes Merkmal der Moxa-Heißdampfbehandlung ist, dass sie nicht nur in der Lage ist, körperliche Beschwerden direkt zu adressieren, sondern auch dazu genutzt wird, die Vitalität und Lebensenergie des Patienten zu stärken und das innere Gleichgewicht von Yin und Yang zu harmonisieren. Die tief eindringende Wärme der Moxa-Dämpfe wird in der TCM als besonders wirksam bei der Behandlung von Kälte- und Feuchtigkeits-Stagnationen betrachtet, die als eine Ursache von Schmerz und Blockaden in den Meridianen verstanden werden. Daher ist die Moxa-Heißdampfbehandlung nicht nur eine Methode zur Schmerzlinderung, sondern auch eine unterstützende Therapie, die dazu beiträgt, das energetische Gleichgewicht im Körper zu bewahren und vorbeugend gegen andere Gesundheitsbeschwerden wirkt.

Die Wärmetherapie in der TCM ist in der klinischen Praxis weit verbreitet, um verschiedene Schmerzen wie Neuralgien, Muskelschmerzen, Arthritis, Spondylose der Hals- und Lendenwirbelsäule usw. zu lindern. Die Wärmetherapie lindert nicht nur die Schmerzen, sondern stärkt auch die körpereigenen Abwehrkräfte und fördert die Genesung.

3) Gua Sha

Gua Sha existiert bereits Tausende von Jahren als eine Behandlungstechnik in der TCM. Gua Sha setzt sich zusammen aus gua (刮, „schaben“) und sha (痧, „akute Krankheit“ wie Sonnenstich oder Cholera).

Das Prinzip der Gua Sha besteht im Wesentlichen im wiederholten Schaben einer eingeölten Haut mit einem Werkzeug. Üblicherweise werden ein chinesischer Porzellansuppenlöffel, eine abgenutzte Münze, abgerundete Tierhörner oder Jade verwendet. Die abgerundete Kante wird auf die eingeölte Haut gedrückt und in Zügen von etwa 10 bis 15 cm Länge entlang der Muskeln oder Meridiane bewegt. Dadurch werden die Nervenenden und Kapillaren stimuliert, rotes Sha und stagnierendes Qi und Xue abgestreift und die Durchblutung beschleunigt. Die Wärme, die durch die Reibung zwischen dem Schaber und der Haut während des Schabens entsteht, kann ebenfalls die lokale Durchblutung fördern, den Stoffwechsel beschleunigen und helfen, Giftstoffe aus dem Körper zu entfernen. Darüber hinaus kann Gua Sha auch die Nerven unter der Hautoberfläche stimulieren, so dass das Schmerzsignal durch andere Nervennachrichten ersetzt wird, was die Schmerzwahrnehmung lindert.

Gua Sha ist eine relativ sichere nicht-invasive Therapie, dennoch ist es notwendig, auf folgendes zu achten: die Kraft des Schabens sollte mäßig sein, um Verletzungen zu vermeiden. An den zu schabenden Stellen sollten keine Hautläsionen, Ekzeme vorhanden sein. Nach Gua Sha sollte die Wärme aufrechterhalten und eine Erkältung vermieden werden. Gua Sha führt zu einer Erweiterung der Kapillaren; Schwangere, Patienten mit schweren Erkrankungen oder Blutgerinnungsstörungen sollten Gua Sha mit Vorsicht anwenden. Die Zeit des Gua Sha sollte angemessen sein, übermäßiges Kratzen kann zu Verletzungen oder Entzündungen der Haut führen.

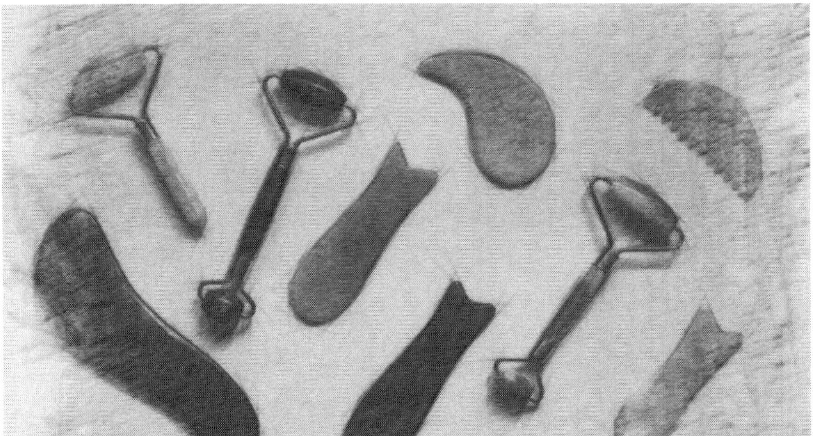

Abb. 4: *Gua Sha Werkzeuge.*

Gua Sha ist zur Behandlung der Schmerzen weit verbreitet verwendet, z.B. für zervikale Spondylose, Schultersteife, lumbale Muskelzerrung. Auch für die rheumatoide Arthritis, lumbalen Bandscheibenvorfall, etc. hat Gua Sha eine gute Wirkung. Der Therapeut bereitet den Patienten zunächst vor, indem er sicherstellt, dass die Haut im zu behandelnden Bereich sauber ist und ein geeignetes Öl oder eine Lotion verwendet wird, um die Reibung während der Behandlung zu minimieren. Anschließend wählt er ein spezielles Gua Sha-Werkzeug aus, das oft aus Materialien wie Jade, Horn oder Kunststoff gefertigt ist. Dieses Werkzeug verfügt über eine abgerundete Kante, die sanft über die Haut gleitet.

Der Therapeut identifiziert die Stellen, an denen der Patient Muskelverspannungen oder Schmerzen im Schulter- und Nackenbereich verspürt, indem er den Patienten befragt und den betroffenen Bereich sorgfältig untersucht. Die eigentliche Gua Sha-Behandlung beginnt, indem der Therapeut das Werkzeug mit sanftem Druck über die Haut führt. Dabei folgt er in der Regel dem Verlauf der Muskeln und Meridiane, was eine Rötung der Haut bis hin zu lokalen Einblutungen, auch als Petechien bezeichnet, verursacht. Diese Verfärbung kann auf eine verbesserte Durchblutung und die Freisetzung von Blockaden hinweisen. Die Anwendung von Gua Sha kann je nach Bedarf wiederholt werden, wobei der Therapeut den Druck und die Dauer der Behandlung an die individuellen Bedürfnisse des Patienten anpasst. Nach Abschluss der Gua Sha-Behandlung empfiehlt es sich, den behandelten Bereich zu kühlen, und der Patient erhält Ratschläge für die Nachsorge, darunter ausreichende Flüssigkeitszufuhr und Ruhe.

4) Schröpfen

Die Praxis des Schröpfens hat in der TCM eine jahrtausendealte Geschichte und stellt einen integralen Bestandteil in der Palette therapeutischer Methoden dar, insbesondere im Kontext der Schmerzbehandlung. Bereits im Jahr 3300 v.Chr. wurde das Schröpfen mit Schröpfköpfen in Mesopotamien praktiziert und fand Anwendung durch griechische und ägyptische Ärzte im klassischen Altertum. Eine ähnliche Praxis gehört zu den Schmerztherapien der TCM. Schröpfen – international als „Cupping“ bekannt – ist eine Therapieform, die durch das Platzieren von speziellen, oft kugelförmigen Gefäßen, typischerweise aus Glas, Bambus oder Kunststoff, auf der Haut realisiert wird. Ein Vakuum innerhalb dieser Gefäße wird kreiert, entweder durch Erhitzung der Luft im Inneren des Gefäßes oder durch mechanische Mittel, wodurch die Haut und die oberflächlichen Muskelschichten in den „Cup“ hineingezogen werden. Dieser Prozess stimuliert den Fluss von Qi (Energie) und Blut in den betroffenen Regionen, löst Blockaden auf und fördert die Selbstheilung des Körpers. So kann der Unterdruck innerhalb des Gefäßes die lokale Durchblutung fördern, wodurch Schmerzen gelindert und die Muskeln entspannt werden. Darüber hinaus kann das Schröpfen durch die Stimulation von Haut und Muskulatur die Produktion von gefäßerweiternden Substanzen anregen. Dies unterstützt die Entgiftung und verbessert die Selbstheilungskräfte des Körpers.

Das Schröpfen hat eine signifikante Wirkung bei Linderung der akuten Schmerzen. Es kann verspannte Muskeln lockern, Entzündungsreaktionen reduzieren, die Durchblutung des Gewebes verbessern und Blutstauungen und Schwellungen beseitigen. Daher wird das Schröpfen häufig zur Behandlung von Sportverletzungen, Muskelkrämpfen, Nacken-, Schulter-, Rücken- und Beinschmerzen u.s.w. eingesetzt. Darüber hinaus kann das Schröpfen, indem es Haut und Muskeln stimuliert, die Produktion von gefäßerweiternden Substanzen fördern. Dies hilft den Körper zu entgiften und verbessert die Selbstheilungskräfte des Körpers. Die Anwendung des Schröpfens in der TCM geht jedoch über eine einfache physikalische Intervention hinaus. Es ist eingebettet in ein ganzheitliches Verständnis des Körpers, bei dem die Harmonisierung von Yin und Yang, der Ausgleich der Lebensenergien und die Stimulierung der körpereigenen Selbstheilungskräfte im Vordergrund stehen. Schröpfen kann sowohl auf bestimmten Akupunkturpunkten als auch auf breiteren Bereichen des Körpers angewandt werden und wird oft mit anderen Methoden der TCM, wie Akupunktur oder Kräutertherapie, kombiniert, um eine ganzheitliche Therapie zu gewährleisten. Ein entscheidendes Merkmal des Schröpfens ist die Tatsache, dass es nicht nur zur direkten Behandlung von Beschwerden eingesetzt wird, sondern auch präventiv, um das energetische Gleichgewicht des Körpers zu stabilisieren und somit zukünftige Gesundheitsprobleme abzuwenden. In der therapeutischen Anwendung konzentriert sich das Schröpfen speziell darauf, Stagnationen in den Meridianen zu lösen, den Energiefluss zu optimieren und damit Schmerz zu lindern und die allgemeine Vitalität des Körpers zu fördern.

Das Schröpfen ist jedoch nicht für alle Menschen geeignet und sollte vor allem in bestimmten Fällen mit Vorsicht angewendet werden. Schröpfen kann zu Verbrennungen oder Entzündungen der Haut führen, und es ist wichtig, die Anweisungen des Arztes zu befolgen. So sollte das Schröpfen bei Hautverletzungen, empfindlichen Hautstellen, Warzen, kleinen Pusteln, Geschwüren, Krampfadern usw. nicht angewendet werden. Bei Kindern, älteren Menschen, Schwangeren und Menschen mit bestimmten Krankheiten sollte Schröpfen vorsichtig angewendet werden.

5) Akupunktur

Akupunktur, ist eine wichtige Therapieform der TCM. Sie basiert auf dem Einstechen feiner Nadeln in bestimmte Punkte des menschlichen Körpers und hat einzigartige Vorteile bei der Behandlung von Schmerzen durch die Regulierung der Fluss von Qi und Xue.

Heute ist wissenschaftlich belegt, dass die Akupunktur durch Neuromodulation die Schmerzbahnen im Rückenmark und in der Großhirnrinde beeinflussen kann, indem sie die Weiterleitung und Verarbeitung von Schmerzsignalen reguliert und dadurch die Schmerzempfindung reduziert.

Auch hier wirkt die Akupunkturtherapie schmerzlindernd, indem sie das psychische Befinden verbessert. Einerseits können

Schmerzen zu Niedergeschlagenheit, Angst und Depression führen, andererseits können psychische Zustände die Schmerzwahrnehmung und -verarbeitung beeinflussen. Akupunktur kann die Nervenenden stimulieren, die Freisetzung verschiedener Neurotransmitter wie γ-Aminobuttersäure (GABA), Endorphine und Serotonin regulieren, die den psychischen Zustand des Patienten beeinflussen können.

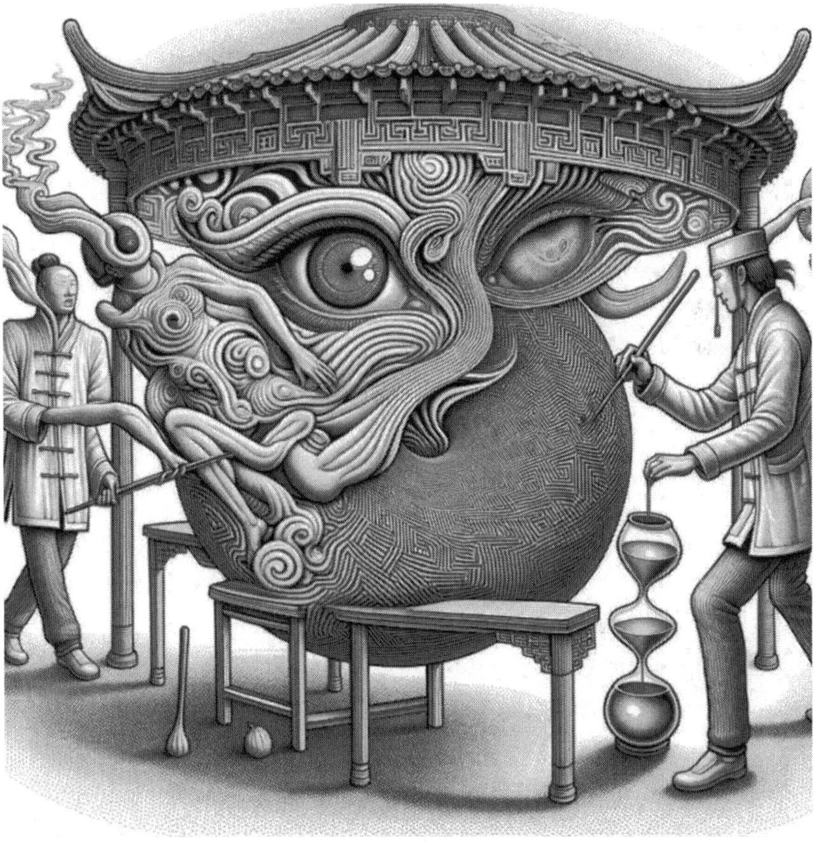

Abb. 5: *Gleichgewicht durch Vakuum*. Digitales Bild.
Erstellt von ChatGPT 4.0. in 01/2024.

Die Akupunkturtherapie wird in verschiedenen Bereichen als sichere und wirksame Methode zur Schmerzbehandlung eingesetzt. So kann die Akupunktur zur Behandlung von häufigen Schmerzsyndromen wie chronischen Kopf-, Nacken-, Schulter-, Lenden- und Beinschmerzen, Arthritisschmerzen usw. eingesetzt werden, um die Abhängigkeit der Patienten von Schmerzmitteln zu verringern. Auch bei der Behandlung von Traumata, der postoperativen Rehabilitation und der Behandlung chronischer Schmerzsyndrome zeigt die Akupunktur ihre einzigartigen Vorteile.

Allerdings ist die Akupunkturtherapie nicht für alle Schmerzzustände geeignet. Es wird empfohlen, Akupunktur bei verschiedenen akuten Erkrankungen sowie bei schweren Erkrankungen wie akuten Entzündungen, Knochenbrüchen, frischen Verletzungen, instabiler Epilepsie usw. nicht anzuwenden. Patienten, die sich einer Akupunkturbehandlung unterziehen wollen, sollten sich daher an reguläre medizinische Einrichtungen wenden und sich von Ärzten professionell beraten und behandeln lassen.

Abschlussbetrachtung

In der komplexen und vielschichtigen Welt physikalischer Therapieverfahren fällt ein bemerkenswerter Aspekt ins Auge: Trotz räumlicher Trennung und unterschiedlicher kultureller Entwicklungen haben diverse Medizinsysteme ähnliche, teils verblüffend parallele therapeutische Methoden hervorgebracht. In der Analyse der physikalischen Therapieformen der TCM, speziell in Bezug auf ihre massage- und manuell-therapeutischen Techniken, entdeckt man faszinierende Ähnlichkeiten zu anderen Therapiekonzepten wie der Chirotherapie und der Osteopathie. Sowohl in der TCM als auch in der Osteopathie oder Chirotherapie begegnen wir einem tiefen Verständnis für die Mechanik des Körpers, den komplexen Zusammenhängen zwischen unterschiedlichen Organsystemen und der intrinsischen Kapazität zur Selbstheilung. Diese Methoden berufen sich auf manuelle Techniken, die darauf abzielen, nicht nur lokale Symptome zu behandeln, sondern den gesamten Organismus in ein Gleichgewicht zu bringen, Störungen im System zu erkennen und zu korrigieren und so den gesamten Körper zu harmonisieren. Es ist bemerkenswert, dass solche konvergenten therapeutischen Ansätze in Systemen entstanden sind, die sich isoliert voneinander entwickelt haben. Die TCM, welche wohl als eines der ältesten und am längsten empirisch entwickelten Medizinsysteme gelten kann, hat im Laufe der Jahrtausende eine beachtliche Vielfalt an Techniken und ein tiefgehendes Verständnis für den menschlichen Körper entwickelt. Ihre Vielfalt an Wissen und Erfahrung bietet einen reichen Nährboden für das Studium und die Anwendung von heilenden Praktiken, und ebenso liefert sie eine fundierte Basis, auf der moderne Therapiekonzepte aufbauen können.

Limin Gao

Chinesische Pflanzenheilkunde in der Schmerztherapie

Prolog

Pflanzen spielen in der Traditionellen Chinesischen Medizin (TCM), insbesondere in der Phytotherapie, eine zentrale Rolle. Die meisten in der TCM verwendeten Substanzen sind pflanzlichen Ursprungs. Sie dominieren die chinesische Materia Medica, das Verzeichnis der therapeutischen Substanzen. Im Gegensatz zu vielen westlichen Ansätzen werden in der TCM selten einzelne Pflanzen isoliert eingesetzt. Vielmehr werden häufig verschiedene Pflanzen in komplexen Rezepturen kombiniert, um ein harmonisches Gleichgewicht im Körper herzustellen. Dabei können verschiedene Teile einer Pflanze wie Wurzel, Stängel, Blätter oder Früchte unterschiedliche therapeutische Eigenschaften haben. Ein charakteristisches Merkmal der TCM ist die Einteilung der Pflanzen nach ihren thermischen Eigenschaften - kalt, kühl, neutral, warm oder heiß - und nach ihrem Geschmack - süß, sauer, bitter, scharf oder salzig. Diese Einteilungen sind wichtig für das Verständnis von Yin und Yang und deren Gleichgewicht im Körper. Darüber hinaus werden Pflanzen nach den fünf Wandlungsphasen Holz, Feuer, Erde, Metall und Wasser analysiert, was direkten Einfluss auf ihre therapeutische Anwendung hat. Ein Grundprinzip der TCM ist es, nicht nur die Symptome, sondern auch die Ursachen einer Krankheit zu behandeln. Aus Sicht der TCM lassen sich die Auslöser von Schmerzen in äußere Faktoren, innere Faktoren und „weder äußere noch innere Faktoren" einteilen. Zentrale Begriffe in der Pathogenese von Schmerzen sind „Blockaden" und „Mangel". Um die Ursachen und Folgen dieser Blockaden und Mangelzustände zu adressieren, können pflanzliche Rezepturen auf die individuelle Konstitution und die Bedürfnisse des Patien-

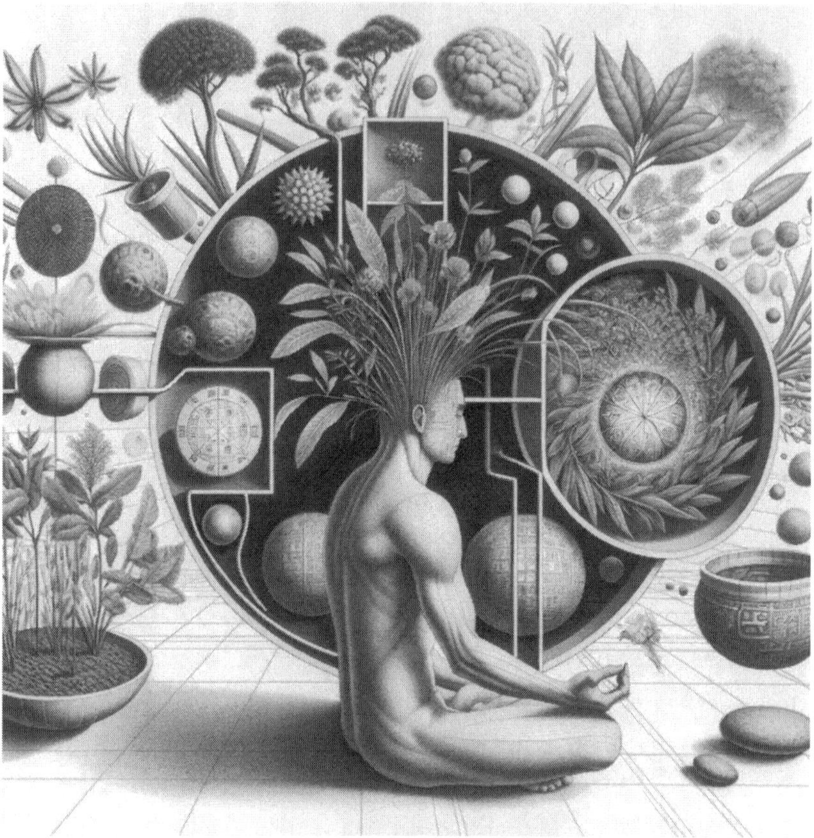

Abb. 1: Pflanzliches Gleichgewicht der Energien. Digitales Bild. Erstellt von ChatGPT 4.0. in 01/2024.

ten abgestimmt werden. Der folgende Beitrag soll einen Einblick geben in die phytotherapeutischen Konzepte der TCM zur Schmerzbehandlung und konkrete Behandlungsansätze vorstellen.

Einführung

Schmerz ist eine unangenehme Sinneswahrnehmung, die entweder durch Krankheit, Trauma oder schädigende äußere Reize entsteht und oft mit einer tatsächlichen oder drohenden Gewebeschädigung verbunden ist. Er kann nicht nur Symptom einer Erkrankung sein, sondern auch Auslöser weiterer Beschwerden oder sogar als eigenständige

Krankheit betrachtet werden. Intensive Schmerzen können bei Betroffenen zu Schwäche oder Ohnmacht führen, was den allgemeinen Gesundheitszustand verschlechtert und sowohl die körperliche Funktion als auch die Alltagstauglichkeit erheblich beeinflusst. Während die westliche Medizin ihre eigene systematische Herangehensweise an Schmerz und dessen Behandlung hat, bietet die Traditionelle Chinesische Medizin (TCM) eine andere Perspektive. Dieser Artikel konzentriert sich insbesondere auf das Schmerzverständnis in der TCM und den Einsatz traditioneller chinesischer Arzneimittel zur Schmerztherapie.

Aus der Perspektive der TCM führt ein Ungleichgewicht in der Funktion der inneren Organe, des Qi, des Xue und der Meridiane zu verschiedenen Schmerzarten. Klinisch äußern sich diese Schmerzen in unterschiedlichen Formen, beispielsweise als Blähungen, stechende, brennende, kalte oder kolikartige Schmerzen. Nachfolgend werden die Ursachen, die Pathogenese und die Anwendung traditioneller chinesischer Heilmittel zur Schmerzbehandlung erläutert.

Woher kommen die Schmerzen

Die Schmerzursachen in der TCM lassen sich in äußere und innere Faktoren sowie in eine Kategorie einteilen, die weder als äußerlich noch als innerlich angesehen wird. Zu den äußeren Faktoren zählen sechs äußere Krankheiten, während die inneren Faktoren durch sieben Emotionen repräsentiert werden.

Die „sechs äußeren Übel“ beschreiben sechs anormale „klimatische Faktoren“, die Schmerzen verursachen können: Wind, Kälte, Sommerhitze, Feuchtigkeit, Trockenheit und Feuer. Unter den normalen Umständen sind diese sechs Arten von „Klima“ für das natürliche und gesunde Wachstum förderlich und nützlich. In der TCM werden diese klimatischen Faktoren auch als die „sechs Qi“ bezeichnet. Wenn die „sechs Qi" zu viel oder zu wenig sind, oder nicht zu ihrer zugehörigen Jahreszeit kommen (wie der Frühling sollte warm sein und ist doch kalt, Herbst sollte kühl sein und ist doch heiß, etc.), oder sich zu drastisch ändern (wie zu drastisch Kälteeinbrüche, Hitzeeinbrüche, etc.). können sie die Entwicklung von Krankheiten und Schmerzen fördern. In diesem Zusammenhang werden sie dann auch als die "sechs Übel" bezeichnet. Jeder dieser Faktoren verursacht spezifische Symptome. Zum Beispiel greifen Wind und Kälte Sehnen und Gelenke an, was zu wandernden Schmerzen führt, die sich nicht auf einen bestimmten Punkt konzentrieren. Kälteschmerz hingegen äußert sich durch Steifheit und ist an einen bestimmten Ort gebunden.

Ergänzend zu diesen äußeren Faktoren lassen sich auch innere Faktoren beschreiben, welche die Entstehung und Aufrechterhaltung von Schmerzzuständen beeinflussen können. Die inneren Faktoren werden auch als „Emotionen" bezeichnet, wobei dies nicht mit dem klassischen Begriff der Emotion in der westlichen Medizin gleichgesetzt werden darf. Schmerzen, die durch die „Sieben Emotionen" hervorgerufen werden, beziehen sich auf die Emotionen Freude, Ärger, Angst, Grübeln, Trauer, Schrecken und Schock. In der TCM können diese intensiven Gefühlszustände zu Qi-Störungen und organischen Funktionsstörungen führen. Beispielsweise kann übermäßiger Ärger Brustschmerzen verursachen, während übermäßiges Grübeln zu Schmerzen und Blähungen im Magen- und Milzbereich führen kann. Diese Schmerzen werden nicht direkt durch die Emotionen selbst verursacht, sondern durch die daraus resultierenden Blockaden des Qi-Flusses und Blutstauungen. Qi-Stauungen können zu diffusen Schmerzen führen, während Blutstauungen stechende, lokal begrenzte Schmerzen verursachen können. Mangelzustände führen zu Dauerschmerzen.

Weitere Ursachen, die nicht direkt äußeren oder inneren Faktoren zugeordnet werden können, sind z.B. unausgewogene Ernährung, Überanstrengung, körperliche Verletzungen oder z.B. ein schmerzhafter Insektenstich.

Wie entstehen die Schmerzen

In der TCM wird die Entstehung von Krankheiten und Schmerzen tiefgründig analysiert und im Zusammenhang mit dem harmonischen Fluss von Qi (Energie), Xue (Blut) und den Meridianen (Energieleitbahnen) im Körper gesehen. Sind diese drei Grundelemente in ihrer Funktion gestört, kann es zu körperlichen Beschwerden kommen. In der TCM gibt es zwei Hauptmechanismen für Krankheit und Schmerz:

- **Schmerz als Blockade:** Blockaden im Körper sind der häufigste Mechanismus, der Schmerzen verursacht. Dazu gehören Qi- und Xue-Stauungen, bei denen Energie oder Blut nicht frei fließen können. Aber auch andere Faktoren wie Kältekondensation, übermäßiges Essen, das zu Nahrungsansammlungen führt, Feuchtigkeitsstau und Traumata können Blockaden verursachen.
- **Schmerz als Mangel:** Dieser Mechanismus bezieht sich auf Schmerzen, die durch den Mangel oder Verlust essentieller Elemente wie Qi, Xue und Nährstoffe entstehen. Dies äußert sich ähnlich wie Schmerzen, die durch Ischämie, Sauerstoffmangel oder verminderten Stoffwechsel verursacht werden. Es kann ein absoluter Mangel an Qi und Xue bestehen oder ein relativer Mangel, der in einem Bereich auftritt, in dem eine Blockade besteht.

Beide Mechanismen sind eng miteinander verbunden. Eine Blockade von Qi und Xue kann einen Mangel verursachen und umgekehrt kann ein Mangel Blockaden begünstigen. Sie beeinflussen sich also gegenseitig und können sowohl Ursache als auch Wirkung verschiedener Beschwerden sein. In der klinischen Praxis der TCM ist es wichtig, zwischen diesen Pathogenesen zu unterscheiden. Durch das Lösen von Blockaden und das Auffüllen von Mängeln kann eine flexible, zielgerichtete und komplementäre Schmerztherapie angewendet werden, die die individuellen Bedürfnisse des Patienten berücksichtigt.

Traditionelle Chinesische Arzneimittel in der Behandlung von Schmerzen

In der TCM haben pflanzliche Präparate einen festen Platz, nicht nur in Form von oralen Einnahmen, sondern auch in einer Vielzahl äußerer Anwendungen. So sind beispielsweise topische Salben und Cremes, oft basierend auf spezifischen Kräuterrezepturen, weit verbreitet. Diese dienen nicht nur der Heilung von Hauterkrankungen, sondern auch der Linderung von Verletzungen und Schmerzen. Ein Beispiel hierfür ist die **„Jin Gu Die Da Wan"** Salbe, die zur Behandlung von Verstauchungen eingesetzt wird. Auch Pflaster und Umschläge, die bestimmte Kräutermischungen enthalten, werden häufig verwendet, insbesondere um Schmerzen oder Entzündungen direkt zu behandeln.

Darüber hinaus sind in der TCM ölige Präparate wie Massageöle und Einreibemittel weit verbreitet. Diese Produkte, zu denen beispielsweise das schmerzlindernde **„Zheng Gu Shui"** oder das durchblutungsfördernde **„Huo Luo You"** gehören, sind besonders bei Muskel- und Gelenkschmerzen beliebt. In der Aromatherapie nutzen TCM-Praktizierende den Duft bestimmter Kräuter und Pflanzen, wobei der Beifuß oder Moxa, der in der Moxibustion verbrannt wird, wohl am bekanntesten ist. Kräuterbäder, in denen spezielle Mischungen dem Wasser zugefügt werden, sowie Kräuterkompressen sind weitere Beispiele für die äußere Anwendung von pflanzlichen Präparaten.

Nachdem wir die verschiedenen äußerlichen Anwendungen pflanzlicher Präparate in der TCM beleuchtet haben, ist es ebenso wichtig zu betonen, wie essentiell die direkte Anwendung dieser Arzneien ist. Sie können in Form von Dekokten, Pulvern, Tabletten oder Kapseln eingenommen werden und bieten eine Grundlage für viele therapeutische Ansätze in der TCM mit dem Ziel, den Qi-Stau zu regulieren, den Xue-Stau zu lösen, der Kältekondensation entgegen zu wirken, oder andere Ursache wie Nahrungsansammlung, Feuchtigkeitsstau, oder Traumata zu behandeln.

Regulierung des Qi-Flusses zur Schmerzlinderung

In der TCM wird eine Qi-Stagnation oft in engem Zusammenhang mit einer Funktionsstörung der Leber gesehen, die das Qi im gesamten Körper reinigt. Häufig verwendete Qi regulierende Arzneimittel in der TCM sind Chai Hu, Qing Pi und Xiang Fu.

- **Chai Hu** (Bupleuri radix; Chinesische Hasenohrwurzel): Chai Hu ist von Natur aus bitter und scharf mit einem leicht kühlenden Geschmack. Es handelt sich um die Wurzel der Pflanze Bupleurum chinense oder Bupleurum scorzonerifolium. Nach der Ernte im Frühjahr oder Herbst werden die Wurzeln des Chai Hu gereinigt, von den Seitenwurzeln getrennt und in der Sonne getrocknet. In einigen Verfahren wird er auch leicht geröstet, um seine Eigenschaften zu verändern, bevor er für medizinische Zwecke zerkleinert wird. Es hat fiebersenkende Eigenschaften und wird verwendet, um stagnierendes Leber-Qi zu zerstreuen und Qi-Stauungen zu beseitigen. Es wird vor allem bei exogenem Fieber, Gliederschmerzen und thorakalen Drehschmerzen eingesetzt, die durch Leberdepression und Qi-Stauung verursacht werden. Pharmakologische Untersuchungen zeigen, dass der Hauptwirkstoff Chaihu Saikosaponin entzündungshemmende, fiebersenkende, schmerzlindernde, hepatoprotektive und choleretische Wirkungen hat. Chai Hu wird oft in komplexen Rezepturen verwendet, um ein harmonisches Gleichgewicht im Körper herzustellen. Eine solche klassische Rezeptur ist **„Xiao Yao San“**, die hilft, Symptome wie Stress, Anspannung, Menstruationsbeschwerden und Verdauungsprobleme zu lindern. Chai Hu, der Hauptbestandteil dieser Mischung, fördert den freien Fluss des Qi und lindert sowohl emotionale als auch körperliche Spannungen. Die Einnahme erfolgt meist in Form von Abkochungen, Pillen oder Granulaten, wobei die genaue Dosierung und Anwendungsdauer individuell festgelegt wird. Es ist jedoch wichtig zu betonen, dass die Anwendung von Chai Hu und anderen TCM-Kräutern immer in einem individuellen und ganzheitlichen Kontext erfolgen sollte und dass bei gesundheitlichen Problemen immer ein qualifizierter TCM-Praktiker konsultiert werden sollte.
- **Qing Pi** (Citri reticulate viridi pericarpium; Unreife Mandarinenschale): In der TCM spielt die grüne, unreife Mandarinenschale, bekannt als Qing Pi, eine zentrale Rolle bei der Regulierung des Qi und der Auflösung von Stauungen, insbesondere im Leberbereich. Sie hat einen bitteren und scharfen Geschmack und wirkt hauptsächlich auf Leber, Gallenblase und Magen. Sie wird aus der grünen Schale der reifen Frucht des Mandarinenbaums gewonnen. Sie fördert die Zirkulation des Leber-Qi, bricht Qi-Stauungen auf, löst Stauungen und lindert Völlegefühl sowie Oberbauch- und Flankenschmerzen. Pharmakologisch sind die Hauptwirkstoffe von Qing Pi ätherische Öle und Flavonoide, die krampflösend wirken und die Sekretion von Verdauungssäften sowie die Ausscheidung von Ma-

gen-Darm-Gasen fördern. Um sie für die medizinische Verwendung aufzubereiten, werden die grünen Schalen gesammelt und in der Sonne getrocknet. Dadurch werden sie haltbar gemacht und können über einen längeren Zeitraum gelagert werden. Bei Bedarf können die getrockneten Schalen dann gemahlen oder in kleinere Stücke geschnitten werden, um sie zum Beispiel in Abkochungen zu verwenden.

Ein typisches Anwendungsgebiet für Qing Pi ist das sogenannte „Leber-Qi-Stauungssyndrom", das sich durch Symptome wie Brustenge, Blähungen, Verdauungsstörungen oder auch emotionale Unausgeglichenheit wie Reizbarkeit äußern kann. Ein übliches Dekokt mit Qing Pi könnte beispielsweise aus 6g Qing Pi, 10g Bai Shao (Paeoniae radix alba), 9g Xiang Fu (Cyperi rhizoma) und 6g Chai Hu bestehen. Diese Kräuterkombination wird in Wasser gekocht und als Heiltee bei Anzeichen von Leber-Qi-Stau getrunken.

- **Xiang Fu** (Cyperi rhizoma; Nussgraswurzelstock): Xiang Fu ist in der TCM geschätzt, insbesondere wegen seiner Fähigkeit, das Qi zu regulieren und Schmerzen zu lindern, die oft mit der Leber und dem weiblichen Fortpflanzungssystem in Zusammenhang stehen. Bevor es therapeutisch zum Einsatz kommt, wird das Rhizom des Nussgrases sorgfältig gesammelt, gereinigt und getrocknet. Oftmals wird er zusätzlich in kochendem Wasser blanchiert oder in Salzwasser eingeweicht, um unerwünschte Substanzen zu entfernen und seine medizinischen Wirkungen zu intensivieren. Ein häufiger Einsatzbereich von Xiang Fu in der TCM sind Menstruationsbeschwerden. Viele Frauen, die unter krampfartigen Schmerzen während ihrer Periode leiden, profitieren von Rezepturen, die Xiang Fu enthalten. Das Kraut hilft dabei, das Leber-Qi zu regulieren und so den Schmerz zu lindern. Oft wird es in Kombination mit anderen heilenden Kräutern wie Dang Gui (Angelicae sinensis radix), Bai Shao und Chuan Xiong (Chuanxiong rhizoma) verwendet, um eine ganzheitliche Heilwirkung zu erzielen. In der Praxis könnte eine Frau, die an Menstruationsbeschwerden leidet, von einem TCM-Arzt oder -Apotheker eine Abkochung oder einen Tee aus einer solchen Kräuterzusammenstellung empfohlen bekommen. Dieser Tee würde dann regelmäßig über mehrere Tage hinweg, beginnend kurz vor der erwarteten Menstruation, getrunken. Als alternative Darreichungsform könnten die Kräuter auch in Form von Granulaten oder Pillen verabreicht werden, die für viele einfacher und praktischer in der Anwendung sind.

In der TCM ist es charakteristisch, dass Phytopharmaka nicht isoliert verwendet werden. Stattdessen werden sie häufig in komplexen Rezepturen kombiniert, die auf jahrtausendealte Erfahrungen und Erkenntnisse zurückgehen. Diese Kombinationen sind darauf ausgerichtet, ein harmonisches Gleichgewicht im Körper zu fördern und dabei die jeweiligen therapeutischen Eigenschaften der Einzelkräuter zu verstärken oder Nebenwirkungen zu mildern. Durch das ausgewählte Zusammenspiel mehrerer Pflanzen können so synergistische Effekte erzielt werden, wodurch die Gesamtwirkung der Rezeptur oft mehr ist als die Summe ihrer einzelnen Bestandteile. Es ist auch interessant anzumerken, dass viele Schulen, Kliniken und Ärzte in der TCM ihre eigenen, spezifischen Rezepturen besitzen. Diese werden oft als wertvolle Geheimnisse betrachtet, die über Generationen hinweg sorgfältig gehütet und weitergegeben werden, um die einzigartige therapeutische Tradition und Expertise jeder Linie oder Familie zu bewahren. Eine bekannte Rezeptur in der TCM ist **Chai Hu Shu Gan San**, die aus sieben chinesischen Arzneimitteln besteht. Die Rezeptur zielt darauf ab, Stauungen des Leber-Qi zu beseitigen, Blähungen zu reduzieren und Schmerzen zu lindern. Sie wird häufig bei Schmerzen in beiden Rippenbereichen, Engegefühl in der Brust, Reizbarkeit, saurem Aufstoßen und Völlegefühl angewendet. In der westlichen Medizin wird diese Rezeptur unter anderem zur Behandlung von Leberfibrose, Fettleber, chronischer Cholezystitis, Refluxkrankheit und Reizdarmsyndrom verwendet.

Die Rezeptur von **Chai Hu Shu Gan San** besteht traditionell aus verschiedenen chinesischen Kräutern. Ein beispielhaftes Verhältnis für die Zusammensetzung enthält Chai Hu mit 9g, Bai Shao mit 9g, Dang Gui mit 9g, Xiang Fu mit 6g, Zhi Ke (Aurantii fructus) mit 6g, Chen Pi (Citri reticulatae pericarpium) mit 6g und Gan Cao (Glycyrrhizae radix) mit 3g. Bei der Herstellung werden die einzelnen Kräuter zunächst von Schmutz gereinigt und getrocknet. Anschließend werden sie einzeln zerkleinert, bis eine grobe Pulverkonsistenz erreicht ist. Das

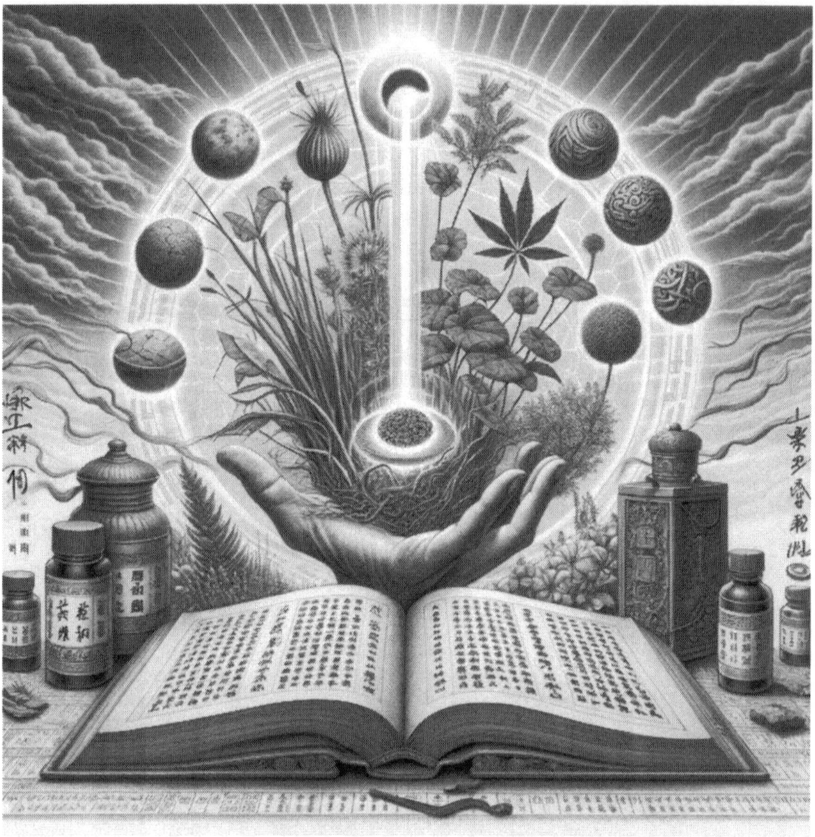

Abb. 2: *Geheimnisse des grünen Erbes.* Digitales Bild.
Erstellt von ChatGPT 4.0. in 01/2024.

Pulver der verschiedenen Kräuter wird im angegebenen Verhältnis gemischt und mit Wasser zu einer Paste verrührt. Aus dieser Paste werden kleine Kügelchen oder Pillen geformt, die zum Trocknen ausgelegt werden. Nach dem Trocknen werden die Pillen in einem luftdichten Behälter aufbewahrt. Chai Hu Shu Gan San wird traditionell bei Stagnation des Leber-Qi eingesetzt, die sich in Symptomen wie Brust- und Bauchschmerzen, Blähungen, saurem Aufstoßen, Reizbarkeit oder Menstruationsbeschwerden äußert. Ein Anwendungsbeispiel könnte eine 30-jährige Frau sein, die über unregelmäßige Menstruationszyklen, Brustspannen vor der Menstruation, Blähungen und ein

Gefühl emotionalen Unwohlseins klagt. Ein TCM-Arzt diagnostiziert eine Stagnation des Leber-Qi. Der Arzt verschreibt Chai Hu Shu Gan San in Tablettenform. Die empfohlene Dosierung beträgt 5–6 Tabletten, die über einen Zeitraum von mehreren Wochen dreimal täglich mit warmem Wasser eingenommen werden, um die Symptome zu lindern und das Leber-Qi zu regulieren. Es ist zu betonen, dass die Diagnose und Behandlung mit TCM-Rezepturen von einem qualifizierten Heilpraktiker durchgeführt werden sollte, da die individuelle Diagnose und Dosierung von den konkreten Symptomen und der Konstitution des Patienten abhängt.

Vertreibung pathogener Winde und Beseitigung von Kälte zur Schmerzlinderung

In der TCM gilt der Wind aufgrund seiner Schnelligkeit und Veränderlichkeit als Hauptursache vieler Krankheiten und kann andere schädliche Faktoren wie Kälte in den Körper bringen. Durch Wind verursachte Krankheiten treten oft plötzlich auf und sind wechselhaft. In der TCM wird Kälte als verlangsamende und stagnierende Kraft verstanden, die, wenn sie in den Körper eindringt, Organe und Meridiane beeinträchtigen kann, was zu Symptomen wie Schmerzen, körperlicher Stagnation und Kältegefühl führt. Das Zusammentreffen von Wind und Kälte kann Zustände wie Erkältungen hervorrufen, die in der TCM als Eindringen dieser Elemente interpretiert werden. Die chinesische Kräuterheilkunde besitzt gerade bei der Behandlung solcher Zustände eine zentrale Rolle. Hier geht es vor allem um Schmerzen, die durch Wind und Kälte verursacht werden, die die Oberfläche angreifen und die Meridiane stagnieren lassen, was zu einer Blockierung von Qi und Xue führt. Die häufigsten verwendeten Oberflächen befreienden und Kälte zerstreuenden traditionellen chinesischen Arzneimittel sind Gui Zhi, Qiang Huo, Bai Zhi und so weiter.

- **Gui Zhi** (Cinnamomi ramuli; Cassia-Zimtzweige): Gui Zhi ist in der TCM ein weit verbreitetes Mittel. Seine medizinischen Eigenschaften sind scharf, süß und warm. Dies macht es besonders wertvoll für die Behandlung einer Vielzahl von Beschwerden, die durch Kälte oder Wind hervorgerufen werden. Es hat die besondere Fähigkeit, die Meridiane zu wärmen und die Kälte zu vertreiben. Typische Anwendungsgebiete sind Kälte-Wind-Kopfschmerzen, Herzklopfen, Schmerzen im Brustbereich sowie kalte Schmerzen im Oberbauch und Unterbauch. Es kann auch bei rheumatischer Lähmung helfen. Die pharmakologische Wirkung von Gui Zhi ist großenteils auf seinen Hauptbestandteil, das Zimtrinde Aldehyd, zurückzuführen. Dieser Stoff hat eine fiebersenkende, schmerzstillende, schweißhemmende, antibakterielle, entzündungshemmende und durchblutungsfördernde Wirkung. Ein konkretes Beispiel für die Anwendung von Gui Zhi in der TCM ist ein Aufguss oder Tee zur Behandlung von Erkältungssymptomen. Bei ersten Anzeichen einer Erkältung, insbesondere wenn Kälte und Wind als Auslöser betrachtet werden, kann ein Tee aus Gui Zhi-Zweigen zubereitet werden. Dieser Tee hilft dabei, die Meridiane zu wärmen, die Kälte zu vertreiben und die Körperabwehr zu stärken. Er kann auch bei Gliederschmerzen, die durch Kälte verursacht werden, helfen. So wird Gui Zhi oft als eine der ersten Abwehrmaßnahmen bei beginnenden Erkältungssymptomen in der TCM eingesetzt.
- **Qiang Huo** (Notopterygii rhizoma et radix; Notopterygiumwurzel): Qiang Huo zeichnet sich durch scharfe, bittere und warme medizinische Eigenschaften aus. Ein Hauptmerkmal von Qiang Huo ist seine Fähigkeit, die Oberfläche zu befreien und Kälte zu zerstreuen. Weiterhin hat es die Potenz, Wind und Feuchtigkeit aus dem Körper zu vertreiben. Qiang Huo wird insbesondere für die Behandlung von Beschwerden eingesetzt, die durch exogene Kälte-Wind-Feuchtigkeit verursacht werden, wie Kopfschmerzen und Lähmungen. Es zeigt sich auch als effektiv bei Migräne, Prellungen, Muskelkontrakturen und Krämpfen. Pharmakologisch betrachtet enthält Qiang Huo etwa 2,7% ätherisches Öl, das wiederum über 20 verschiedene Inhaltsstoffe beinhaltet. Das Qiangwu ätherische Öl in Qiang Huo zeigt fiebersenkende, schmerzlindernde, antibakterielle, antivirale, entzündungshemmende und antiallergische Wirkungen. Ein konkretes Anwendungsbeispiel: Ein Patient leidet unter starken migräneartigen Kopfschmerzen, die durch Kälte-Wind-Feuchtigkeit ausgelöst werden. In der TCM kann ein Dekokt aus Qiang Huo zubereitet und dem Patienten oral verabreicht werden. Dies hilft,

die exogenen Faktoren aus dem Körper zu vertreiben und somit die Kopfschmerzen zu lindern. Alternativ kann Qiang Huo auch in Kombination mit anderen Kräutern in einer Rezeptur verwendet werden, um eine synergistische Wirkung zu erzielen und die Beschwerden des Patienten effektiver zu behandeln.

- **Bai Zhi** (Radix agelicae dahuricae; Chinesische Engelwurz): Bai Zhi hat eine lange Tradition in der TCM. Ihre medizinischen Eigenschaften werden als scharf und warm beschrieben. Bai Zhi ist bekannt für seine Fähigkeit, die Oberfläche zu reinigen, Kälte und Wind zu vertreiben und Schmerzen zu lindern. Es hat auch die spezifische Funktion, die Nasenlöcher frei zu machen und ist daher ein wichtiger Bestandteil vieler Rezepturen zur Behandlung von Nasenbeschwerden. Eines der Hauptanwendungsgebiete von Bai Zhi ist daher auch die Behandlung von Erkältungskrankheiten. Aufgrund seiner schmerzstillenden Eigenschaften wird es auch bei verschiedenen Arten von Schmerzen eingesetzt, darunter Kopf-, Brust-, Bauch- und Gelenkschmerzen. Pharmakologische Untersuchungen haben gezeigt, dass Bai Zhi Cumarin-ähnliche Substanzen enthält. Diese Inhaltsstoffe besitzen antibakterielle, schmerzstillende, entzündungshemmende und antioxidative Eigenschaften, was die vielfältigen therapeutischen Anwendungen in der TCM erklärt. Bei einer „Kälte-Wind-Erkältung" mit Symptomen wie Kopfschmerzen, verstopfter Nase und allgemeinem Unwohlsein kann ein Sud aus Bai Zhi zusammen mit anderen ergänzenden Kräutern zubereitet werden. Ein Beispiel für eine solche Abkochung wäre die Kombination von Bai Zhi mit Jing Jie (Schizonepetae herba) und Fang Feng (Saposhnikoviae radix). Ein solcher Kräutertee könnte dann heiß getrunken werden, um die Symptome einer Erkältung zu lindern und das allgemeine Wohlbefinden zu fördern.

Eine bekannte Rezeptur gegen Kälte- und Windbeschwerden in der TCM ist **Jiu Wei Qiang Huo Tang.** Diese Rezeptur wird bereits in den frühesten Werken der TCM beschrieben und besteht aus neun Heilkräutern: Qiang Huo, Fang Feng, Xi Xin (Asarum sieboldii), Cang Shu (Atractylodes lancea), Bai Zhi, Chuan Xiong, Huang Qin (Scutellaria baicalensis), Sheng Di (Rehmannia glutinosa) und Gan Cao. Diese Heilkräuter werden zusammen als Dekokt abgekocht. Eine Tagesdosis wird mit 400 ml Flüssigkeit abgekocht und zweimal warm eingenommen.

Die Hauptfunktion dieser Rezeptur besteht darin, das Schwitzen zu fördern und Feuchtigkeit aus dem Körper zu leiten. Sie wird typischerweise bei Beschwerden eingesetzt, die durch den Einfluss von kaltem Wind hervorgerufen werden, wie z. B. Fieber, mangelndes Schwitzen von Muskeln und Haut, Kopfschmerzen, Schulterverspannungen, Gliederschmerzen und allgemeine Körperschwäche. In der modernen Anwendung wird Jiu Wei Qiang Huo Tang vor allem zur Behandlung von Erkältungskrankheiten, Migräne und rheumatoider Arthritis eingesetzt. Wenn ein Patient im Herbst und Winter unterwegs ist, es plötzlich kühler wird und leicht regnet, der Patient vom kalten Wind angeweht wird und gleichzeitig die Feuchtigkeit des Regens spürt, dann wäre dies eine typische Voraussetzung für eine Behandlung mit Jiu Wei Qiang Huo Tang. Wenn der Betroffene dann abends ins Hotel kommt und plötzlich Fieber, Schüttelfrost, Wundsein und Schmerzen in den Gliedern und Kopfschmerzen entwickelt und gleichzeitig die Zunge hell und rot ist und der Zungenbelag dünn und weiß und der Puls strähnig ist, dann kann man davon ausgehen, dass Wind-Kälte-Feuchtigkeit den Patienten angegriffen hat und eine Behandlung mit Jiu Wei Qiang Huo Tang wäre zu überlegen.

Beseitigung von Feuchtigkeit, Zerstreuung von Kälte und die Erweiterung der Bahnen, zur Schmerzlinderung.

Dieses Prinzip wird bei der Behandlung von Schmerzen, die durch die Blockierung von Kanälen durch Windfeuchtigkeit, Kälte verursacht wurden, angewandt. Die typischen Symptome sind steife und schmerzende Gelenke, Muskelverspannungen und andere Bewegungseinschränkungen - ähnlich dem, was viele im Westen als Symptome von rheumatischen oder arthritischen Zuständen beschreiben würden. Traditionelle chinesische Arzneimittel, die häufig zur Linderung von durch Windfeuchtigkeit verursachten Schmerzen eingesetzt werden, sind Du Huo, Chuan Wu, Hai Feng Teng und andere.

- **Du Huo** (Angelicae pubescentis radix; Bärenklau-Wurzel): In der TCM wird Du Huo geschätzt und vielseitig verwendet. Du Huo ist von Natur aus scharf, bitter und leicht wärmend. Seine Hauptwirkung besteht darin, den schädlichen Einfluss von Wind und Feuchtigkeit vom Körper fernzuhalten und dadurch Schmerzen zu lindern. Aufgrund dieser Eigenschaften wird Du Huo vor allem bei

Erkrankungen eingesetzt, die in der TCM als durch Wind und Feuchtigkeit verursacht angesehen werden, wie z.B. Rheuma, Lähmungserscheinungen, aber auch bei Zahn- und Kopfschmerzen. Pharmakologische Studien zu Du Huo haben gezeigt, dass seine Hauptbestandteile – darunter Duhuo Lacton, Angelicin und Bergamotte Lacton – schmerzstillende, entzündungshemmende und neuroprotektive Eigenschaften besitzen. Diese Wirkstoffe können also Entzündungen reduzieren, Schmerzen lindern und das Gehirn schützen. Ein konkretes Anwendungsbeispiel in der TCM wäre die Verwendung von Du Huo in einer Rezeptur für einen Patienten, der an rheumatoider Arthritis leidet. Ein typisches Symptom könnte eine schmerzhafte Gelenksteife sein, die sich bei feuchtem Wetter verschlimmert. Ein TCM-Praktizierender könnte eine Abkochung von Du Huo zusammen mit anderen Kräutern verschreiben, die synergistisch wirken, um Wind und Feuchtigkeit aus den Gelenken zu entfernen und so die Schmerzen und Steifheit zu lindern.

- **Chuan Wu** (Aconiti radix; Herbsteisenhut): Chuan Wu ist für seine starken medizinischen Eigenschaften bekannt. Er ist von Natur aus scharf, bitter und heiß, besitzt aber auch eine hohe Toxizität. Seine Hauptwirkung besteht darin, den Wind abzuhalten, Feuchtigkeit zu entfernen, den Körper und die Menstruation zu erwärmen und Schmerzen zu lindern. Aufgrund dieser Wirkungen wird Chuan Wu vor allem bei Gelenkschmerzen, Beugungs- und Streckschmerzen, Sehnenschmerzen und Venenverkrampfungen, kalten Schmerzen in Brust und Unterleib, Bauchschmerzen nach Leistenbrüchen und Zahnschmerzen eingesetzt.
- Die Hauptwirkstoffe von Chuan Wu sind Hypaconitin, Aconitin und Neoconitin. Diesen Substanzen werden schmerzlindernde, entzündungshemmende, tumorhemmende und immunregulierende Eigenschaften zugeschrieben. Trotz des medizinischen Nutzens ist bei der Anwendung von Chuan Wu Vorsicht geboten. Aufgrund seiner Toxizität sollte die Dosis in klinischen Abkochungen 3g nicht überschreiten. Außerdem ist es wichtig, Chuan Wu 30 bis 60 Minuten lang zu kochen, um die Toxine zu reduzieren und so eine sicherere Anwendung zu gewährleisten. Ein Patient mit starken Gelenkschmerzen, die durch Kälte ausgelöst werden, könnte eine Abkochung von 2,5 g Chuan Wu erhalten. Diese Menge wird in ausreichend Wasser gegeben und 45 Minuten lang gekocht, um die Toxizität zu reduzieren. Nach dem Kochen wird der Sud dem Patienten verabreicht, um die Kälte aus den Gelenken zu vertreiben und die Schmerzen zu lindern. Es ist wichtig, die Reaktion des Patienten

sorgfältig zu überwachen, um sicherzustellen, dass keine unerwünschten Nebenwirkungen auftreten.

- **Hai Feng Teng** (Piperis futokadsurae caulis; Pfefferstengel): Hai Feng Teng ist ein Kraut, das sich durch seine scharfen, bitteren Eigenschaften und seine leicht warme Natur auszeichnet. Dadurch ist Hai Feng Teng in der Lage, Wind und Feuchtigkeit aus dem Körper zu vertreiben, die Kanäle zu reinigen und Lähmungen zu lindern. Aufgrund seiner spezifischen Wirkungen wird es häufig bei Beschwerden wie Rheuma, Lähmungsschmerzen, Gelenkschmerzen, Sehnenverengungen, Prellungen und Quetschungen eingesetzt. Eine der Haupteigenschaften von Hai Feng Teng ist seine Fähigkeit, Blockaden in den Meridianen oder Kanälen zu beseitigen. Dadurch können Schmerzen wirksam gelindert werden. Hinsichtlich der Inhaltsstoffe enthält Hai Feng Teng Verbindungen wie feinblättriges Piper betelin und feinblättriges Piper betelenon. Diese Komponenten haben sich als Antagonisten des Plättchen-aktivierenden Faktors erwiesen, schützen lokal ischämisches Gewebe und besitzen sowohl antiamyloide als auch antioxidative Eigenschaften. Einem Patienten mit chronischen Gelenkschmerzen und Steifheit aufgrund von Rheuma könnte ein TCM-Arzt einen Sud aus Hai Feng Teng verschreiben. Die rohen Kräuter würden in Wasser gekocht und der Sud dem Patienten zur täglichen Einnahme gegeben. Zusätzlich könnte der Arzt eine äußerliche Anwendung in Form von Salben oder Umschlägen mit Hai Feng Teng empfehlen, die direkt auf die betroffenen Gelenke oder schmerzenden Stellen aufgetragen werden. Durch diese kombinierte Anwendung können Schmerzen und Steifheit wirksam gelindert und die Beweglichkeit des Patienten verbessert werden.
- Ein traditionelles Rezept der TCM ist **Wu Tou Tang**. Es besteht aus fünf Hauptkräutern: Chuan Wu, Ma Huang (Ephedra sinica), Shao Yao (Paeoniae alba), Huang Qi (Astragali mongholici radix) und geröstetem Gan Cao. Diese Heilkräuter werden zusammen als Dekokt abgekocht. Eine Tagesdosis wird mit 400 ml Flüssigkeit abgekocht und zweimal warm eingenommen. Zudem kann der warme Bodensatz der Kräuter auf die Gelenke als lokale Therapie für Schmerzlinderung aufgelegt werden.
- Die Hauptwirkung von Wu Tou Tang besteht darin, die Menstruation zu erwärmen, Kälte zu vertreiben und Feuchtigkeit auszuschwemmen. Es dient auch dazu, Blockaden in den Leitbahnen oder Meridianen zu beseitigen. Sie wird vor allem zur Behandlung von Krankheiten wie Rheuma und Lähmungen eingesetzt. Besonders

wirksam ist die Rezeptur bei Lähmungen, die durch Kälte und Feuchtigkeit verursacht werden und sich in den Gelenken manifestieren. Symptome, bei denen Wu Tou Tang hilfreich sein kann, sind kalte Gelenkschmerzen und eine eingeschränkte Beugung und Streckung der betroffenen Gelenke. Zum Beispiel eine 60-jährige Frau, im Alter von 20 bis 40 Jahren wusch sie im Winter oft ihre Kleidung, Bettwäsche usw. am Bach mit kaltem Wasser. Im Laufe des Jahres verursachte die Kälte und Feuchtigkeit eine Blockade in ihren Handgelenken, was zu Gelenkschmerzen und sogar zu einer gemeinsamen Verformung führte. Wenn es warm ist, ist der Schmerz milder, und wenn es kalt ist, ist der Schmerz schlimmer. Wenn die Zunge leicht weiß, die Zungenspitze weiß, der Puls schwach ist, kann man davon ausgehen, dass Kälte und Feuchtigkeit die Blockade der Meridiane und Kollateralen verursacht, was zu Gelenkschmerzen und Verformungen führt. Wu Tou Tang kann als Dekokt oral eingenommen werden, gleichzeitig kann der warme Bodensatz der Kräuter auf die Gelenke aufgelegt werden.

Aktivierung der Xue-Zirkulation, Beseitigung von Xue-Stauungen, Beseitigung von Blockaden in den Kollateralen zur Schmerzlinderung

In der TCM ist die Aktivierung der Xue-Zirkulation von zentraler Bedeutung, um Xue-Stauungen zu beseitigen und somit auch Blockaden in den Kollateralen aufzulösen. Dies trägt maßgeblich zur Schmerzlinderung bei. Dieses Prinzip findet vorrangig Anwendung bei Beschwerden, die durch Xue-Stau und traumatische Schmerzen verursacht werden. Es gibt eine Reihe von chinesischen Kräutern, die speziell dafür bekannt sind, die Xue-Zirkulation zu beleben und Xue-Stauungen aufzulösen. Zu den häufig verwendeten zählen Chun Xiong, Yan Hu Suo und Ru Xiang. Diese Kräuter spielen eine essentielle Rolle in der Behandlung und Regulierung von Xue-bezogenen Beschwerden.

- **Chuang Xiong** (Chuanxiong rhizoma; Szechuan Liebstöckelwurzelstock): Chuang Xiong ist von Natur aus scharf und warm, und hat die Fähigkeit, das Xue zu beleben und den Fluss des Qi zu aktivieren. Außerdem hilft er, den Wind zu vertreiben und Schmerzen zu lindern, was ihn bei einer Reihe von Beschwerden besonders nützlich macht. Typischerweise wird er bei Schmerzen eingesetzt, die durch eine Stauung von Xue verursacht werden, einschließlich drückender Schmerzen in der Brust und im Hypochondrium, Prellungen, Stauungs- und Geburtsschmerzen sowie Schmerzen, die mit Amenorrhoe (Ausbleiben der Menstruation) und Dysmenorrhoe (schmerzhafte Menstruation) einhergehen. Es wird berichtet, dass Chuan Xiong eine Vielzahl von Wirkstoffen enthält, insbesondere Phthalidderivate, Bisphthalidderivate, Alkaloide und organische Säuren. Diese Bestandteile haben eine kardiotonische Wirkung, die das Herz-Kreislauf-System unterstützt und die Durchblutung der Herzkranzgefäße verbessert. Darüber hinaus können sie die Durchblutung ischämischer Hirnareale verbessern, die Mikrozirkulation und die Durchblutung der weichen Hirnhäute steigern und gleichzeitig das zerebrale vaskuläre pulsatile Blutvolumen erhöhen. Interessanterweise haben sie auch eine deutliche beruhigende Wirkung auf das zentrale Nervensystem. Bei traumatischen Schmerzen, z.B. nach einem Sturz oder einer Verletzung mit stechenden Schmerzen, Schwellungen und Blutergüssen, kann Chuan Xiong als Teil einer TCM-Kräuterrezeptur empfohlen werden. Durch die belebende Wirkung auf das Blut und die Aktivierung des Qi-Flusses können solche Verletzungen effektiv behandelt werden. Häufig verspüren die Patienten nach regelmäßiger Einnahme solcher Kräuterpräparate einen deutlichen Rückgang von Schmerzen und Schwellungen, insbesondere wenn sie von weiteren Ratschlägen wie Kühlung der betroffenen Stelle und Ruhe begleitet werden.

- **Yan Hu Suo** (Corydalis rhizome; Yanhusuo Lerchenspornwurzelstock): Yan Hu Suo ist ein wichtiges Kraut in der TCM. Es hat einen scharfen, bitteren Geschmack und eine wärmende Wirkung. In der TCM ist Yan Hu Suo dafür bekannt, das Xue zu beleben und das Qi zu aktivieren, was zur Schmerzlinderung beiträgt. Dieses Heilkraut wird vor allem bei Qi- und Xue-Stauungen eingesetzt und hilft bei verschiedenen Arten von Schmerzen, darunter Brust-, Rippen-, Gelenk- und Bauchschmerzen. Die therapeutische Wirkung von Yan Hu Suo ist auf seine zahlreichen Inhaltsstoffe zurückzuführen, insbesondere auf die mehr als 20 verschiedenen Alkaloide, die es enthält. Diese Alkaloide haben eine Vielzahl von pharmakologischen Wirkungen: Auf das zentrale Nervensystem wirken sie schmerzstillend, betäubend, hypnotisch, beruhigend und stabilisierend. Im Herz-Kreislauf-System fördern sie die Durchblutung des Herzens und wirken Herzrhythmusstörungen entgegen. Im Verdauungstrakt schützen sie vor Magengeschwüren und fördern die Muskelentspannung. Für die Muskelentspannung kann Yan

Hu Suo als Sud zubereitet werden. Dazu wird die Wurzel des Yan Hu Suo zerkleinert und in Wasser gekocht, bis ein konzentrierter Sud entsteht. Dieser Sud kann dazu beitragen, verkrampfte Muskeln zu entspannen und Muskelschmerzen zu lindern.

- **Ru Xiang** (Weihrauch): Ru Xiang ist das luftgetrocknete Gummiharz verschiedener Boswellia-Arten. Es ist scharf, bitter, warm und hat eine ähnliche Wirkung wie Chuang Xiong und Yan Hu Suo. Weihrauch enthält Harz, Gummi und ätherisches Öl mit schmerzstillender und entzündungshemmender Wirkung.

Xue Fu Zhu Yu Tang, auch bekannt als „Xuestau lindernder Tang", ist eine klassische Rezeptur aus dem Werk "Yi Lin Gai Cuo (Reform und Fehlerkorrektur in Medizin)" aus der Zeit der Qing-Dynastie. Diese komplexe Rezeptur besteht aus 11 traditionellen chinesischen Arzneimitteln: Tao Ren (Persicae semen), Hong Hua (Carthami flos), Dang Gui, Di Huang (Rehmanniae radix), Niu Xi (Achyranthis bidentatae radix), Chuan Xiong, Jie Geng (Platycodi radix), Chi Shao (Paeoniae radix rubra), Zhi Qiao (Aurantii fructus), Gan Cao und Chai Hu. Diese Heilkräuter könnten zusammen als Dekokt abgekocht werden. Eine Tagesdosis wird mit 400 ml Flüssigkeit abgekocht. Es gibt auch Pillenform.

Die primäre therapeutische Wirkung von **Xue Fu Zhu Yu Tang** ist die Aktivierung des Blutflusses und die Beseitigung von Blutstauungen. Darüber hinaus fördert es die Bewegung des Qi, was zur Schmerzlinderung beiträgt. Dies macht es zu einem wertvollen Heilmittel bei verschiedenen Beschwerden. Historisch und in der modernen TCM wird es bei verschiedenen Formen von Brustschmerzen eingesetzt, wie z.B. bei Angina pectoris als Folge einer koronaren Herzkrankheit oder bei rheumatischen Herzerkrankungen. Es wird auch bei Brustschmerzen infolge von Brustkorbprellungen oder Rippenfellentzündungen sowie bei zerebralen Thrombosen und Kopfschmerzen nach einer Gehirnerschütterung eingesetzt.

Ein Beispiel: Bei einem 60-jährigen Patienten wird bei einer Routineuntersuchung ein Magenkarzinom festgestellt. Nach der kurativen chirurgischen Resektion treten trotz guter Wundheilung Schmerzen in der Nähe der Inzision auf. Die Schmerzen sind stechend und verschlimmern sich nachts. Die Zunge ist dunkelrot, der Zungenbelag dünn und weiß, die Pulse sind fadenförmig. In diesem Fall kann man annehmen, dass die Stase von Xue die inneren Organe blockiert, was zu den Schmerzen führt. Um die Schmerzen zu lindern, kann der Patient Xue Fu Zhu Yu Tang als Dekokt oral einnehmen.

Schmerzlinderung durch Auffüllung des Mangels

Ein zentrales Behandlungsprinzip der TCM behandelt Schmerzen, die durch einen Mangel an wichtigen Nährstoffen für die inneren Organe verursacht werden. Solche Schmerzen sind oft das Ergebnis einer allgemeinen Schwäche oder Unzulänglichkeit des Körpers. Interessanterweise haben viele tonisierende Kräuter in der TCM nicht unbedingt eine direkte schmerzstillende Eigenschaft. Daher liegt der Schwerpunkt weniger auf einzelnen Kräutern als auf spezifischen Rezepturen, die mehrere Bestandteile kombinieren. Ein gutes Beispiel dafür ist die Rezeptur **„Li Zhong Wan“** aus der „Abhandlung über Typhus“. Sie besteht aus Hong Shen (Ginseng radix), Gan Jiang (Zingiberis rhizoma), Bai Shu (Atractylodes macrocephala) und Gan Cao. Die Hauptfunktion dieser Komposition besteht darin, die innere Kälte zu vertreiben, die Körpermitte zu erwärmen, das Qi zu stärken und die Milz zu kräftigen. In der Praxis wird sie häufig bei Beschwerden wie Appetitlosigkeit, Magen-, Bauch- und Brustschmerzen eingesetzt.

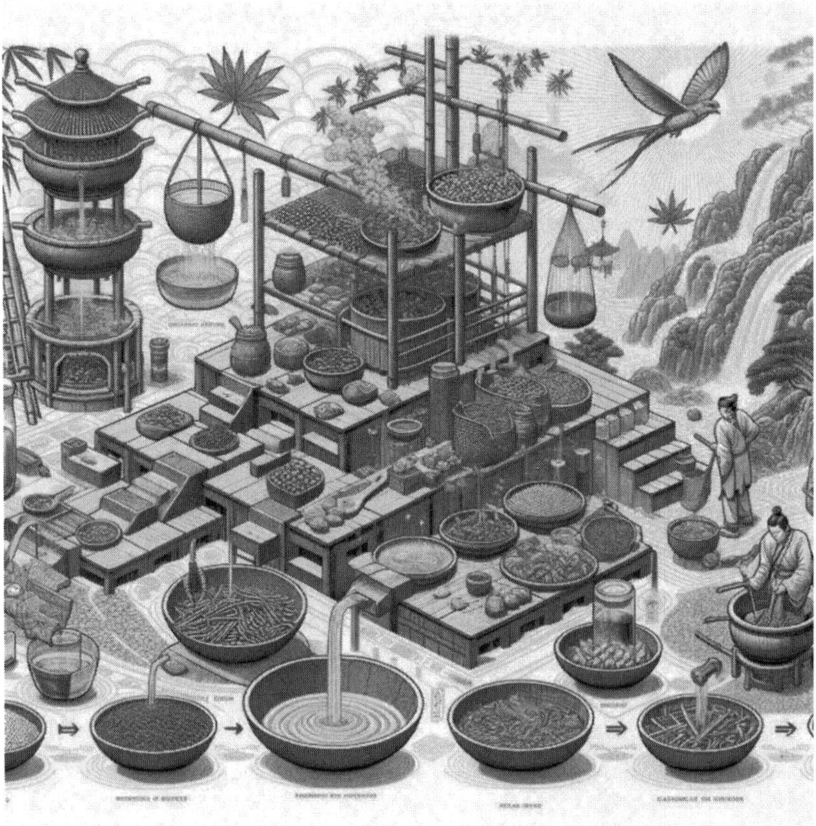

Abb. 3: *Alchemie des Grünen Goldes.* Digitales Bild.
Erstellt von ChatGPT 4.0. in 01/2024.

Schlusswort

Abschließend sei darauf hingewiesen, dass die chinesische Kräuterheilkunde eine unschätzbare Rolle in der Schmerztherapie spielt. Ihr ganzheitlicher Ansatz, der nicht nur einzelne Symptome, sondern den ganzen Menschen in seinem Umfeld berücksichtigt, unterscheidet sie wesentlich von vielen anderen Therapieansätzen. In der TCM werden Pflanzen sowohl einzeln als auch in Kombination eingesetzt, wobei die genaue Darreichungsform, Dosierung und Zubereitung von entscheidender Bedeutung sind. Diese Aspekte sind nicht nur Ausdruck einer tiefen Tradition, sondern auch eine hochkomplexe Wissenschaft für sich. Durch die Kombination von jahrtausendealter Tradition, empirischer Erfahrung und einem tiefen Verständnis der Zusammenhänge zwischen Körper, Geist und Umwelt bietet die TCM einzigartige und oft sehr wirksame Lösungen für Schmerzpatienten. Diese besondere Symbiose von Natur, Wissen und Praxis stellt sicher, dass die chinesische Pflanzenheilkunde auch in Zukunft einen festen Platz in der weltweiten Schmerztherapie einnehmen wird. Sie ist eine Medizin, die nicht nur heilt, sondern auch harmonisiert und damit das Wohlbefinden auf vielfältige Weise steigert.

Referenzen

Gao, XM. (2017).*Traditionelle Chinesische Medizin. People's Health Press*, Beijing.

Li, Fei. (2017). *Rezepturen der Chinesische Pflanzenheilkunde*. People's Health Publishing House, Beijing.

Yin HH. (1997). *Grundlegende Theorie der TCM*. Shanghai Science and Technology Press, Shanghai.

Hans Lampe, Yibin Feng

Schmerztherapie mit Chinesischer Medizin in der Onkologie

Generelle Vorgehen und Beispiele für Ärzte mit Vorerfahrung

Prolog

Schmerzen entstehen häufig im Verlauf einer bösartigen Erkrankung und deren spezifischer Behandlung. Sie sind Ausdruck der subjektiven Wahrnehmung des Patienten häufig mit starker physischer und psychischer Interaktion in einem sozialen und spirituellen Umfeld.

Standardisierte Therapiekonzepte der Westlichen Medizin (WM) durch Methoden der Chinesischen Medizin (CM) zu ergänzen, erweitert die Behandlungsmöglichkeiten, insbesondere in Situationen in denen das Standardvorgehen zu keinem zufriedenstellenden Ergebnis führt. Das Syndrom-orientierte Vorgehen der CM erfasst diagnostisch die Auseinandersetzung des Körpers mit der auslösenden Ursache. Im Sinne einer evidenz-basierten Medizin können vorliegende Studiendaten zur spezifischen Krankheitssituation mit der aktuell durch den Arzt gestellten Syndrom-Diagnose und den subjektiven Empfindungen des Patienten zur Anpassung der Therapie genutzt werden.

Die verschiedenen Aspekte des Schmerzes lassen sich den in der CM definierten, Funktionskreisen (FK) zuordnen und in ihren Wechselbeziehungen einordnen. Daraus ergeben sich Behandlungsmöglichkeiten mit Dekokten, Akupunktur, Diätetik, Tuina und QiGong. Änderungen des subjektiven Befindens unter der Behandlung ermöglichen eine Erfolgskontrolle und notwendige Anpassungen der Behandlung entsprechend der Patientenpräferenz.

Schmerz führt häufig zu einer erheblichen Beeinträchtigung des täglichen Lebens. Tagsüber bei der Konzentration auf private und berufliche Tätigkeiten und nachts beim Schlaf. Dies führt zu Frustrationen und Ängsten, welche wiederum die Schmerzwahrnehmung beeinflussen. Die Beziehungen zu Familie und Freunden wird gestört, es kommt zum Rückzug auf die eigene Symptomatik. Neben der auf das Symptom Schmerz gerichteten Therapie sollten die Schmerzverarbeitung und das Umfeld in die Behandlung einbezogen werden.

Physische Aspekte sind pathophysiologisch gut untersucht, insbesondere als Zeichen einer Entzündung in einem Behandlungskonzept zu berücksichtigen und haben zur Entwicklung von standardisierten Therapieschemata geführt. **Psychische Aspekte** äußern sich in dem „Teufelskreis“ aus Angst und Schmerz, beeinflussen die Lebensqualität des Menschen mit seiner Erkrankung und ermöglichen psychosomatische Therapiemöglichkeiten. **Soziale Aspekte** beeinflussen Wahrnehmung und Ausdruck der Symptome durch den Menschen in seinem aktuellen Umfeld und eröffnen in einem erweiterten Therapiekonzept weitere Behandlungsmöglichkeiten. **Spirituelle Aspekte** gehen weit in die Vorgeschichte des Menschen zurück, beeinflussen die Wahrnehmung der Symptome, die durch Gespräche und meditative Übungen positiv verändert werden kann.

Die physischen Aspekte sind in Leitlinien gut standardisiert. Die persönliche und soziale Auseinandersetzung mit dem Symptom und dem umgebenden Syndrom (Krankheitsentität, welche durch das gemeinsame Auftreten bestimmter charakteristischer Symptome gekennzeichnet ist) muß individuell betrachtet werden. Das Syndromorientierte Vorgehen der Traditionellen Chinesischen Medizin (TCM) eröffnet hier eindeutige, reproduzierbare Diagnosen mit sich daraus ergebenden therapeutischen Möglichkeiten.

Der Begriff des Funktionskreises („Orbes“)

Ein häufiger Stolperstein sind die Übersetzungen chinesischer Begriffe in europäische Sprachen. Die Chinesische Medizin (CM) definiert **Funktionskreise (FK) oder Orbes (O),** welche mit unseren Sinnen

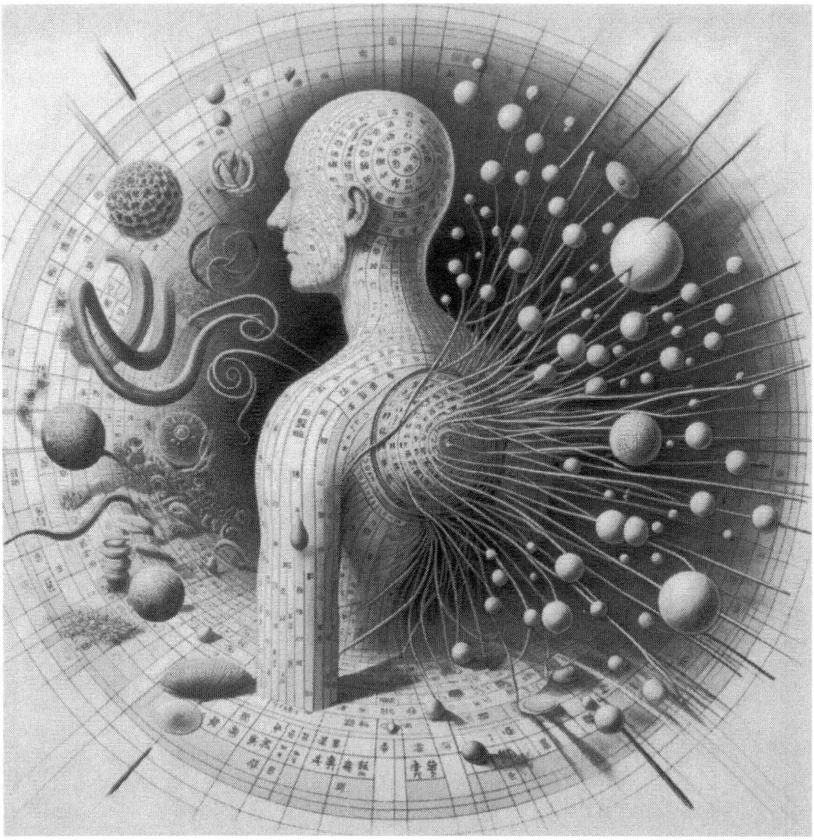

Abb. 1: *Die Traditionelle Chinesische Medizin – Perspektive auf Krebs.* Digitales Bild. Erstellt von ChatGPT 4.0. in 01/2024.

wahrnehmbare Symptome zusammenfassen. So sind im **O. pulmonalis** alle wahrnehmbaren rhythmischen Bewegungen im Körper zusammengefasst, welche neben der Atmung auch Puls und Verdauungstrakt betreffen. Der **O. renalis** repräsentiert die angeborene „Energie“ und erfasst Störungen in sehr stabilen Strukturen wie Skelett- und Nervensystem. Der **O. hepaticus** spiegelt die akuten Emotionen (Ärger, Wut, Angst) und äußert sich in der muskulären Funktion. Der **O. cardialis** enstspricht der zentralen Koordination und drückt sich vor allem in psychischen und psychosomatischen Störungen aus. Der **O. lienalis** entspricht weitgehend unserem Verdauungssystem mit den entsprechenden Störungen des Magen-Darm-Traktes.

Störungen können in den einzelnen FK und zwischen diesen entstehen. Akute Schmerzen betreffen häufig den O. hepaticus mit seinen muskulären Symptomen, chronische Schmerzen beziehen oft den FK renalis und FK lienalis mit ein.

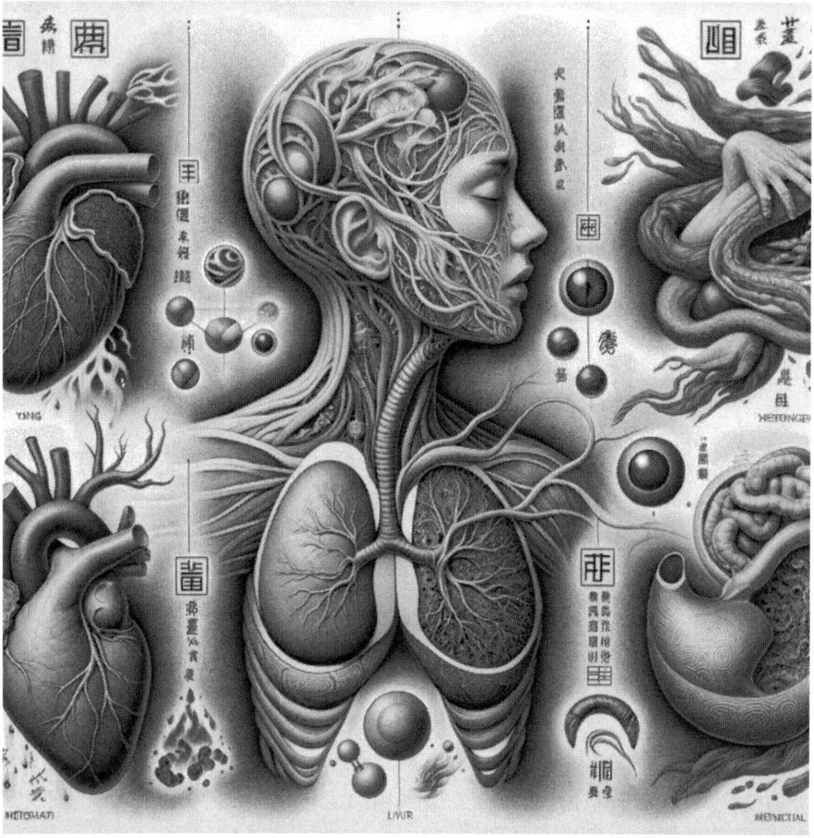

Abb. 2: *Illustration des traditionellen chinesischen Therapiekonzepts der Orben.* Digitales Bild. Erstellt von ChatGPT 4.0. in 01/2024.

Die definierten **Leitkriterien (LK)** ermöglichen eine exakte Einordnung der Art der Störung. Auch hier werden mit den Sinnen wahrnehmbare Befunde (Yang – Yin, Hitze – Kälte, Oberfläche – Tiefe, Fülle – Leere) erfasst und ermöglichen eine präzise Einordnung für eine reproduzierbar Diagnose. Wichtig ist dabei zu beachten, dass die LK relativ zueinander betrachtet werden, also Hitze einer Erhöhung des Aktivpotentials entsprechen kann, aber auch einer relativen Erhöhung in Bezug zu einem schwachen (Inan) Struktivpotential.

Das **Aktivpotential (Yang)** entspricht dabei der Bewegung (z.B. des Muskels), das **Struktivpotential (Yin)** der Muskelmasse.

Geschichte

Zunehmende Aufmerksamkeit erhielt die TCM 1971 zunächst in den USA und nachfolgend in Europa durch einen Bericht des Journalisten James Reston in der New York Times über seine postoperative Schmerztherapie mit Akupunktur nach einer Appendektomie. Reston hatte Präsident Nixon als Journalist auf dessen ersten Chinareise begleitet. Die Öffnung Chinas zum Westen und der daraus resultierende Austausch von Ideen führte in Europa zur Wahrnehmung der Möglichkeiten der Fünf Säulen der TCM (Dekokte, Akupunktur, Diätetik, Qi Gong, Tui Na) und in China zur Wahrnehmung der Möglichkeiten einer standardisierten tumorspezifischen Behandlung.

In der Onkologie zeigen sich heute die Möglichkeiten eines integrativen Ansatzes mit einer zielgerichteten Therapie gegen den molekular charakterisierten Tumor und einer zielgerichteten Therapie für das individuelle Syndrom des Patienten in seiner spezifischen Auseinandersetzung mit der Erkrankung. Die zunehmenden Kenntnisse der Signaltransduktionswege und Ergebnisse der Netzwerk-Pharmakologie erlauben die empirischen Erkenntnisse in systematischen Konzepten weiter zu entwickeln. Die Einbeziehung der CM in die neue ICD-11 Klassifikation der WHO eröffnet neue Möglichkeiten der Vereinheitlichung.

Ursachen von Schmerz

Schmerzen entstehen im Körper durch einen gestörten Fluß des Qi (nicht struktive, fassbare „Energie“) und des Xue (struktive „Energie“, z.B. Körperflüssigkeiten). Dieser kann anatomisch durch eine Blockade (z.B. Tumor, Metastasen) der Leitbahnen oder funktionell durch eine Leere (Erkrankung, Therapie) oder Fülle (Überfluß pathogener Faktoren) von Qi und Xue bedingt sein. Das Qi wird in verschiedenen Funktionskreisen (Oo. renalis, pulmonalis und lienalis) gebildet, ebenso das Xue (Oo. lienalis und stomachi) und beide werden über die Oo. pulmonalis und hepaticus im Körper verteilt.

Befinden sich diese physiologischen Funktionen im Gleichgewicht (Homöostase, Orthopathie) fühlt sich der Mensch gesund. Entsteht ein Ungleichgewicht wird dieses als Krankheit empfunden. Schmerzen sind somit ein Hinweis auf eine Störung in einem oder zwischen den Funktionskreisen, welche zu behandeln sind.

Als Auslöser des Ungleichgewichtes (Heteropathie) werden sieben innere und sechs äußere Faktoren angesehen. Die **inneren Faktoren** sind: **Ärger**, auch Stress, gehören zum O. hepaticus und äußern sich oft akut in muskulären Schmerzen, oft als Bewegungsschmerz. **Schreck** repräsentiert eine längerfristige Störung des O. hepaticus und äußert sich in spastischen Schmerzen, akut auch Lähmungen. Oft wird der O. cardialis mit betroffen was sich in einer starken psychischen Belastung und Unruhe äußert. Übertriebene **Freude** hat ebenfalls eine starke Beziehung zum O. hepaticus und äußert sich als Thoraxschmerz, in Verbindung mit dem O. cardialis in übermäßiger Gefühlsäußerung und in Verbindung mit dem O. renalis mit Schlafstörungen (O. hepaticus Einschlafstörungen, O. renalis Durchschlafstörungen). **Trauer** und **Sorge** zeigen sich im O. pulmonalis, der für die Aufnahme (Atmung) und Zirkulation des Qi zuständig ist. Störungen zeigen sich in einer unrhythmischen, schmerzhaften Atmung. **Grübeln** beeinflusst den O. lienalis, welcher den Verdauungstrakt wiederspiegelt. Epigastrische Schmerzen und Ernährungs- und Verdauungsstörungen (schmerzhafte Defäkation) sind häufige Symptome. **Furcht** ist Ausdruck einer Störung des O. renalis und äußert sich meist im Verlauf einer Schmerzsymptomatik in Verzagtheit, einem sich zurückziehen und häufigem nächtlichen Aufwachen.

Die sechs **äußere Faktoren** sind: **Wind- Heteropathien** fassen in ihrer ursprünglichen Definition durch übermäßigen Wind ausgelöste Symptome zusammen (schneller Symptombeginn, wechselnde Lokalisation, verstopfte Nase, geröteter Rachen, Steifigkeit), haben Yang – Charakter und bedingen Schmerzen, welche akut, wandernd, in den oberen Körperpartien und oberflächlich sind. Im Verlauf hat sich das Syndrom von dem ursprünglichen Auslöser Wind getrennt und repräsentiert heute auch eine entsprechende Symptomatik, welche z.B. durch Infekte bedingt sein kann. **Kälte- Heteropathien** haben Yin-Charakter und bedeuten Stagnation, Zusammenziehen und Verschluss der Poren. Daraus resultieren lokalisierte Schmerzen mit dem Gefühl der Kontraktion und eingeschränkten Beweglichkeit. Der Verschluss der Poren führt zur fehlenden Schweißsekretion, was zu einer weiteren Stagnation von Kälte im Körper führt. **Hitze-Heteropathien** stehen für ein hochschlagendes Yang des O. hepaticus, können äußerlich (Infekt) oder innerlich (Stress) bedingt sein und äußern sich in Fieber, Brennen, Überwärmung und Rötung. **Übermäßige Feuchtigkeit** kann äußerlich (Klima) oder innerlich (Transformation der Speisen im FK lienalis und stomachi) bedingt sein. Eine Yin-Funktion, welche zu einer Zähigkeit der Zirkulation führt. Diese äußert sich in Schmerzen der Gelenke und Muskeln besonders bei Bewegung. **Übermäßige Trockenheit** betrifft insbesondere das Yang der Haut und Schleimhäute. Die Symptome betreffen häufig den HNO – Bereich mit rissigen, schmerzhaften Schleimhäuten. **Feuer-Heteropathien** sind übersteigerte Entwicklungen aus anderen Faktoren. Sie zeigen den Übergang in ein akut gefährliches Geschehen an mit hohem Fieber, Unruhe und Durst bei Exsikkose. Eine rote Zunge mit trockenem, gelblichem Belag und schnelle Pulse bestätigen die Diagnose.

Primäre und tertiäre Prophylaxe

Zur Verhinderung von Störungen heißt es im klassischen Buch der TCM (Huang Di Nei Jing), ca. 475–221 v.Chr.: „Bewahre die Lebenskraft innerlich, dann können die krankmachenden Störungen den Körper nicht schädigen.“ Hier werden mit viel Ähnlichkeit zur WM Ernährung und Bewegung betont. Die Ernährung orientiert sich dabei an den FK, wobei eine gesunde Ernährung bei der Zusammenstellung alle FK berücksichtigt und insbesondere auch die LK Wärme und Kälte berücksichtigt. Das Frühstück ist in China üblicherweise eine warme Mahlzeit, um dem Körper am Morgen Aktivpotential zu geben. Neben der allgemeinen Bewegung wird hier das QiGong (im täglichen Leben oft als TaiJiQuan) betont. Am Morgen wird so das Qi aktiviert, generell um die FK im Gleichgewicht zu halten.

Wenn die Störung des Gleichgewichtes bereits stattgefunden hat und die Schädigung sich bereits als Schmerz äußert, gilt es die entstandene Störung zu diagnostizieren und zu beseitigen. In der tertiären Prophylaxe werden dann Diätetik und QiGong wieder genutzt.

Diagnose

Die vorangegangene Darstellung zeigt, die möglichen Interaktionen von äußeren Reizen und innerem Gleichgewicht (Harmonie/Homöostase).

Die Diagnostik der TCM beruht auf mit unseren Sinnen wahrnehmbaren Erscheinungen beim einzelnen Menschen, welche wie oben dargestellt, dem gestörten Gleichgewicht im einzelnen FK und zwischen den FK zugeordnet werden. Die LK charakterisieren die Störung und führen zur Therapie.

Die **Befragung** erfasst die Ausdehnung des Schmerzes (lokalisiert, wandernd, den gesamten Körper betreffend), die Dauer und die Beziehung zur Situation (Essen, Bewegung, Unruhe, Ängste). Spezifische Beschwerden (Steifigkeit, Atembeschwerden, Kälte- Hitzegefühl, Magen-Darmtrakt Symptome und Schlaf) geben weitere Hinweise auf die gestörten FK und Art der Störung. So bessert sich eine leere Störung (Depletio) bei Druck und Wärme. Eine Fülle-Störung dagegen verschlechtert sich bei Druck und bessert sich bei Kälte. So werden entsprechend warme oder kalte Getränke und Speisen bevorzugt.

Danach besteht in der Regel eine Verdachtsdiagnose, welche durch **Zungen- und Pulsdiagnose** bestätigt oder in Frage gestellt wird. Zungen- und Pulsdiagnose erfordern einige Übung, sind aber wichtig, um die Zuordnung zu den FK und die Art der Störung (Fülle – Leere) zu differenzieren.

Anwendungsbeispiele zur differenzierten Diagnostik:

Beispiel 1: Schmerzen im HNO – Bereich lassen an eine Wind Heteropathie denken. Ein zusammenziehendes Gefühl im Hals und fehlender Schweiß weisen auf eine Kälte- Störung hin. Ein brennendes Gefühl und eine Rötung im Hals dagegen auf eine Hitze-Störung. Rissige, schmerzhafte Schleimhäute zeigen Trockenheit an. Hinzukommende unregelmäßige Atmung und Thoraxschmerz würden auf den O. pulmonalis, Hitzegefühl und muskuläre Schmerzen würden auf den O. hepaticus deuten. Ein Verdacht auf eine leere Störung des O. pulmonalis würde sich sodann durch eine blasse Zunge, ein länger bestehender Prozeß duch ausgeprägte Risse und schwache Pulse bestätigen. Sollte eine Hitze- Störung des O. hepaticus vorliegen würde man eine rote Zunge und einen gespannten Hepaticus Puls erwarten. Die so bestätigten Diagnosen erlauben ein therapeutisches Vorgehen.

Beispiel 2: Schmerzen des ganzen Körpers lassen bei Tumorpatienten an eine ausgeprägte Schwäche durch die aktive Erkrankung und/oder eine belastende Therapie denken. Die zellzerstörende Behandlung mit Operation, Bestrahlung und medikamentöser Tumorbehandlung belasten auch die gesunden Körperanteile und es kommt zu einer Leere mehrerer FK, oft der FK renalis, hepaticus und lienalis. Im Verlauf der Therapie treten zudem relative Füllezustände auf, die ein Ungleichgewicht zwischen den FK anzeigen. Die Leere des FK renalis zeigt sich dann in einer allgemeinen Schwäche (Depletio), eine relative Stärke (Repletio) des O. hepaticus führt zu muskulären Schmerzen, die den ganzen Körper betreffen können, begleitend dann oft Hitze trotz der Leere im O. renalis. Die Zunge kann dann durch die relative Hitze im

O. hepaticus rot und trocken sein, aber die schwachen Pulse führen zur richtigen Diagnose und resultierenden Therapie.

Die Beispiele zeigen wie die Chinesische Diagnostik verschiedene Symptome, von denen der Schmerz eines ist zu einer schlüssigen Diagnostik und abgeleiteten Therapie führen.

Therapie

Die fünf Säulen der Chinesischen Therapie sind Pharmakologie (Dekokte, Auskochungen pflanzlicher, tierischer und mineralischer Substanzen), Akupunktur, Diätetik, QiGong und TuiNa. Im ärztlichen Handeln sind insbesondere die Akupunktur bei aktuellen Syndromen und Dekokte bei chronischen Prozessen bedeutsam. Die Ernährung kann die pharmakologische Behandlung wirkungsvoll unterstützen oder behindern. Qi Gong Übungen benötigen einige Monate des Erlernens und sind insbesondere wirksam in der primären und tertiären Prävention, um die Krankheitsenstehung zu verhindern und Therapieerfolge eigenständig zu stabilisieren. Tui Na Techniken erfordern eine spezielle Ausbildung und sind in Deutschland wenig verbreitet. In China werden diese bei Schmerzen und insbesondere bei Kindern mit Erfolg angewandt.

Die Schmerzbehandlung mit einem integrativen Ansatz zeigt die Möglichkeiten eines evidenz-basierten Vorgehens in einer individuellen Situation.

Zur **Evidenz** liegen Akupunktur-Studien zu Fragestellungen wie Schmerzen bei verschiedenen Krebserkrankungen oder speziell Gelenkschmerzen im Zusammenhang mit Aromataseinhibitoren vor. Die Wirksamkeit der Chinesischen Pharmakologie ist für verschiedene Krankheitsentitäten durch Studien belegt. Hier wird die Schmerzbehandlung im Rahmen von Therapiekonzepten betrachtet. Für beide Therapieverfahren findet sich für eine individuelle Therapiesituation in der Regel keine zufriedenstellende externe Evidenz zur Beurteilung der Möglichkeiten und Risiken im längerfristigen Verlauf.

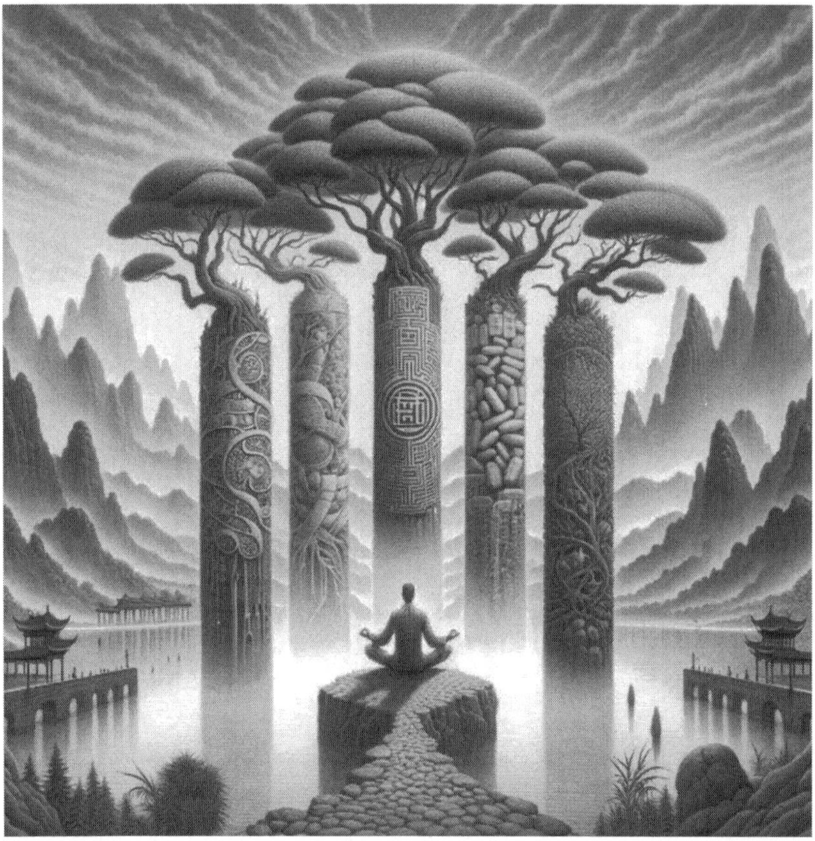

Abb. 3: *Harmonie der Elemente – die fünf Säulen der chinesischen Therapie.* Digitales Bild. Erstellt von ChatGPT 4.0. in 01/2024.

Der **internen Evidenz** (Einschätzung der aktuellen Behandlungssituation, Beurteilung der Prognose, Erfahrung mit speziellen Therapiemethoden, ...) und dem **Patientenwunsch** (subjektive Beurteilung der Schmerzen, Einschätzung von Lebensqualität und Lebenserwartung ...) kommt auch in dieser Situation eine entscheidende Bedeutung zu.

Beispiele zum differenzierten Vorgehen und Anpassung im Therapieverlauf:

Beispiel 3: Häufig treten im Verlauf einer Tumorbehandlung Schmerzen im Lumbalbereich auf. Hier können krankheitsbedingte Faktoren zu Grunde liegen, welche durch äußere Faktoren (Bewegungsmangel,

Inaktivität, langes Sitzen während der Therapien (O. hepaticus) und innere Faktoren (Ängste, O.renalis) die aktuelle Symptomatik auslösen. Erkrankung und Behandlung (Zellzerfall) führen zu einer Schädigung des Yin, zunächst oft im O.hepaticus, im Verlauf des O. renalis. Die Zunge kann zu Beginn rot mit wenig Belag sein, die Pulse dann noch schnell und gespannt. Im Verlauf, mit zunehmender Schwäche des Yin renale wird die Zunge blaß und gedunsen, der Belag zäh und die Pulse tief und schwach. Die muskulären Schmerzen können akut mit Akupunktur insbesondere der Vesicalis-Leitbahn beeinflusst werden. Oft ist zugrunde liegend (Zungen- Pulsdiagnose) eine Schwäche (Inanitas) des O. renalis, welche mit Dekokten behandelt werden kann. Dieses wird im Behandlungsverlauf entsprechend der Symptomatik und der Änderung von Zunge und Puls angepasst. Dabei müssen ein Lösen des O. hepaticus (Schmerzen) und ein Stützen des O. renalis (Schwäche) entsprechend der Symptomatik und Zungen-Pulsbefund an den aktuellen Befund angepasst werden.

Beispiel 4: Anhaltende Schmerzen Monate nach einer Gürtelrose, welche standardgemäß antiviral behandelt wurde. Zu Beginn gut lokalisierte Schmerzen in den Segmente Cervical 6 bis Thorakal 2, welche im Verlauf nicht mehr eindeutig segmental zuzuordnen sind. Abgesehen von den lokalisierten Schmerzen geht es der Patientin gut. Die Zunge ist leicht gerötet und rissig mit wenig, etwas zähem Belag. Der O.renalis-Puls ist etwas schwach, der O.hepaticus-Puls und weniger der O. lienalis-Puls sind gespannt. Mit eine Akupunkturbehandlung lokal der betroffenen Segmente sowie IC4 und ST36 bessern sich die Schmerzen im Verlauf einiger Wochen. Eine diffuse Schmerzsymptomatik im Schulter-Armbereich bleibt, die Patientin klagt über eine reduzierte Belastbarkeit. Die Zunge hat eine geringere Rötung, der Belag ist feuchter. Die Spannung der Pulse hat nachgelassen, die Schwäche (Inanitas) sich verstärkt. Mit einem die Oo. renalis und lienalis stützenden und die Spannung lösenden Dekokt und Fortführung der Akupunktur klingt die Symptomatik fast vollständig ab.

Die molekularbiologische Forschung liefert zunehmend Erkenntnisse, dass sowohl die Wirkung der Akupunktur als auch der Dekokte teilweise über die Signaltransduktionswege erklärt werden können. Damit ergeben sich neue Ansätze die Schmerztherapie in integrativen Behandlungsansätzen zu berücksichtigen. Der PI3K/AKT-Signaltransduktionsweg ist in der Tumorentwicklung, wie auch bei der Entstehung und im Verlauf verschiedener Symptome beteiligt. Er beeinflusst Proliferation und Apoptose, die Schmerzwahrnehmung (inflammatorische Schmerzen, neuropathische Schmerzen, Knochentumore) und entzündliche Prozesse im Magen-Darm-Trakt.

Für die Akupunktur konnte in tierexperimentellen Studien eine Beeinflussung von Zusanli (Stomachi/Magen 36) und Yanglingquan (Felleus/Gallenblase 34) gezeigt werden. Im pharmakologischen Bereich zeigen tierexperimentelle Untersuchungen, das über den PI3K/AKT-Signalweg die Anti-Apoptose und Hämatopoese und Thrombopoese beeinflusst werden. Zunehmende Daten über das Signaltransduktions-Netzwerk werden Möglichkeiten zeigen diese Effekte in der Tumorbehandlung weiter zu untersuchen.

Die Netzwerk-Pharmakologie liefert derzeit neue Erkenntnisse, welche Substanzen und Inhaltstoffe für die weitere Forschung vielversprechend sind. Hier werden sich Möglichkeiten ergeben mit integrativen Konzepten aus Standardtherapie und Dekokten gleichzeitig den Krankheitsverlauf, Schmerzen und Syndrome, welche die Blutbildung, den Magen-Darmtrakt oder pulmonale Symptome betreffen, zu beeinflussen. Dies entspricht dem chinesischen Denken Schmerzen im Rahmen eines Syndroms zu diagnostizieren und zu behandeln. Im westlichen Sinne können klinisch erfolgreiche Konzepte die Forschung zu den zugrundeliegenden molekularbiologischen Veränderungen voranbringen.

Abkürzungen

WM – Westliche Medizin

TCM – Traditionelle Chinesische Medizin. Ein in sich geschlossenes Medizinsystem, in über 3000 Jahren im ostasiatischen Raum entwickelt.

CM – Chinesische Medizin. Heute in China praktizierte Medizin, auf der TCM basierend, unter dem Einfluss der WM angepasst.

Dekokt – Abkochung aus pflanzlichen, tierischen und mineralischen Substanzen

FK / O – Funktionskreis / Orbis, zur Einordnung der Symptome

LK – definierte Veränderungen in den Orbes

Qi – aktive Energie

Xue – struktive Energie

Orthopathie – gradliniger Verlauf, entspricht Gesundheit

Heteropathie – abweichender Verlauf, entspricht Krankheit

Literatur zum praktischen Vorgehen

Zur Chinesischen Medizin:

Engelhardt, U. & Hempen, C.H. (2006). Chinesische Diätetik. Urban &Schwarzenberg, München Wien Baltimore.

Kaptchuk, T.J. (2010). Das große Buch der chinesischen Medizin. Barth, Bern München.

Porkert, M. (1984). Klassische Chinesische Rezeptur, Zug Chinese Medicine Publications.

Porkert, M. (1987). Klinische Chinesische Pharmakologie. Verlag für Medizin Dr. Ewald Fischer, Heidelberg

Porkert, M. (1993). Neues Lehrbuch der chinesischen Diagnostik: mit einer Falttafel. Phainon Ed. and Media, Acta Medicinae Sinensis.

Porkert, M. & Hempen, C.H. (1997). Systematische Akupunktur. Urban & Schwarzenberg, München Wien Baltimore.

Beispiele zum praktischen Vorgehen

Ling Y. (2013). Traditional Chinese medicine in the treatment of symptoms in patients with advanced cancer. *Annals of palliative medicine, 2*(3), 141–152. https://doi.org/10.3978/j.issn.2224-5820.2013.04.05

Akupunktur

Lu, W., & Rosenthal, D. S. (2013). Acupuncture for cancer pain and related symptoms. *Current pain and headache reports, 17*(3), 321. https://doi.org/10.1007/s11916-013-0321-3

Pharmakologische Therapie

Xu, L., Lao, L.X., Ge, A., Yu, S., Li, J., & Mansky, P.J. (2007). Chinese herbal medicine for cancer pain. Integrative cancer therapies, 6(3), 208–234. https://doi.org/10.1177/1534735407305705

Autorinnen und Autoren

Yibin Feng ist Professor und Direktor der Schule für Chinesische Medizin an der Li Ka Shing Fakultät für Medizin der Universität von Hong Kong (HKU). Er arbeitet als zugelassener Arzt für CM in den Universitätskliniken der HKU in Hong Kong und Shenzhen. Als Visiting-Professor unterrichtet er an weiteren Universitäten in China und weiteren Ländern.

Yibin Feng erhielt seinen Bachelor und Master Abschluss in Chinesischer Medizin in China. Er beendete sein PhD-Training in Pharmakologie und Molekularmedizin in Japan. Seine heutigen Unterrichtsschwerpunkte sind Pharmakologie und Toxikologie der Chinesischen Medizin, Innere Medizin und Qualitätskontrolle pflanzlicher Präparate. Sein Forschungsinteresse gilt klinischen und experimentellen Untersuchungen pflanzlicher Zubereitungen, insbesondere neuen Extraktionsmethoden.

Prof. Feng hat über 600 Publikationen in internationalen Zeitschriften und Fachbüchern verfasst, welche die wissenschaftliche und klinische Evidenz der Chinesischen Medizin die Behandlung onkologischer und metabolischer Krankheiten betreffen. Er war in den letzten 7 Jahren fortlaufend in den oberen 1 % Gelehrten bei Clarivate Analytics und als einer der oberen 2 % Wissenschaftler der Stanford Universität gelistet.

Prof. Feng arbeitet neben seinen universitären Aufgaben als Experte für die Regierung, Berufsorganisationen und die WHO, leitet internationale Konferenzen und als Herausgeber internationaler Fachzeitschriften für CM und Krebs- und metabolische Erkrankungen, Signaltransduktion, zielgerichtete Therapien und Molekularbiologie.

Dr. **Linmin Gao** hat an der Universität für TCM in Shanghai studiert und die TCM bei mehreren bekannten TCM-Praktikern erlernt. Seit 2018 lehrt er auch Familientherapie und engagiert sich in der Forschung im Bereich der kulturellen Psychiatrie. Dr. Wang hat sich auf psychologische Interventionstechniken in der TCM spezialisiert. Seine klinischen Schwerpunkte sind die Behandlung von Depressionen und Angststörungen durch die Integration von chinesischer und westlicher Medizin sowie Schmerztherapie durch chinesische Kräutermedizin, Tuina und Akupunktur.

Clara Greten lernte die TCM von Kind an bei Ihrem Vater J. Greten. Bereits mit 12 Jahren absolvierte sie das A- Examen nach den Normen des Masterstudienganges der Universität Porto und arbeitet seit Ihrem 14. Lebensjahr in verschiedenen Funktionen im Heidelberger Institut für Chinesische Medizin. Aktuell widmet sie sich dem Studium der Naturwissenschaften mit Schwerpunkt der Chemie und widmet sich der Übertragung von Lehrschriften des Qigong und anderen Methoden der TCM in die deutsche Sprache.

Prof. Dr. med. **Henry Johannes Greten** lehrte als Professor extraordinarius Chinesische Medizin als Angewandte Neurophysiologie an der Universität Porto und leitet das Institut für Integrative Diagnostik in Heidelberg mit 60 Mitarbeitern. Er gehört zu den wenigen westlichen Experten, die Chinesische Medizin auch an chinesischen Universitäten unterrichten.

Darüber hinaus ist er Direktor der Heidelberg School of Chinese Medicine, Präsident der Deutschen Gesellschaft für Traditionelle Chinesische Medizin und Präsident der Deutsch-Chinesischen Forschungsgemeinschaft.

Zusätzlich bekleidet er die Position des Vizepräsidenten der Debakey Living Heart Alliance in Houston.

Zu seinen wissenschaftlichen Verdiensten gehören die Entwicklung eines umfassenden medizinischen Erklärungsmodells der Chinesischen Medizin, die Einführung der Doppelverblindung in die Akupunkturforschung und die Einrichtung des ersten Masterstudiengangs der Chinesischen Medizin für Ärzte in Europa. Greten hat auch neue

Akupunktursysteme entdeckt und Akupunkturpunkte für verschiedene Erkrankungen wie Polyneuropathie, multiple Sklerose und orthopädische Schmerzen entwickelt und in Studien ihre Wirksamkeit nachgewiesen.

Zusätzlich zu zahlreichen Fachpublikationen hat Greten 25 Lehrbücher veröffentlicht, darunter das bekannte Standardwerk „Kursbuch Traditionelle Chinesische Medizin" (Thieme) und die „Checkliste Chinesische Phytotherapie" (Hippokrates).

Er setzt sich seit langem dafür ein, die naturwissenschaftliche Medizin des Westens mit der klassischen Hochmedizin Chinas zu verbinden. Derzeit engagiert er sich auch in der Entwicklung neuer medizinischer Berufe und unterrichtet an der IBA und ISBA University of Cooperative Education.

Dr. med. **Christoph Janke** wurde am 26.03.1972 in Heidelberg geboren. Nach Abitur, Zivildienst als Rettungssanitäter und Medizinstudium in Heidelberg und Mannheim begann er seine Weiterbildung zum Anästhesisten an der Universitätsklinik Mannheim. Seit 2006 arbeitet er dort als Facharzt und seit 2008 als Oberarzt. Während seiner Tätigkeit an der Uni absolvierte er einige Zusatzweiterbildungen. So besitzt er die Zusatzweiterbildung spezielle Intensivmedizin, Notfallmedizin sowie ärztliches Qualitätsmanagement. Zurzeit arbeitet er dort in der Schmerzambulanz, im Rahmen dessen er sein Interesse für die TCM entdeckte und seither über die deutsche Gesellschaft für TCM eng mit dem Thema verknüpft ist. Durch die Teilnahme an verschiedenen wissenschaftlichen Projekten ist er Autor oder Koautor zahlreicher Publikationen.

Sebastian Kirch, Humanmedizinstudium in Lübeck und Mainz (2007–2015), Leiter des TCM Arbeitskreises in Lübeck, ab 2010 Studium der traditionellen chinesischen Medizin bei der Deutschen Gesellschaft für TCM, Postgraduiertendiplom, Dozent im Masterstudiengang Porto (2015–2019). Tätigkeit am Hanse-Merkur-Zentrum für TCM am UKE Hamburg (2010–2013), dort wissenschaftliche Studie mit dem Thema

„Immediate Pain Relief in Adhesive Capsulitis by Acupuncture – A Randomized Controlled Double-Blinded Study“. Facharztausbildung in Portugal (2015) und Theresienkrankenhaus Mannheim (2016–2021), Assistenzarzt im Institut für Integrative Diagnostik bei Prof. Dr. med. Greten (2016–2021), selbstständige Tätigkeit in Heidelberg seit 2021.

Ulf Bernhard Krause ist als Facharzt für Psychiatrie und Psychotherapie langjähriger Leitender Oberarzt in der Gezeiten Haus Klink in Bonn. Sein besonderes Interesse gilt der Frage nach Komplexität und Hyperkomplexität sowohl in persönlichen Entwicklungsprozessen als auch in Bezug auf darüberhinausgehende gesellschaftliche, ökonomische und ökologische Herausforderungen. Er ist tätig in der Weiterbildung (Psychosomatische Grundversorgung im hausärztlichen Kontext, Training Psychosoziale Unterstützung für Einsatzkräfte) und auch Speaker zum Thema eines gesunden und sinnhaften menschlichen Umgangs mit Komplexität.

Hans Lampe ist Facharzt für Innere Medizin und für Hämatologie und Onkologie. Er hat an der LMU München Medizin studiert und in dieser Zeit bei Prof. Manfred Porkert die „Theoretischen Grundlagen der Chinesischen Medizin“ erlernt. Während der nachfolgenden Facharztausbildung für Innere Medizin und Hämatologie und Onkologie im Wilhelmshaven, London/Sutton und Minden weitere Fortbildungen bei der Societas Medicine Sinesis sowie in QingDao, Jinan und Wuhan. 2000 Promotion an der MH Hannover über die Hochdosistherapie bei Hodenkarzinomen. Parallel Entwicklung klinischer Konzepte zur Integration Chinesischer Therapien im Rahmen onkologischer Therapiekonzepte. Beratung von Patienten zum Einsatz von Komplementärmedizin in der Onkologie für die Deutsche Krebshilfe. Publikationen zum Einsatz bei definierten Tumorentitäten wie dem Kolorektalen Karzinom und Brustkrebs sowie Wechselwirkungen. In der Universitätsmedizin Rostock Aufbau eines Wahlpflichtfachs „Chinesische Medizin“ und in Kooperation mit der Universität Hong Kong eines Forschungs- und Lehrkonzeptes für Integrative Medizin. Aktuell parallel Aufbau der Integrativen Onkologie am Rems-Murr Klinikum Winnenden.

Wei Li, Dr. med., PhD, Facharzt in der Abteilung für Psychiatrie mit Traditioneller Chinesischer Medizin am Shanghai Mental Health Center, spezialisiert auf die Behandlung von Somatisierungssymptomen bei Angst- und Depressionsstörungen mit Physiotherapie mit Traditioneller Chinesischer Medizin (TCM). 2012 erhielt er seinen Bachelor-Abschluss in Traditioneller Chinesischer Medizin vom College of Integrative Medicine, Hebei Medical University, und 2018 seinen Doktortitel in Psychiatrie von der School of Medicine, Shanghai Jiao Tong University.

Tao Lu (sprich Lü) ist in Traditionell Chinesischer Medizin ausgebildeter Arzt und lebte bis 2001 in China, bevor er sich dazu entschloss nach Deutschland überzusiedeln. Er studierte dann an der Universität in Bonn Ökotrophologie und unterstützt seit deren Beginn 2004 die Gezeiten Haus Kliniken mit seinem breiten Wissen. Seit 2020 bietet er in eigener Praxis in Wachtberg in der Nähe von Bonn ebenfalls Behandlungen entsprechend Traditionell Chinesischer Medizin an.

Fritjof Nelting wurde 1983 in Hessen geboren. Als ältester Sohn des Arztes für Psychosomatische Medizin Dr. Manfred Nelting und der Krankenschwester und Körpertherapeutin Elke Nelting, beide bekannt als Gründer der Gezeiten Haus Kliniken, wuchs er in naturnahen, ländlichen Verhältnissen auf. Als Medizinökonom gründete er 2009 die Gezeiten Haus Akademie und übernahm 2013 als Geschäftsführer die Gezeiten Haus Klinik in Bonn. Anschließend gründet er weitere Kliniken an mittlerweile vier Standorten und öffnet damit die Möglichkeit für aktuell fast 500 Mitarbeiter*innen Teil eines innovativen Unternehmenskonzepts zu sein. 2019 wurde er vom Kölner Stadt-Anzeiger als „TOP 40 unter 40 – Macher aus dem Rheinland“ ausgezeichnet.

2020 wurde er Mitglied des wissenschaftlichen Beirats bei der Deutsch-Chinesischen Gesellschaft für Pflege e.V. (DCGP).

Ulrich Sollmann, Dipl. Sozialwissenschaftler, Lehrtherapeut, Supervisor, Dozent, Executive Coaching im Bereich Management und Politik, Publizist und Blogger, hat eine Praxis für Körperpsychotherapie/Bioenergetische Analyse. Er ist international tätig, u.a. seit über 12 Jahren regelmäßig in und mit China (Mitglied im erweiterten Vorstand der Deutsch-Chinesischen Akademie für Psychotherapie DCAP), Guest Professor an der Shanghai University of Political Science and Law.

Prof. (univ.) Dr. med. **Jonas Tesarz** ist Facharzt für Innere Medizin sowie für Psychosomatische Medizin und Psychotherapie und seit November 2024 Direktor der Klinik für Psychosomatische Medizin und Psychotherapie der Universitätsmedizin der Johannes Gutenberg-Universität Mainz. Dr. Tesarz verfügt über umfangreiche Erfahrung auf dem Gebiet der Schmerzmedizin und hat sich auf die Auswirkungen biopsychosozialer Faktoren auf das Schmerzerleben spezialisiert.

Nach einem Forschungsaufenthalt am Institut für Psychologie, Neurowissenschaften sowie kognitive Wissenschaften an der Universität Colorado in den USA (2017/18) wurde ihm 2019 der Titel eines außerplanmäßigen Professors an der Universität Heidelberg verliehen. Dr. Tesarz promovierte im Bereich der Neurobiologie der Schmerzverarbeitung und konzentrierte sich anschließend auf den Einfluss psychosozialer Faktoren auf chronische Schmerzsyndrome. Sein besonderes Interesse gilt der Entwicklung und wissenschaftlichen Bewertung neuer psychologischer Behandlungsansätze in diesem Bereich. Für seine Arbeiten zur Verbindung von psychologischen Traumata und Schmerz wurde er 2015 mit dem »Deutschen Förderpreis für Schmerzforschung« und 2018 mit dem »Günter-Jantschek Forschungspreis für psychosomatische Forschung in der Inneren Medizin« ausgezeichnet. Tesarz leitete neben seiner wissenschaftlichen Tätigkeit über viele Jahre das vom Bundesministerium für Bildung und Forschung geförderten Deutsch-Chinesischen Alumni-Netzwerks für Psychosomatische Medizin und Psychotherapie (DCAPP) zur Stärkung der China-Kompetenz auf dem Gebiet der Psychosomatischen Medizin und Psychotherapie in Klinik, Lehre, Forschung und Gesundheitswesen.

PD Dr. med. **Cui Yang**, gebürtig aus China, zog für ihr Medizinstudium nach Deutschland. Sie absolvierte ihr Studium an der Universität Heidelberg und spezialisierte sich anschließend in Viszeralchirurgie, beginnend in der Uniklinik Dresden und abschließend in der Universitätsmedizin Mannheim. Derzeit ist sie als Funktionsoberärztin in der Chirurgie tätig. Neben ihrer Ausbildung in der Schulmedizin entwickelte Frau Yang ein starkes Interesse an der Traditionellen Chinesischen Medizin und absolvierte eine Basisausbildung an der Heidelberger School of Chinese Medicine. Im Anschluss initiierte sie mehrere klinische Studien, die sich mit Akupunktur als adjuvante Schmerztherapie nach abdominalen Operationen beschäftigen.

Georg Weidinger ist Arzt für Allgemeinmedizin, Notarzt, Yogalehrer und Musiker. Nach dem Medizin- und Musikstudium an der Universität Wien studierte er Akupunktur bei der Österreichischen Gesellschaft für Akupunktur und Traditionelle Chinesische Medizin (TCM) bei Dr. Francois Ramakers und Prof. Mag. Phil. Dr. med. Gertrude Kubiena bei der Med Chin in Wien. Er absolvierte eine 4-jährige Yoga-Lehrer- und Sanskritausbildung bei Yoga-Pushpa in Wien (Dagmar Shorny, Ria Hodges, Sriram) in der Tradition T. Krishnamacharya/Desikachar.

Seit 2001 führt er eine eigene Praxis für TCM, Akupunktur und Yoga.

Seit 2002 unterrichtet er regelmäßig TCM (Akupunktur, Lebensführung, Kräuterheilkunde) und Yoga-Philosophie, unter anderem bei der MedChin in Wien, dem Wifi-Niederösterreich und verschiedenen deutschsprachigen Ausbildungsgesellschaften.

Georg Weidinger wurde einem breiten Publikum bekannt durch sein 2011 erschienenes Buch „Die Heilung der Mitte“, dem meistverkauften Buch über TCM im deutschsprachigen Raum. Mittlerweile ist er Autor von 18 Büchern. Er schreibt regelmäßig Kolumnen in Zeitschriften (zum Beispiel „Ursache & Wirkung“, „Schau Magazin“) und hat regelmäßig Auftritte und Sendungen über TCM in Radio und Fernsehen (Radio Burgenland, Ö1, Schau TV, ORF).

2015 gründete Georg Weidinger die Österreichischen Gesellschaft für TCM (OGTCM), der er als Präsident vorsteht. Seine Hauptaufgabe sieht er darin, die TCM für alle verständlich und verfügbar aufzubereiten. Seit 2016 führt er eine eigene Schule und eigene Lehrgänge für TCM zunächst in Wiener Neustadt, seit 2018 in Bad Sauerbrunn. Dabei bildet er gleichermaßen ÄrztInnen, TherapeutInnen und Laien für Österreich, Deutschland und die Schweiz aus.

Georg Weidinger ist Buddhist und lebt mit seiner Frau, den drei Kindern und vielen Tieren im österreichischen Burgenland.

Bernhard Weiß studierte 2006 Philosophie in Freiburg und Heidelberg bevor er von 2007 bis 2012 eine Ausbildung in Traditionell Chinesischer Medizin absolvierte. Danach widmete er sich der Osteopathie und schloss diese Ausbildung ebenfalls erfolgreich ab. Er unterstützt die Gezeiten Haus Klinik in Bonn als TCM-Therapeut für Tuina und Akupunktur und als Praktiker der Osteopathie.

Dr. med. **Christa Zumfelde-Hüneburg** ist Fachärztin für Anästhesiologie mit den Zusatzbezeichnungen und Qualifikationen Spezielle Schmerztherapie, Naturheilverfahren und Akupunktur. Von 1986 bis 2019 hat sie in eigener Kassenarztpraxis Patienten mit westlicher und Traditioneller Chinesischen Medizin (TCM) behandelt. Von 1987 bis 1997 hat sie in vielen Seminaren Qigong Yangsheng bei Prof. Jiao Guorui aus Beijing gelernt. Sie war Dozentin der Medizinischen Gesellschaft für Qigong Yangsheng von 1991 bis 2021 und im Vorstand der Medizinischen Gesellschaft für Qigong Yangsheng von 2002 bis 2014. In dieser Funktion hat sie viele Kursleiter für Qigong Yangsheng in Deutschland und in der Schweiz mit ausgebildet. Von 2006 bis 2016 hat sie Studienreisen nach China geleitet und dabei schwerpunktmäßig die Wudangberge – eines der wichtigen Zentren der daoistischen

Kultur – und die Städte Beijing, Shanghai, Hangzhou und Chengdu besucht. Im Vordergrund der Studienreisen standen chinesische Kultur, traditionelle chinesische Malerei und Kalligrafie, traditionelle chinesische Musik, Literatur und Dichtkunst sowie der Daoismus. Die persönlichen Kontakte und Begegnungen über viele Jahre mit Professoren, Gelehrten, Daoisten, Buddhisten, Musikern und Künstlern haben diesen Studienreisen eine spezielle Note gegeben. Seit 2014 ist sie Schülerin bei dem daoistischen Abt Li Hechun in Chengdu, dessen Übungsmethode sie als Mitautorin 2022 im Buch „Wuxing Yangsheng Gong" verschriftlicht hat.

Eigene experimentelle Arbeiten zur Wirkung des Qigong auf Atmung und Stoffwechsel hat sie in verschiedenen Medizinischen Zeitschriften und auf Kongressen veröffentlicht. Sie ist Mitautorin zahlreicher Bücher, die sich mit verschiedenen Übungsmethoden und der Wirkungsweise des Qigong befassen.

Dr. med. **Ying Zhang** ist in der Provinz Yunnan geboren und hat ihr Medizinstudium in Shanghai, VR China, abgeschlossen. Sie ist Fachärztin für Innere Medizin und macht ihre Facharztweiterbildung für Psychosomatische Medizin und Psychotherapie am Universitätsklinikum Heidelberg.